子ども・大人の
発達障害
診療ハンドブック

年代別にみる症例と発達障害データ集

編集 内山登紀夫
編集協力 宇野洋太／蜂矢百合子

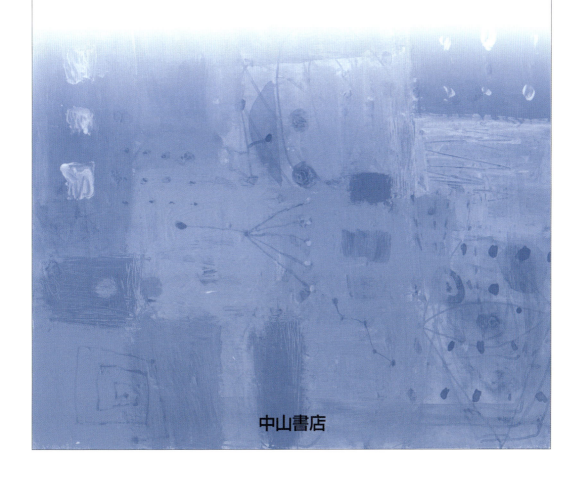

中山書店

はじめに

　発達障害という言葉は日本に随分定着したように思う．しかし，実際に臨床活動を行っていると，発達障害について正しく理解している人は意外に少なく，今なお多くの無理解や偏見にさらされていることに気づく．発達障害は命に関わるような障害ではない．特効的な薬物療法はないし，手術して治るわけでもない．血液検査や画像検査で診断がつくわけでもない．だから診断をする必要がないと思っている医師もいる．

　しかしながら，発達障害を正確に診断・評価し，適切な支援を行うことは，その人の人生に大きな影響を与える．また，発達障害を見逃し，正常と判断して支援につながらなかったり，統合失調症など他の障害と誤診して薬物療法中心の治療が行われたことで多大な不利益を患者に与えることもある．実際，筆者はそのような人を大勢みてきた．

　発達障害は決してまれな障害ではない．誰もが必ずどこかで出逢っているはずだ．発達障害は児童精神医学の枠をはるかに超えて，多様な職業の人が関わる障害になっている．

　筆者が発達障害に出逢ったのは 30 年前である．当時存在した東京都立梅ヶ丘病院の幼児病棟で重度の自閉症の子どもに出逢った．ほとんどの子どもは中度以上の知的障害を伴っていた．たまに知的障害を伴わない自閉症の子どもが受診すると，それだけでも医局で話題になるような時代だった．また，多少なりともコミュニケーションが成立する子どもがいると自閉症とは診断をつけづらく，多動性障害や学習障害と診断する傾向にあったように思う．当時の児童精神科は，閉じられた世界で，二大テーマは自閉症と不登校であった．成人の精神医学との距離は遠く，互いに関心を共有することも少なかった．

　その後，大きく時代は変化した．一つの大きな変化は Asperger 症候群への注目である．日本では Hans Asperger の業績は翻訳もされており，一定の注目はされていたが，多くの人の関心をかうことはなかった．現在のように自閉症スペクトラムや Asperger 症候群が注目されるきっかけになったのは Wing と Gould が 1979 年に発表した疫学調査[1]と，その 2 年後に Wing が発表した Asperger 症候群を再評価した論文[2]である．これらの論文の影響で Asperger 症候群を含む自閉症スペクトラムの概念は拡大し，現在に至っている．

　自閉症スペクトラムと並んで代表的な発達障害である注意欠如・多動症（attention-deficit/hyperactivity disorder：ADHD）に目を向けよう．ADHD の議論が日本で盛んになったのは 1990 年代頃からであろう．ADHD と自閉症スペクトラムは従来，お互いに無関係に議論されることが多かった．1990 年代頃までの論文では ADHD と自閉症スペクトラムはまったく別の障害であり，鑑別や併存も話題にならなかった．『精神疾患の診断・統計マニュアル第 4 版』（DSM-IV）や『国際疾病分類第 10 版』（ICD-10）では自閉症スペクトラム（あるいは，広汎性発達障害）との診断併記は認められていなかった．スペクトラム概念が採用され自閉症の範囲が広がったこと，正常知能の自閉症スペクトラムへの関心が高まったことで，ADHD との異同も盛んに議論されるようになった．

今日，日本の教育界で使われる学習障害（learning disabilities）の概念は，アメリカで1960年代に提出された概念に始まっている．それまでのdyslexia研究の歴史とのつながりが乏しく，やや唐突に提出され，急速にアメリカの教育界に広まった．イギリスやヨーロッパでは現在に至るまで日米で用いられる学習障害という用語はあまり使われず，dyslexiaの概念が重視されている．教育用語としての学習障害の概念として1999年の「学習障害及びこれに類似する学習上の困難を有する児童生徒の指導方法に関する調査研究協力者会議」[3]の定義が教育界で普及し，現在に至っている．自閉症スペクトラムやADHDとの異同，合併については未整理のまま教育界では議論がされてきた．DSM-5では限局性学習症という新しい名称のもとに疑念が整理されたが，この改訂が実際にどのような変化を与えるかは，現時点では予測不能である．

　21世紀になってからの大きな変化は大人の発達障害への注目である．発達障害の子どもはいずれ発達障害の大人になる．そして成人期は子ども時代よりずっと長い．青年期，成人期，中年期から老年期に至るライフステージによって発達障害の人や支援者の課題も変わっていくが，このような変化については，これまで議論されることは少なかった．ライフステージを考慮した支援方法についての検討は始まったばかりである．
　もう一つ，重要なことは女性例の支援である．従来，発達障害は男児の障害であるとみなされ，女児は付け足し程度に語られるにとどまった．特に発達障害のある成人女性の存在は認識もされず，支援対象になることが少なかった．女性の発達障害は決してまれな存在ではない．今後，支援の重要性が増していくのは間違いない．
　発達障害，特にAsperger症候群が一般の人に認知されるようになった理由の一つに非行・触法行為がある．発達障害の子どもや成人は犯罪者になりやすいという偏見をもつ人は少なくないようだ．
　日本は東日本大震災や熊本地震を経験した災害大国であるが，災害の際に発達障害の人をどのように支援すべきかという重要な問題も，これまで検討されてこなかった．
　多くの発達障害の子どもにとって学習の負担は大きい．それにもかかわらず精神科医や心理士の学習支援への関心は乏しく，読み書き障害や算数障害を明らかにもっているのに，特別の支援を受けている子どもは少ない．
　本書では，このような歴史的背景をふまえて，これまで見逃されがちであった中年期以降の発達障害や女性例，非行・触法，災害時の支援，英語や算数の学習障害についても解説した．
　日本では発達障害者支援法が2005年に施行され，11年後の2016年に改正された．同法が制定される際には，さまざまな議論や批判があったが，本法律が制定されたことの意義は大きい．自閉症支援の先進国，イギリスでも自閉症法が制定されたのは2005年であり，画期的なことであった．もちろん，発達障害の支援制度は十分とはいえないが，この

最近の10年間で大きく前進した．そこで本書では法制度や福祉制度についても十分なページを割いて解説した．

保育士や教師といった子どもに関する職種だけでなく，精神科医や心理職はむろんのこと，福祉職や行政職，司法職など，人を対象に支援する職種の人にとって，発達障害の正しい知識が必要である．正しく理解していれば，発達障害の人を支援することは楽しく，やり甲斐のある仕事である．

そこで教科書的な記載では，どうしても臨床の実感を伝えにくい事柄については，症例編で事例を記載することで読者に臨床の実態を感じてもらえるように試みた．

本書では診断・評価ツールについても，できるだけ網羅的に解説した．伝統的な日本の精神医学では，診断・評価ツールを臨床に用いることが軽視されてきた．専門的な修練を積んだ児童精神科医が直観や印象も加味して診断を下す名人芸が評価されてきたように思う．子どもの状態を数値で語るのは臨床家として浅薄な態度だとみなす専門家も多い．発達障害のように多職種が共同して，しかも長期間支援する必要がある障害では，情報をどのように支援者間で共有するか，後の世代を支援する専門家に，どのように情報を引き継ぐか重要なテーマである．どのようなツールにも限界はあるが，限界を認識したうえで標準化されたツールを用いることは有益であり，積極的に活用したい．

最後になったが，親や当事者の方にもコラムをお願いした．当事者の立場でないと見えないことがある．支援者はいつも当事者の視点を忘れないようにしたいと思う．

このように盛り沢山の内容になった．本書の主なターゲットは発達障害の臨床を志す医師や心理士，精神保健福祉士であるが，それに限らず発達障害の人の支援に関わる専門家にとって，臨床の実際に役立つ内容であると確信する．本書を発達障害の人の人生を少しでも豊かにすることに役立てていただければ幸いである．

2017年10月

内山登紀夫

● 文献

1) Wing L, Gould J. Severe impairments of social interaction and associated abnormalities in children：Epidemiology and classification. J Autism Dev Disord 1979；9 (1)：11-29.
2) Wing L. Asperger's syndrome：A clinical account. Psychol Med 1981；11 (1)：115-129.
3) 文部科学省．学習障害及びこれに類似する学習上の困難を有する児童生徒の指導方法に関する調査研究協力者会議「学習障害児に対する指導について（報告）」. 1999.

CONTENTS

はじめに ……………………………………………………………………………… 内山登紀夫　iii

Part 1　総説編

A. 総論

1. 発達障害とは何か　内山登紀夫　2
1. 発達障害の定義…**2**／2. 発達障害に共通した特性…**3**／3. これからの発達障害…**4**

a. ASD とは何か　宇野洋太　6
1. ASDとは…**6**／2. ASD概念の歴史的変遷とDSM-5…**8**／3. 疫学（有病率と性差）…**10**／4. 病態…**10**／5. 診断…**11**／6. 治療・支援…**13**

b. ADHD とは何か　宇野洋太　16
1. ADHDとは…**16**／2. ADHD概念の歴史的変遷とDSM-5…**17**／3. 疫学…**18**／4. 病態…**19**／5. 診断…**20**／6. 治療・支援…**21**

c. LD とは何か　奥村安寿子, 稲垣真澄　24
1. 概念・定義…**24**／2. 歴史…**25**／3. 特徴…**28**／4. 最新の診断基準：DSM-5…**28**／5. 診断…**29**

d. 軽度知的能力障害とは何か　志賀利一　32
1. 知的能力障害と軽度知的能力障害とは…**32**／2. わが国における運用…**32**／3. 軽度知的能力障害とライフステージ上の課題…**35**／おわりに…**36**

2. 診断・評価の進め方　佐々木康栄, 宇野洋太　37
1. 診断・評価の意義…**37**／2. 診断・評価の方法…**38**／3. 併存疾患…**45**／おわりに…**45**

3. 支援の原則　佐々木康栄, 内山登紀夫　47
1. 発達障害の支援とは…**47**／2. 支援の原則…**48**／3. TEACCH Autism Program…**49**／4. SPELL アプローチ…**51**／おわりに…**53**

4. 薬物療法　岡田　俊　55
1. 薬物療法の原則…**55**／2. ADHD治療薬…**55**／3. 抗精神病薬…**57**／4. 抗うつ薬…**58**／5. 抗てんかん薬…**59**／6. 睡眠薬…**59**

COLUMN "自閉傾向" "様子をみましょう" "グレーゾーン" が与えるもの　木下暁子　60

B. 年代別に発達障害を診る

1. 乳幼児期　高橋和俊　61
1. 早期発見，早期介入の有効性…**61**／2. 乳幼児期の発達支援プログラムに必要な要素…**61**／3. 乳幼児期の診療の実際：おしま地域療育センターにおける実践…**62**

2. 学童期　本田秀夫　66
1. 学童期の発達…**66**／2. 発達障害があると，学童期に何が問題となるのか…**66**／3. 複数の特性・障害・問題の併存…**67**／4. 学童期の発達障害の診察…**68**／5. 治療と支援…**69**

3. 思春期　吉川　徹　72
1. 思春期診療のポイント…**72**／2. 併存症と「二次障害」…**75**

4. 青年期　蜂矢百合子　78
1. 発達障害臨床と青年期…**78**／2. 診察について…**79**／3. 診断…**80**／4. 自己認識と

vii

診断・特性説明（告知）…81／5. 相談スキルと自己管理スキル…81／6. 社会のなかの
自己理解…82

5. 成人期
内山登紀夫　84

1. 成人期とは―成人期の発達障害の諸課題…84／2. 成人期発達障害の疫学…84／3. 成
人期事例の調査から…85／おわりに…89

6. 中年・老年期
志賀利一　90

1. 中年・老年期の発達障害の概要…90／2. 中年・老年期固有の生活上の課題…93

Column 親になって
尾崎ミオ　95

C. 周辺の問題

1. 女性の発達障害
笠原麻里　97

1. 発達障害の有病率にみる性差…97／2. 発達障害の女性の特徴…97

2. 養育者への支援
吉川　徹　102

1. 診療のなかでの養育者への支援…102／2. 養育者のための資源紹介…104

3. きょうだいへの支援
滝島真優　108

1. はじめに：障害のある同胞がいること…108／2. きょうだい支援の必要性…108／
3. きょうだい支援の実際…111／4. きょうだい支援の今後の課題…114

4. 学校・関係機関との連携
安達　潤　115

1. 発達障害支援における情報共有と支援連携の必要性…115／2. 情報共有と支援連携
に求められる視点…115／3. 情報共有と支援連携のためのツール…117／4. 情報共有
と支援連携を実現するために…120

5. 就労の支援
小川　浩　121

1. 発達障害者の職業的問題…121／2. 就労相談…122／3. 就労支援機関との連携…123
／おわりに…125

6. 地域生活の支援
草原比呂志，宇野洋太　126

1. グループホーム（GH）…126／2. 余暇支援…129／おわりに…133

7. パートナーとの問題
蜂矢百合子　134

1. ASDとパートナーシップ…134／2. わが国における高機能ASDとパートナーシップ
…135／3. パートナーシップを考える際に取り上げられることの多い問題とその具体的
方策例…136

8. 非行・触法への取り組み
桝屋二郎　139

1. 発達障害と反社会的行動の疫学的知見…139／2. 発達障害者に反社会的行動が生じ
る背景…140／3. 触法発達障害者の矯正や支援アプローチ…142／おわりに…143

9. 災害時の反応と対応
内山登紀夫，川島慶子，鈴木さとみ　145

1. 災害と発達障害―論点整理…145／2. 発達障害の子どもや成人は災害時にどのような
反応をするか？…145／3. 災害への備え…146／4. 避難所と福祉避難所について…147
／5. 自己開示とヘルプカード…147／6. 必要な支援…148／おわりに…149

Column 当事者団体の活動―日本発達障害ネットワークの活動を中心に
市川宏伸　150

Part 2 　症例編

1. ［幼児期］知的能力障害を伴う自閉症児における早期支援　　髙梨淑子　152
2. ［幼児期］自閉症スペクトラム児における家庭への包括的支援　　髙梨淑子　156
3. ［学齢期］知的能力障害を伴う自閉症スペクトラムの例　　田中恭子　160

4. [学齢期] 知的発達に遅れのない複数の発達特性をもつ児の対応と学校との連携

　　　　　　　　　　　　　　　　　　　　　　　　　　　　　　　伊瀬陽子　165

5. [思春期・青年期] カタトニアを伴った症例への対応　　　　　　蜂矢百合子　171

6. [思春期・青年期] 自己理解への支援　　　　　　　　　　　　　蜂矢百合子　175

7. [青年・成人期] 対応困難だったケースが，安定した地域生活につながるまで

　　　　　　　　　　　　　　　　　　　　　　　　　　　　　　　佐々木康栄　179

8. [青年・成人期] 自閉症スペクトラムを基盤としたひきこもりケースへの支援

　　　　　　　　　　　　　　　　　　　　　　　　　　　　　　　近藤直司　184

9. [触法への取り組み] 放火事件で起訴された自閉症スペクトラムのある被告人に
　　　　　　　　　対する福祉的支援　　　　　　　　　　　　　浦﨑寛泰　188

10. [地域での取り組み] 特性理解に立った ASD 支援—地域連携を目指して　藤岡　宏　193

COLUMN　障害のある人と社会をつなぐ「トラブル・シューター」　　浦﨑寛泰　198

Part 3　発達障害データ集

1. 法制度　　　　　　　　　　　　　　　　　　　　　　　　　　小林真理子　200
   1. 発達障害者支援法の概要…200／2. 発達障害者支援法成立の経緯…204／3. 発達
   障害者支援法成立以後から 2016 年度改正まで…205

2. 福祉制度（学齢期）　　　　　　　　　　　　　　　　　　　　小林真理子　206
   1. 学校教育のなかでの制度…206／2. 日常生活のなかでの福祉制度とサービス…207

3. 福祉制度（成人期）　　　　　　　　　　　　　　　　　　　　小林真理子　209
   1. 大学や専門学校など在学中の支援・サービス…209／2. 学校教育を終えた成人期（お
   おむね 18 歳以上）の支援・サービス…209／3. 二次障害（二次的問題）を呈している成
   人期の支援…210／4. 発達障害者の権利擁護…211

4. 福祉制度（高齢期：介護保険関係）　　　　　　　　　　　　　志賀利一　212
   1. 高齢期を支える社会保障…212／2. 介護保険と障害福祉…212／3. 障害福祉から介
   護保険に移行する際の問題点…213

5. 成年後見制度　　　　　　　　　　　　　　　　　　　　　　　浦﨑寛泰　215
   1. 成年後見制度とは…215／2. 申立ての手続き・後見人の職務…215／3. 後見制度の
   運用状況…216／4. 後見制度の利用に要する費用…216

6. 疫学
   a. 発達障害の有病率　　　　　　　　　　　　　　　　　　　宇野洋太　217
   b. 発達障害同士の併存　　　　　　　　　　　　　　　　　　宇野洋太　219
   c. 他の精神障害・身体疾患との併存　　　　　　　　　　　　宇野洋太　221

7. 発達障害の発症機構
   a. 発達障害と遺伝要因　　　　　　　　　　　　　　　　　　桑原　斉　223
   1. 家族研究と双生児研究…223／2. DNA 配列の異常に関する研究…223／3. DNA 配
   列の異常と発症機構…225／おわりに…225

   b. 発達障害と環境要因　　　　　　　　　　　　　　　　　　桑原　斉　226
   1. 環境要因の影響…226／2. 出生までの環境要因…226／3. 出生以後の環境要因…227
   ／4. G×E 研究…227／おわりに…227

ix

8. 発達障害の神経心理学的機構

a. ASD の神経心理学的機構　　　　　　　　　　　　　　　岡田　俊　228
1. ASD における神経心理学的研究…228／2. 多様な神経心理学的障害…228

b. ADHD の神経心理学的機構　　　　　　　　　　　　　　岡田　俊　233
1. ADHD における神経心理学的研究…233／2. 治療への応用と課題…234

c. LD の神経心理学的機構　　　　　　　　　　　　　　　　岡田　俊　235
1. LD における神経心理学的研究…235／2. ディスレクシアの研究…235／3. ディスグラフィアの研究…236／4. ディスカルキュリアの研究…236

9. 発達障害の脳画像

a. ASD の脳画像　　　　　　　　　　　　　　　岡本悠子，小坂浩隆　238
1. 脳構造…238／2. 脳機能…238／3. 臨床応用に向けた取り組み…240

b. ADHD の脳画像　　　　　　　　　　水野賀史，島田浩二，友田明美　241
1. 脳形態研究…241／2. fMRI 研究…241／3. 安静時 fMRI 研究…241／おわりに…243

c. LD の脳画像　　　　　　　　　　　　　　　　　　　　関あゆみ　244
1. 読字障害（発達性ディスレクシア）…244／2. 計算障害…245

10. 発達障害のバイオマーカー　　　　　　　　　　　　　　小坂浩隆　247
1. 自閉症スペクトラム（ASD）…247／2. 注意欠如・多動症（ADHD）…248／3. 限局性学習症（SLD），Tourette 症…249／おわりに…249

11. 診断・評価ツール

［スクリーニングツール］

a. M-CHAT　　　　　　　　　　　　　　　　　　　　　稲田尚子　250
1. 評価法の概要と実施手続き…250／2. 構成と評定…250／3. 結果の解釈…251／4. 使用上の留意点…251

b. 質問紙（AQ, SRS）　　　　　　　　　　　　　　　　内山登紀夫　252
1. AQ…252／2. SRS…253／3. 施行の実際…253／4. 入手方法…254

c. PARS-TR　　　　　　　　　　　　　　　　　　　　　安達　潤　255
1. 評価法の概要…255／2. 尺度構成と評定システムおよびスクリーニング機能…255／3. 実施方法と支援関連情報の把握…256／4. 入手方法…256

［診断ツール］

a. ADI-R　　　　　　　　　　　　　　　　　　　　　　黒田美保　258
1. 自閉症スペクトラムの診断ツール…258／2. ADI-R の概要…258／3. 評価の方法…259／4. 使用上の留意点…259／5. 入手方法…259

b. DISCO　　　　　　　　　　　内山登紀夫，宇野洋太，蜂矢百合子　261
1. 評価法の概要…261／2. 構成と評定…261／3. 評価法の特徴…262／4. DISCO 日本語版…262／5. DISCO の使用について…262

c. ADOS-2　　　　　　　　　　　　　　　　　　　　　　黒田美保　264
1. 評価法の概要…264／2. 評価の方法…264／3. 使用上の留意点…265／4. 入手方法…266

d. CARS2　　　　　　　　　　　　　　　　　　　　　　稲田尚子　267
1. 評価法の概要…267／2. 構成と評定…267／3. 実施方法と結果の解釈…268／4. 使用上の留意点…268

e. ASDI　　　　　　　　　　　　　　　　　　内山登紀夫，鈴木さとみ　269
1. 評価法の概要…269／2. ASDI の活用…269／3. 統合失調症との鑑別ツールとして

の可能性の検討…270 ／ おわりに…270

    f．CAADID 日本語版　　　　　　　　　　　　　　　　染木史緒，大西将史　**272**

1．評価法の概要…272 ／ 2．評価法の特徴…272 ／ 3．評価の方法…273 ／ 4．使用上の
留意点…273

[評価ツール]

    a．Vineland-II 適応行動尺度　　　　　　　　　　　　　　　　　黒田美保　**274**

1．適応行動とは…274 ／ 2．Vineland-II 適応行動尺度の概要…274 ／ 3．内容と評定…275
／ 4．入手方法…276

    b．PEP-3　　　　　　　　　　　　　　　　　　　　　　　　　北沢香織　**277**

1．評価法の概要…277 ／ 2．評価の実際…277 ／ 3．検査結果を支援に活かすために…278

    c．TTAP　　　　　　　　　　　　　　　　　　　　　　　　　中山清司　**280**

1．評価法の概要…280 ／ 2．TTAP フォーマルアセスメント…281 ／ 3．TTAP インフォー
マルアセスメント…282 ／ 4．わが国における TTAP の活用…283

    d．ADHD-RS　　　　　　　　　　　　　　　　　　　　　　　田中康雄　**284**

1．評価法の概要…284 ／ 2．具体的な評価の方法ならびに施行上の注意…284 ／ 3．特
徴，制約，解釈に際しての注意…285 ／ 4．入手方法…285

    e．Conners 3 日本語版　　　　　　　　　　　　　　　　　　田中康雄　**287**

1．評価法の概要…287 ／ 2．具体的な評価の方法ならびに施行上の注意…287 ／ 3．特
徴，制約，解釈に際しての注意…288 ／ 4．入手方法…289

    f．CAARS 日本語版　　　　　　　　　　　　　　　　　染木史緒，大西将史　**290**

1．評価法の概要…290 ／ 2．構成と評定…290 ／ 3．評価法の特徴…290 ／ 4．使用上の
留意点…291

    g．LDI-R　　　　　　　　　　　　　　　　　　　　　　　　　篁　倫子　**292**

1．評価法の概要…292 ／ 2．評価方法ならびに施行上の注意…292 ／ 3．特徴と解釈…293
／ 4．入手方法…293

    h．読字の評価　　　　　　　　　　　　　　　　　　　　　　　宇野　彰　**294**

1．音読の正確性課題…294 ／ 2．音読の流暢性課題…295 ／ 3．読解課題…295 ／ 4．入
手方法…296

    i．書字の評価　　　　　　　　　　　　　　　　　　　　　　　宇野　彰　**297**

1．ひらがな，カタカナ，漢字の比較が可能な検査…297 ／ 2．一般的な書字検査…298 ／
3．視写（写字）検査…298 ／ 4．書字障害を示す児童の報告から…298 ／ 5．入手方法…298

    j．算数の評価　　　　　　　　　　　　　　　　　　　　　　　伊藤一美　**300**

1．算数障害とは…300 ／ 2．計算の評価…301 ／ おわりに…302

    k．英語の読み書き障害　　　　　　　　　　　　　　　　　　　宇野　彰　**304**

1．英語圏における発達性読み書き障害…304 ／ 2．日本語話者における発達性読み書き障
害…305 ／ 3．日本語環境における英語の発達性読み書き障害…305 ／ 4．評価…306

COLUMN 発達障がいと私―支援者に求めること　　　　　　　　　　　　ソルト　**307**

あとがき……………………………………………………　宇野洋太，内山登紀夫，蜂矢百合子　**308**

索引……………………………………………………………………………………………………　**309**

● 執筆者一覧 （執筆順）

内山登紀夫	大正大学心理社会学部臨床心理学科，よこはま発達クリニック
宇野洋太	ハーバード大学マクリーン病院，よこはま発達クリニック
奥村安寿子	国立精神・神経医療研究センター精神保健研究所
稲垣真澄	国立精神・神経医療研究センター精神保健研究所
志賀利一	国立重度知的障害者総合施設のぞみの園
佐々木康栄	よこはま発達クリニック，よこはま発達相談室
岡田　俊	名古屋大学医学部附属病院親と子どもの心療科
木下暁子	保護者
高橋和俊	おしま地域療育センター
本田秀夫	信州大学医学部附属病院子どものこころ診療部
吉川　徹	愛知県心身障害者コロニー中央病院児童精神科
蜂矢百合子	よこはま発達クリニック
尾崎ミオ	東京都自閉症協会
笠原麻里	駒木野病院児童精神科
滝島真優	目白大学
安達　潤	北海道大学大学院教育学研究院臨床心理学
小川　浩	大妻女子大学人間関係学部人間福祉学科
草原比呂志	あじの里地域生活支援センター
桝屋二郎	東京医科大学茨城医療センター精神科
川島慶子	福島大学子どものメンタルヘルス支援事業推進室
鈴木さとみ	大正大学心理社会学部臨床心理学科，よこはま発達クリニック
市川宏伸	日本発達障害ネットワーク
髙梨淑子	よこはま発達クリニック
田中恭子	熊本大学医学部附属病院神経精神科
伊瀬陽子	福島県総合療育センター
近藤直司	大正大学心理社会学部臨床心理学科
浦﨑寛泰	PandA 法律事務所
藤岡　宏	つばさ発達クリニック
小林真理子	山梨英和大学人間文化学部人間文化学科
桑原　斉	浜松医科大学子どものこころの発達研究センター
岡本悠子	福井大学子どものこころの発達研究センター
小坂浩隆	福井大学子どものこころの発達研究センター
水野賀史	福井大学医学部附属病院子どものこころ診療部
島田浩二	福井大学子どものこころの発達研究センター
友田明美	福井大学子どものこころの発達研究センター
関あゆみ	北海道大学大学院教育学研究院
稲田尚子	日本学術振興会／東京大学大学院教育学研究科
黒田美保	名古屋学芸大学ヒューマン・ケア学部
染木史緒	College of Staten Island, City University of New York
大西将史	福井大学学術研究院教育・人文社会系部門
北沢香織	よこはま発達クリニック，よこはま発達相談室
中山清司	自閉症 e サービス
田中康雄	こころとそだちのクリニック　むすびめ
筺　倫子	お茶の水女子大学基幹研究院
宇野　彰	筑波大学人間系
伊藤一美	星槎大学大学院
ソルト	当事者

Part 1
総説編

Part 1　総説編／A. 総論

A. 総 論
1. 発達障害とは何か

　最近，日本では発達障害という用語が頻用されるようになったが，その意味するところは必ずしも明確ではなく，専門家やフィールドによってさまざまな意味で使われる傾向にある．

① 発達障害の定義

a. 発達障害者支援法における定義

　2005年に施行され，2016年に改正された発達障害者支援法2条では発達障害と発達障害児・者，社会的障壁を以下のように定義している．なお今回の改正で「社会的障壁により」の文言が追加された．

1　この法律において「発達障害」とは，自閉症，アスペルガー症候群その他の広汎性発達障害，学習障害，注意欠陥多動性障害その他これに類する脳機能の障害であってその症状が通常低年齢において発現するものとして政令で定めるものをいう．
2　この法律において「発達障害者」とは，発達障害がある者であって発達障害及び社会的障壁により日常生活又は社会生活に制限を受けるものをいい，「発達障害児」とは，発達障害者のうち十八歳未満のものをいう．
3　この法律において「社会的障壁」とは，発達障害がある者にとって日常生活又は社会生活を営む上で障壁となるような社会における事物，制度，慣行，観念その他一切のものをいう．

　主な対象は自閉症スペクトラム（知的障害を伴う自閉症やAsperger症候群，高機能自閉症も含む），注意欠如・多動性障害（ADHD），学習障害，チック/Tourette症候群，発達性協調性運動障害である．吃音については発達障害に含めるかどうか議論がある．
　地域や専門家によっては発達障害は「知的障害を伴わない」障害であると暗黙に規定していることがあるが，自閉症では重度の知的障害も伴うことが少なくないし，ADHDは軽度の知的障害を伴うこともあり，知的な遅れがないということが前提ではないことに注意したい．

b. DSM-5における定義 [1]

　『精神疾患の診断・統計マニュアル第5版』（DSM-5）では神経発達障害群（Neurodevelopmental Disorders）というカテゴリーが新たに設定され，このカテゴリーのなかに知的能力障害群（Intellectual Disabilities），コミュニケーション障害群（Communication Disorders），自閉症スペクトラム障害（Autism Spectrum Disorder：ASD），注意欠如・多動性障害（Attention-Deficit/Hyperactivity Disorder：ADHD），限局性学習障害（Specific Learning Disorder），運動障害群（Motor Disorders），

チック障害群（Tic Disorders），他の神経発達障害群（Other Neurodevelopmental Disorders）が含まれるようになった．

DSM-5 の神経発達障害群は発達期に特性が明らかになり，対人交流や学習，職業などの場面で何らかの障壁になる障害を総称したものである．この神経発達障害群というカテゴリーは日本で発達障害支援法が対象にしたカテゴリーとほぼ一致する．大きな違いは DSM-5 では「知的障害」を対象にしているのに対して，発達障害者支援法は「知的障害」を対象にしていない（知的障害を伴う自閉症は対象になる）という点であろう．これは日本では，知的障害を対象にした知的障害者福祉法（昭和 35 年法律第 37 号）がすでに存在したからである．

c. その他の定義

日本発達障害連盟の定義

日本発達障害連盟の定義は「知的障害を含む包括的概念であり，人間が生まれてから成長・発達していく過程において，何らかの原因によって，その発達過程が阻害され，運動，行動，認知，知能，言語など様々な機能に障害が起こること」[2] とされており，知的障害や脳性麻痺などが対象になる．

CDC の定義

アメリカの CDC（Center for Disease Control）[3] の定義は「身体，学習，言語，あるいは行動の領域に障害のあるグループ」を指す．日本の発達障害よりずっと広範囲の障害を含む概念でアメリカ人の子どもの 6 人に 1 人が何らかの「発達障害」をもつとされる．診断分類では ADHD，ASD，脳性麻痺，胎児性アルコール症候群，脆弱 X 症候群，聴力障害，知的障害，核黄疸，筋ジストロフィー，Tourette 症候群，視覚障害などを含む広い概念である．

このように発達障害という用語は多義的であり，どの定義で用いているかを明確にしないと混乱が生じる．本書では基本的には DSM-5 の定義に従っている．

② 発達障害に共通した特性

a. 原因

発達障害は親の育て方の問題ではないし本人の努力不足でもない．生来性の遺伝要因と環境要因が組み合わさり生じる．障害特性の基本は認知の偏りであり，そのような認知の障害は通常は生来性の脳機能の障害から生じる．生後ごく早期に罹患した脳障害が原因で発達障害が生じることもあるが頻度としてはごくまれである．遺伝と環境要因の組み合わせといえば多くの障害が当てはまってしまう．自閉症の場合，結節性硬化症やヘルペス脳炎など原因が明らかな場合もあるが，実際にはまれな事例であり，知的障害を伴わない自閉症スペクトラムで原因が明らかな場合はほとんどない．自閉症に合併する器質性疾患は数多く報告されてきたが，報告例の多くは知的障害を合併した自閉症であり，自閉症に合併したのか，知的障害に合併したのかは明瞭には区別できない．

発達障害の中核は知的障害を伴わない自閉症スペクトラムや ADHD，学習障害であるとみなし

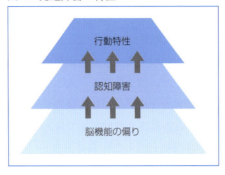

図1 発達障害の特性

たほうが臨床的には実用的である．ADHDや学習障害は当然のこととして，自閉症スペクトラムも知的障害を伴わない事例のほうが数として多い．また「純粋の」つまり自閉症やADHDの診断基準に合致しない知的障害の場合も，一定の自閉症特性がみられる場合が多い．従来，精神遅滞と自閉症の差について精神遅滞は全般的な遅れで自閉症は発達の凸凹という説明がなされてきたが，精神遅滞であってもすべての領域が同様に遅れているわけではなく，事例ごとに凸凹は存在する．

したがって，発達障害の最も基本的な特性は認知発達の偏りであり，凸凹である．凹の部分が複数の領域にわたり，自閉症で重度の障害がある社会性やイマジネーションの部分が比較的保たれている障害を知的障害とみなすこともできよう．

b. 支援

発達障害の場合，その「症状を抑える」特効薬や手術法はない．狭義の医学的治療がないために医師のなかにさえ発達障害の診断は意味がないと考えている人は少なくないようである．

しかしながら，発達障害の診断を下すことには大きな意義がある．自閉症スペクトラムは行動特徴によって診断されるが，本質は認知の障害である．その認知特性に配慮した支援を行うことが発達障害と診断することの意味である．認知の偏りが生じる原因は脳機能の偏りである．認知機能の偏りは，行動特性として現れる（図1）．たとえば，聴覚的理解は困難があるが視覚的理解は得意であるなどの自閉症特性は，「言語指示が通じにくい」「視覚を活用すると指示が通じやすい」という行動特性で表現される．自閉症の支援に視覚支援を活用すると有効であるということは，認知特性から考えると腑に落ちるし，個々の子どもの認知特性を評価することで，さまざまな支援に応用できる．

3 これからの発達障害

発達障害研究，特に自閉症スペクトラム研究の歴史[4]は当初は知的障害を伴う自閉症を中心に議論されてきた．1981年にWing[5]がAsperger症候群を英語圏で再評価したことから，知的障害を伴わない自閉症スペクトラムについての研究や関心が加速した．その結果，いわゆる高機能自閉症やAsperger症候群にも知的障害を伴う自閉症と同様の支援ニーズがあることや，精神科的合併症や触法問題などの知的障害を伴う自閉症とは異なった問題があることがわかってきた．

これまでの発達障害は，その中核症状，たとえば自閉症スペクトラムでは社会性，コミュニティ，イマジネーションの問題，ADHDでは不注意，多動性，衝動性，学習障害では読字，書字，算数などの問題が中心に議論されてきた．しかし，彼らの抱える問題は「中核症状」に限らず，生活全般の支援が必要であること，聴覚や嗅覚などの感覚面の問題も大きいこと，身体健康の管理の支援が必要であることなどが明らかになりつつある．DSM-5のASDの診断基準に感覚の問題が記載されたことは，そのような認識の変化が基底にある．

発達障害の問題は幼児期や児童期のみでなく，成人期や老年期まで継続した「切れ目のない支援」が必要であることも広く認識された．従来軽視されがちだった発達障害の女性にもさまざまな支援ニーズがあることがわかってきた．今後の発達障害臨床は知的障害の有無にかかわらず，認知発達のアンバランスや遅れを伴う人々の幼児期から老年期までのニーズに適合した，これまで以上に多領域の専門家が共同で取り組む臨床実践や研究が望まれる．

（内山登紀夫）

● 文献

1）American Psychiatric Association. Diagnostic and Statistical Manual of Mental Disorders, 5th edition（DSM-5）. American Psychiatric Publishing：2013.
2）http://www.jldd.jp/developmental_disease/disease/
3）https://www.cdc.gov/ncbddd/developmentaldisabilities/index.html
4）内山登紀夫．自閉症概念の歴史と援助手段の変遷―カナーから自閉症スペクトラムへ60年間の歴史．言語発達遅滞研究 2002；第4号：1-12.
5）Wing L. Asperser's syndrome：A clinical account. Psychological Medicine 1981；11：115-129／門眞一郎（訳）．アスペルガー症候群：臨床的知見．高木隆朗ほか（編）．自閉症と発達障害研究の進歩．Vol 4．星和書店：2000．pp102-120.

Part 1 総説編／A. 総論

A. 総論
1. 発達障害とは何か

a. ASDとは何か

1 ASDとは

a. 概念・定義

　自閉症スペクトラム（autism spectrum disorder：ASD）は小児期にその特徴が明らかとなる神経発達症の一つで，その主な特徴を Wing は，社会的交流，社会的コミュニケーション，社会的イマジネーションにおける質的問題（3つ組の特性）と定義している[1]．他の神経発達症の多くと同様で，これらの特性の行動上の現れ方（表現型）は変化するが，その認知特性自体は生涯続く．ASDの特性をもっていてもそれ自体がすなわち障害を意味するわけではなく，なかには社会環境とうまく適合している者もいる．また，一部の者では環境の変化のなかで問題として顕在化する場合もある．ただし，これらの者であっても前述のとおり，特性自体は幼少期から現在，そして将来まで継続している．このほか感覚の問題などもみられる場合が多い．

　なお『精神疾患の診断・統計マニュアル第5版』（DSM-5）では，自閉スペクトラム症の特徴を，社会的コミュニケーションと対人的相互交流，および限局された反復行動・興味・活動の2領域における障害とし，それが現在あるいは病歴中にみられた場合に診断するとしている．おおむね Wing の ASD と同じ群を指すと思われる．また，診断名も ASD を最もうまく表現しているとの理由から，DSM-5 においても同じ Autism Spectrum Disorder の名称が採用された．ただ，たとえば幼児期のごっこ遊びを Wing は社会的イマジネーションととらえているのに対し，DSM-5 では社会的コミュニケーションととらえている．また，Wing は感覚の問題を3つ組以外の特徴ととらえているのに対し，DSM-5 では限局された反復行動・興味・活動としてとらえている．さらに Wing は3つ組はクリアには分かれず，時として1つの所見がとらえ方によって3つ組のいずれととらえるかは変わりうると考えているが，DSM-5 では2領域は基本的に別個のものとしてとらえ，社会的コミュニケーションのみを満たす場合には社会的コミュニケーション症の診断となる．つまり，いずれの ASD の定義を用いているかによって意味は幾分異なることに注意されたい．

b. 臨床的特徴

　ASD の特徴は先にも述べたとおり，社会的交流，社会的コミュニケーション，社会的イマジネーションの領域における発達的偏りである．また，感覚の偏りもみられることが多い．実臨床においてはこれに知的能力障害（intellectual disability：ID），不注意や多動性，衝動性，学習上の問題，器用さの問題などが併存することが多い．ここでは ASD に直接関連する3つ組の特徴と感覚の特

6

徴を主に記載する.

社会的交流

　社会的交流の特徴としては，幼児期には共同注意の遅れや乏しさ，他者や特に同年代他児への関心の乏しさ，孤立として認められることが多い．社会的参照も乏しく，アイコンタクトや顔色をうかがうことの乏しさとして観察されることもある．さらに他者の意図や心情を推測する，いわゆる心の理論の発達が遅れる場合も多い．これらから状況の理解が困難であるとみられることもある．年齢が上がるといわゆる友情関係を結べる相手が限定されていたり，社会的な事柄に対する動機づけの乏しさがみられたりする場合も多い．知的発達に遅れのないケースでは，学校・職場などではそれなりにつつがなく人間関係を維持できるが，帰宅後あるいは休日などは交流を望まず独りでいることを好むケースも少なくない．Wing は社会性のタイプを孤立型，受身型，積極奇異型に分けている．

社会的コミュニケーション

　社会的コミュニケーションにおける乳幼児期の特徴としては，喃語の乏しさや単調さ，泣いて意志を伝えることの困難さ，さらには始語の遅れやその後の言語発達の遅れ・偏り，なかには即時のエコラリア（反響言語）や遅延のエコラリアがみられる場合もある．1歳半から2歳前後の時期に言語発達ほかに折れ線型発達（発達退行）をきたすケースもある．知的発達に遅れがないケースでは言語発達に遅れがなく流暢に会話ができるものの，自身の興味ある内容に話題が限局し，一方的となる者もいる．さらに興味ある内容は多く話せるが，援助を求める，拒否をするなど必要な情報の伝達に困難さを抱えている者も少なくない．また，大人びた話しぶりなど，ペダンティックな特徴がみられる者もいる．言語理解としては本人の表出と比べ，理解に困難さがある場合もある．また，字義的・表面的な理解となりやすい．非言語的コミュニケーションとしても，幼児期には指差しの表出に非定型さがみられる場合が多い．また成人してからも，表情に余韻がない，場と一致しない（緊張すると笑うなど）などといった非言語的コミュニケーションの表出の乏しさや不自然さ，会話の補助としての機能が乏しいなどがみられる場合も多い．他者の身振り・表情・目配せへの理解が困難であることも多い．他方，他者の表情の理解の苦手さゆえに，過剰に他者の表情などといった反応を気にする者もいる．

社会的イマジネーション

　社会的イマジネーションの特徴は，幼児期には想像的ごっこ遊びなどに現れる．ASD ではごっこ遊びが単調・反復的であったり，単なる再現であったり，人によっては自ら仕切って遊び，相互性や発展性に欠ける場合も多い．これらは生活のなかでは先のことを想像しての段取り，また変更になった際の柔軟性や臨機応変さとして現れる．つまり ASD では段取りをしたり，変更に対して臨機応変・柔軟に対応することが困難である場合が多い．また，変化・変更や新しいことに不安・苦痛を抱く者も多い．これらの結果，思考や行動の切り替えの困難さとして観察されたり，反復的・秩序的な物事を好み，こだわりとみられる場合もある．興味関心が限定され，いわゆる同年代と興味を分かち合うことが少ない場合も多い．

Part 1　総説編／A.　総論

感覚の偏り

　感覚の偏りがみられる場合も多い．いわゆる五感が過敏であったり，鈍感であったり，時には両者が混在したりする．そのため生活内での負担や疲労，また生活上の制限となることもある．具体的には聴覚の過敏や視覚の過敏があり，教室・人込みでの負担・疲労となる．反対に聴覚の鈍感さがあり，呼ばれても気がつかない．味覚，口腔内の触覚，嗅覚の偏りがあり偏食につながる（その他，偏食には視覚の偏りが関与する場合や社会的イマジネーションの問題が関与する場合などもある）．肌の触覚の問題から衣類が限定されるなどである．

❷ ASD 概念の歴史的変遷と DSM-5

　今では ASD と診断されるであろう子ども・大人のエピソードは物語や神話，言い伝えなどのなかにもみられる．また，1800 年初頭に Itard J によって報告されたアヴェロンの野生児は，森のなかで育った影響か，先天的な影響（ID や ASD）かが議論され，後者とする見解が一般的に支持されている[2]．

　症候学的にまとめられるようになってきたのは，20 世紀前半からである．なかでもとりわけ今日有名なのは，1943 年の Kanner による早期乳幼児自閉症[3] や 1938 年および 1944 年の Asperger が提唱した自閉的精神病質[4,5]であるが，それ以外にも当時は多くの子どもの精神病性障害に関する疾患概念が提唱された．これらの多くは今でいう ASD の一側面をとらえたものが多く，Anthony は「多くの提唱者が自身の提唱した症候群にそれぞれ名前をつけたがっているが，分かち合うほど十分な症候がない．多少の違いはあっても，重なり合う部分も多い」と述べた[6,7]．Asperger が提唱した自閉的精神病質も第二次世界大戦中，ドイツ語での報告で，日本のほか一部の地域を除いては，後に Wing が英語で紹介[8]するまではあまり注目されなかった．

　これらが報告された 1950～60 年代当時はアメリカ中心に精神分析的な研究・臨床が盛んに行われていた．そのなかで ASD は統合失調症の早期発症の亜型で，Bettelheim の"冷蔵庫のような母"[9]に代表されるように，その病因は心因論でとらえられ，保護者への分析的治療と子どもへの受容的関わりが治療として実施されていた．

　1960～70 年代になり統合失調症との発症時期の違い[10] や予後の違い[11]，異常な子育ての存在の否定[12]，知覚などにおける認知の違い[13] など心因論を否定するさまざまな研究結果が報告された．Rutter M は言語・認知障害説を唱え，それまでの心因論説から脳の器質的な問題に起因する認知機能説へのいわゆる"コペルニクス的転回"[14]が起こった．その後，先天性風疹症候群に ASD 様行動がみられること（環境要因）や脆弱 X 症候群，結節性硬化症に ASD の合併が多いこと（遺伝的要因）なども明らかとなってきた．

　また同時期，アメリカでは Scholar らが構造化された教育の有効性[15] や保護者を治療の対象ではなく，共同治療者とすることの有効性[16] を見出し，Treatment and Education of Autistic and related Communication handicapped Children（TEACCH プログラム；現在の TEACCH Autism Program）を設立した．また Wing らは，それまで孤立し批判の対象であった保護者たちとともに自閉症の啓発・権利擁護の推進などを目的としたイギリス自閉症協会を設立するなどした．

　さらに Wing らは，1970 年代後半に行った通称 Camberwell 研究から，社会的交流，社会的コ

8

ミュニケーション，社会的イマジネーションの 3 領域のいずれかに発達的特徴があれば，他の領域にも特徴が存在し 3 領域の特徴がセットで生じること，この 3 領域の特徴は当時の Kanner・Eisenberg の基準を満たす子どものみならず，Asperger らが提唱している群，さらにはそれ以外にも幅広くみられることを見出した（Asperger 症候群の提唱）．つまり表面的な行動への現れ方はさまざまであるが，背景に同様の 3 つ組の特性がある連続的な群が存在することを述べた．さらに，この連続性は ASD 内での連続性のみならず，非 ASD と ASD の間にも特性の連続性が存在することも合わせて述べている（スペクトラム概念の提唱）[8, 17-19]．

　ASD が国際的な診断基準に登壇したのは 1978 年に発刊された『国際疾病分類第 9 版』（ICD-9）からで，「非器質性精神病」内に小児期の精神病として掲載され，下位分類としては幼児自閉症，他の早期小児精神病，特定不能の小児精神病，小児期崩壊性障害が設置された．その後の ICD-10（1993 年）においては大分類が「心理的発達の障害」に変更となり，広汎性発達障害（pervasive developmental disorder：PDD）内に下位分類として小児自閉症，非定型自閉症，他の PDD，特定不能の PDD，Rett 症候群，他の小児期崩壊性障害などとなった．

　また，ICD-9 と同時期（1980 年）に発刊された DSM-III においては，「通常，幼児期，小児期もしくは青年期に初めて診断される障害群」内に PDD（幼児自閉症，小児期発症 PDD，非定型PDD）として登場した．本基準は社会性とコミュニケーションの障害を特徴とする Rutter の定義の影響を強く受けたものであった．さらに DSM-III-R（1987 年）においては同じ群内に名称もそのまま PDD としたが，幼少時期のみではないことから下位分類は自閉性障害，特定不能の PDD となった．また多軸診断が採用され，II 軸で診断することとなった．

　その後 1994 年発刊の DSM-IV では大分類などはそのままで，下位分類として自閉性障害，Asperger 障害，特定不能の PDD ほか，Rett 障害，小児期崩壊性障害が設定され，多軸診断も I 軸での診断となった．診断項目もこれまでの 2 領域に加え，限局された反復行動・興味・活動を加えた 3 領域となった．

　さらに 2013 年に発刊された DSM-5 においては多軸診断が廃止され，「神経発達症群」内に自閉スペクトラム症のカテゴリーができ，下位分類はなくなった．診断項目もこれまでの 3 領域から社会性とコミュニケーションの領域が統合され，反復行動との 2 領域となった．

　なお ASD に関する DSM-IV-TR から DSM-5 への変更点は主に下記のとおりである．
- PDD から自閉スペクトラム症に名称が変わった．
- 「神経発達症群」内に置かれた．
- 下位分類がなくなった．
- 社会的相互交渉，コミュニケーション，限局された反復行動・興味・活動の 3 領域から，社会的コミュニケーションと対人的相互交流，および限局された反復行動・興味・活動の 2 領域となった．
- 感覚の問題が限局された反復行動・興味・活動の症状項目に加わった．
- 現在もしくは病歴中のいずれかであっても診断基準を満たす場合は診断することとなった．
- 支援の必要性から軽症・中等症・重症と重症度分類を行うこととなった．
- ID，言語障害，遺伝的状態あるいは環境的・医学的要因，他の神経発達，精神あるいは行動上の障害，さらにはカタトニアがあれば特定することとなった．なお，注意欠如・多動症（attention-

Part 1　総説編／A. 総論

deficit/hyperactivity disorder：ADHD）との併存が認められるようになった.

❸ 疫学（有病率と性差）

　かつて自閉症の有病率は 1 万人に 3 〜 4 人程度[20]とされたが，昨今では 1,000 人あたり 14.6 人程度という報告[21]が主流である．この有病率の上昇に関して，ASD 概念の拡大，診断基準の変更，ASD への認知の拡大などが影響していることは確実であるが，実際の発症率が増えているかの明らかな結果はいまだ結論をみない.

　性差に関しては男性 3 〜 4 に対して女性 1 とされ，他の神経発達症と同様である．これに関しても extreme male brain theory と胎児期のテストステロンの関与，また男女での遺伝子変異に対する可塑性の違いなどが仮説として提唱されているが確定的なものはない．男女での表現型の違いや，事例化のしやすさの差，診断基準による影響など社会的要因も検討されている[22]．詳細は「Part 3 発達障害データ集／6. 疫学／a. 発達障害の有病率」（p.217）参照のこと.

❹ 病態

a. 発症要因

　ASD の双生児研究では遺伝率は 80％以上とされている．つまり遺伝的要因が強く関与することがうかがえる．ASD と関連すると考えられている遺伝子はおおむね 1,000 以上あると見積もられている．その大半は一塩基多型であり，これらの複数が関与し表現型に影響を与えると考えられている．また，コピー数多型も多数報告されている．特に ASD と関連の深いものとして *SHANK3*，*CACNA1C*，*FMR1*，*TSC1*，*TSC2* などの変異があげられるが，いずれもこれらの変異があるからといって 100％ ASD となるわけではない[22].

　実際，一卵性双生児であっても一致率は 100％ではない．つまり，遺伝的要因ですべてを説明することはできず，エピジェネティックな機構や環境要因が相互的に関与し，その特性を形成すると考えられている．具体的には環境要因として，両親の年齢[23]，胎生期のバルプロ酸などの曝露・感染，母体のうつ病[24]・肥満・糖尿病などが候補として検討されている[25,26]．さらに胎生期のテストステロンへの曝露と ASD との関係も報告[27,28]されている．一時，ワクチン接種と ASD 発症との関連が取り沙汰されたが，これに関しては科学的根拠の高い研究のすべてにおいて関連が否定されている[29].

b. 病態モデル

　ASD においてはいくつかの神経心理学的モデルが提唱されている．いずれも ASD のすべてを説明するには不十分であったり，他の精神障害などでも同様の問題が想定され疾患特異性があるとはいえないが，ASD の一側面を理解するにはとても有益である．主だったものとしては心の理論（心理化）に代表されるような社会認知の問題，実行機能（遂行機能）の問題，中枢性統合の弱さなどである．社会認知の問題はアイコンタクトや社会的参照，共同注意，社会的動機づけ，共感性など

といった社会性やコミュニケーションの特徴をうまく表している．社会認知の問題と関連して内側前頭前皮質，上側頭溝，側頭頭頂接合，扁桃体，紡錘状回を含むネットワークの低活動が指摘されている．実行機能の問題はプランニングやワーキングメモリー，反応の抑制，思考の柔軟性などといった社会的イマジネーションや注意の問題を理解するのに役立つ．これと関連する領域としては，前頭−頭頂−線条体回路が想定されている．また，中枢性統合の弱さは，全体と細部での視点・思考の切り替えの困難さであり，これらの切り替えのほか，社会性やコミュニケーション，注意機能，感覚の問題などを表現している．中枢性統合の弱さには一次感覚野，前頭皮質，頭頂−後頭回路における活動の異常が関与するとみられている．いずれも種々の部位での問題というより，コネクティビティの違いにより機能的な差異が生じると考えられている[30]．

　多くの研究でおおむね一貫した結果が得られているものとしては，幼児期の脳容量の過剰な増加があげられる．特に生後6〜24か月の時期に定型発達児と比べASD児のほうが脳全体の容量が大きくなること，また扁桃体の体積も増加すること，これらはその後定型発達と同程度になることが報告されている．さらに前頭前皮質においてカラム構造のサイズ減少，神経細胞数と密度の増加，構造の不整といういわゆるミニカラムが報告されている[30]．

　神経伝達物質あるいは神経ペプチドに関しては，セロトニン神経系およびGABA（γ-アミノ酪酸）神経系に関する異常を示す報告が多い．また，最近では他者との親和性や社会的行動とオキシトシン，バソプレッシンが関係することがわかってきており，これらとASDとの関係が多く研究されるようになってきている（Part 3　発達障害データ集／8. 発達障害の神経心理学的機構／a. ASDの神経心理学的機構〈p.228〉，および9. 発達障害の脳画像／a. ASDの脳画像〈p.238〉参照）．

❺ 診断

a. ASD の診断

　他の神経発達症と同様であるが，ASDを診断するためには現在その特性が存在することに加えて，それが幼少時期から存在していることを確認する必要がある．なお，DSM-5においては現在もしくは発達経過上となっており，いずれかであっても診断することになっている．つまり現在のみならず発達歴も十分に確認しないと正しい診断はできない．

　幼少時期の発達を聴取する際は，定型発達（その年齢でみられることが期待される発達）の不在および非定型発達（一般にはみられないがASDでみられやすい発達）の存在を確認することになる．つまり発達歴の聴取にはASDの幼児期の特徴のみならず，定型発達児がどのように発達するかの知識や現在の育児・教育がどのようにされているかの知識が必須となる．定型発達あるいはその子どもが育つ文化的・社会的環境と照らし合わせ，その発達が妥当なものか検討する必要があるためである．これらの情報収集は通常，養育者を通して行うことになるが，回顧的である場合も多く，また養育者の思惑も反映しやすいため，バイアスがより入りにくい形での聞き取りの工夫が必要であるし，母子手帳や連絡帳・成績表など客観情報が役立つこともある．

　また現症の確認であるが，本人からの聞き取りはもちろん重要である．ただ場合によっては情報

Part 1　総説編／A.　総論

に客観性が担保されにくいこともある．学校・職場と家庭での評価が違う場合も少なくない．したがって，より包括的な情報を収集することが求められる．さらにより客観的な情報を得るためには行動観察も重要である．最も社会性の所見を確認するのに好ましいのは同年代の集団における様子である．子どもの場合は学校などから情報を得ることが可能である．大人の場合，デイケアなどに通っていないと難しいが，休日の過ごし方などから同年代者との関係が維持できているかなど予測することが可能であるかもしれない．また，医療機関内で可能な行動観察としては，待合いでの様子，発達検査での様子，後述の行動観察法の場面などである．診察室などの構造化された場面だけでは困難である．

　なお，現在日本においてスクリーニングのための尺度のほか，診断を補助するための行動観察法や面接法（発達歴・現在の状態の聞き取りのためのツール）も整えられている．行動観察法としては Autism Diagnostic Observation Schedule-2（ADOS-2）や Childhood Autism Rating Scale 2（CARS 2）がある．また，面接法としては Autism Diagnostic Interview-Revised（ADI-R）や Diagnostic Interview for Social and Communication disorders（DISCO）がある．ADI-R は診断を主目的にしているが，DISCO は診断のみならず生活状況などを含めた包括的な情報を得ることも目的としている．詳細は本章「2.　診断・評価の進め方」（p.37），また各ツールについては「Part 3 発達障害データ集／11.　診断・評価ツール」（p.250～306）を参考にしていただきたい．

　これらを統合し，ASD の特性があるかどうかを検討する．また，他の神経発達症や精神障害の有無，感覚の問題や学習・就業面での様子，生活スキル（金銭管理，時間管理，保清，余暇など）を含め様子を確認する必要がある．仮に知的に高くても生活面での課題が大きい場合などが通常よくみられるためである[31]．

b.　併存疾患の診断や他の疾患の鑑別

　ASD には他の神経発達症や精神障害，また身体疾患の併存が多いことが知られている．その割合はおおむね 70～80％とみられ，ID，ADHD，不安症，うつ病などが多い．この理由としては ASD の特性と関連する遺伝子の変異が同時に他の疾患のリスク遺伝子となっていること，また遺伝環境相互作用によって他の精神障害などを生じることがあげられる（Part 3　発達障害データ集／6.　疫学／b.　発達障害同士の併存／c.　他の精神障害・身体疾患との併存；p.219, 221 参照）．

　他方，ASD の特性があることで，他の精神疾患の診断クライテリア，あるいはその一部を満たすため，見かけ上の高い併存を示していることもある．つまり通常，精神障害の診断基準は定型発達者を基本に作られている．よって ASD でそのまま適応すると，時に過剰・過小診断となる場合もありうる．たとえば対人交流や表情変化，発話の乏しさは意欲の減退ととらえられるかもしれない．あるいは反対に意欲が減退していてももともと対人交流や表情変化，発話が乏しければそれを反映しにくいかもしれないなどである．こだわり行動と強迫行動との鑑別も時として難しいこともある．

　症状を聞き取る際などにも特性への配慮・注意を要する．具体的には，① ASD と併存疾患の症状の重なりや類似，② ASD 特性による症状のマスク，③ コミュニケーションの表出の問題，④ コミュニケーションの理解の問題，⑤ セルフモニタリングの苦手の問題などが生じる可能性がある．これらを補うためには ASD の特性を配慮した診察のほか，周囲からの情報や縦断経過など包括的な情報のなかで判断する必要がある[31]．

⑥ 治療・支援

ASDへの介入のゴールは個人の機能的自立度と生活の質を最大限に高めることである．また，そのためには個人の困難とする部分を援助し，ハンディとなりうる部分や併存しうる他の問題を最小限にとどめることも重要である．さまざまな介入研究が実施されているが，十分にデザインされ，長いスパンで検討された研究はほとんどない．世界的に広く認められている介入法としてはTEACCH Autism ProgramによるStructured Teachingがある．日本では構造化と一般に呼ばれるが，構造化とはASDの認知特性に合わせた（個々に応じた）環境を設定することを意味し，そのことで環境・状況・伝達されたことなどの必要な事柄がより学んだり理解したりしやすくなる．このことを通じて子どもたちでは学習や生活において，大人たちでは就労や生活において，成功体験を重ね，もっている能力・機能を最大限発揮し，より自立的に活動できるようになる．このことは本人たちの自己効力感や生活の質の向上につながる．つまりASD特性がありながらも，構造化のアイディアを活用することで，地域のなかでより自立的に，またより質の高い生活を営めるようにすることが支援の重要なポイントである[32]．詳細は本章「3. 支援の原則」（p.47）を参照されたい．

他方，ASDの特性そのものの変化を目指した介入も試みられている．ハイリスク群や幼児期早期に診断された群を対象に共同注意や他者との関わり，社会的注意などの改善をターゲットに実施されているものが多数ある．結果の一致はみないものの，一部の研究ではこれらの特徴が改善するとの報告もある[33]．また，その効果は数年後も持続し，いわゆる診断基準における症状項目の合致数も減少したとの報告もある[34, 35]．とはいえ，それが中長期的な生活の質にどのように反映されるのかは不明で今後の報告が待たれる段階である．さらには昨今，前述オキシトシンなどによる介入研究にも注目が集まっている．ただ結果の一致はみず，今後さらにデータが集積される必要がある[36, 37]．

さらには常同行動や感覚の問題などに対して曝露反応妨害法あるいは感覚統合などを用いたさまざまな介入が試みられているが，いずれも有効とするほどの科学的根拠は認められていない[38-40]．また，感覚過敏に対しての反復刺激を行っても馴化は生じないこともわかっている[41]．むしろ感覚過敏などは不安との関連が示されており[42]，不安の軽減が有効であることが推察されている．

また，ASDへの支援を検討するとき，ASD本人への介入はもとより，養育者，きょうだいなどといった家族への支援も重要となる．養育者に育児ストレスが多く，精神障害も多くみられることがわかっている．また，養育者の精神障害や育児困難はネグレクトを含めた児への虐待のリスクにもなりかねない．したがって，早期からの育児援助は健全な親子関係・子育ての維持に重要であり，健やかな児の発達を保障する．早期から介入し，養育者にTEACCHメソッドを実施できるよう支援した結果，養育者のストレスが低減し，他方，育児に対する幸福感が向上したとの報告[43]がある．とはいえ家族・養育者ごとの介入のタイミングがあり，早ければ早いほどよいというものではない[33, 34]．その家庭・養育者に応じた適時・適当な形での介入が求められている．また，特に1人目の子どもにASDがある場合，そもそも何を相談すべきか，本来相談してもよいことを相談できずにいる養育者も多い．したがって，相談スキルを向上させるよう援助することも支援者には求められている．最近では先輩養育者が養育者を支援するペアレントメンター制度も実施されるようになってきている．

さらにきょうだい児・者は養育者とまた違った特有の葛藤を抱えていたり，実際精神障害の有病

率も高いことが知られている[44].したがって,きょうだいも含めた支援が必要であるが,きょうだいへの支援は十分な施策や経済的裏づけがないなかで実施せざるをえない状況である.養育者・きょうだいへの支援は本章「C.周辺の問題／2.養育者への支援／3.きょうだいへの支援」(p.102, 108)を参照していただきたい.

（宇野洋太）

● 文献

1) Wing L. Reflections on opening Pandora's box. J Autism Dev Disord 2005：35：197-203.
2) Wing L. The history of ideas on autism：Legends, myths and reality. Autism 1997：1：13-23.
3) Kanner L. Autistic disturbances of affective contact. Nervous Child 1943：2：27-250.
4) Asperger H. Das psychisch abnormale Kind. Wiener Klinische Wochenschrift 1938：51：1314-1317.
5) Asperger H. Die "Autistischen Psychopathen" im Kindesalter. Eur Arch Psychiatry Clin Neurosci 1944：117：76-136.
6) Anthony EJ. An experimental approach to the psychopathology of childhood：Autism. Br J Med Psychol 1958：31：211-225.
7) Anthony EJ. An aetiological approach to the diagnosis of psychosis in childhood. Z Kinderpsychiatr 1958：25：89-96.
8) Wing L. Asperger's syndrome：A clinical account. Psychol Med 1981：11：115-129.
9) Bettelheim B. Empty Fortress. Simon and Schuster：1967.
10) Kolvin I. Studies in the childhood psychoses. Br J Psychiatry 1971：118：381-419.
11) Rutter M. Autistic children：Infancy to adulthood. Semin Psychiatry 1970：2：435-450.
12) DeMyer MK. Research in infantile autism：A strategy and its results. Biol Psychiatry 1975：10：433-452.
13) Schopler E. Early infantile autism and receptor processes. Arch Gen Psychiatry 1965：13：327-335.
14) 中根　晃.　自閉症研究.　金剛出版；1978.
15) Schopler E, et al. Effect of treatment structure on development in autistic children. Arch Gen Psychiatry 1971：24：415-421.
16) Schopler E, Reichler RJ. Parents as cotherapists in the treatment of psychotic children. J Autism Child Schizophr 1971：1：87-102.
17) Wing L. The continuum of autistic characteristics. In：Schopler E, Mesibov G (eds). Diagnosis and Assessment in Autism. Springer；1988. pp91-110.
18) Wing L. Autistic spectrum disorders. BMJ 1996：312：327-328.
19) Wing L. The autistic spectrum. Lancet 1997：350：1761-1766.
20) Lotter V. Childhood autism in Africa. J Child Psychol Psychiatry 1978：19：231-244.
21) Christensen DL, et al. Prevalence and Characteristics of Autism Spectrum Disorder Among Children Aged 8 Years — Autism and Developmental Disabilities Monitoring Network, 11 Sites, United States, 2012. MMWR Surveill Summ 2016：65：1-23.
22) 宇野洋太,尾崎紀夫.　自閉スペクトラム症（ASD）研究の動向　ASDの臨床的課題.分子精神医学 2017：17：10-16.
23) Wu S, et al. Advanced parental age and autism risk in children：A systematic review and meta-analysis. Acta Psychiatr Scand 2017：135：29-41.
24) Oberlander TF, Zwaigenbaum L. Disentangling Maternal Depression and Antidepressant Use During Pregnancy as Risks for Autism in Children. JAMA 2017：317：1533-1534.
25) Modabbernia A, Velthorst E, Reichenberg A. Environmental risk factors for autism：An evidence-based review of systematic reviews and meta-analyses. Mol Autism 2017：8：13.
26) Kim YS, Leventhal BL. Genetic epidemiology and insights into interactive genetic and environmental effects in autism spectrum disorders. Biol Psychiatry 2015：77：66-74.
27) Baron-Cohen S, Knickmeyer RC, Belmonte MK. Sex differences in the brain：Implications for explaining

autism. Science 2005；310：819-823.

28）Baron-Cohen S, et al. Elevated fetal steroidogenic activity in autism. Mol Psychiatry 2015；20：369-376.

29）宇野洋太．世界の医学誌から　自閉症の兄姉を持つ児でも MMR ワクチンで自閉症発症リスクは上昇しない．The Mainichi Medical Journal 2016；12：40-41.

30）Lai MC, Lombardo MV, Baron-Cohen S. Autism. Lancet 2014；383：896-910.

31）佐々木康栄，宇野洋太，内山登紀夫．自閉スペクトラム症の診断とよくある誤診．臨床精神医学 2015；44：11-18.

32）宇野洋太，内山登紀夫．TEACCH による療育．市川宏伸（編）．専門医のための精神科臨床リュミエール 19　広汎性発達障害―自閉症へのアプローチ．中山書店；2010．pp141-148.

33）Lord C. Infant autism：Parents' role in ameliorating risk? Lancet Psychiatry 2015；2：112-113.

34）Rogers SJ, et al. Autism treatment in the first year of life：A pilot study of infant start, a parent-implemented intervention for symptomatic infants. J Autism Dev Disord 2014；44：2981-2995.

35）Estes A, et al. Long-Term Outcomes of Early Intervention in 6-Year-Old Children With Autism Spectrum Disorder. J Am Acad Child Adolesc Psychiatry 2015；54：580-587.

36）Leppanen J, et al. Meta-analysis of the effects of intranasal oxytocin on interpretation and expression of emotions. Neurosci Biobehav Rev 2017；78：125-144.

37）Ooi YP, et al. Oxytocin and Autism Spectrum Disorders：A Systematic Review and Meta-Analysis of Randomized Controlled Trials. Pharmacopsychiatry 2017；50：5-13.

38）Case-Smith J, Weaver LL, Fristad MA. A systematic review of sensory processing interventions for children with autism spectrum disorders. Autism 2015；19：133-148.

39）Weitlauf AS, et al. Interventions Targeting Sensory Challenges in Autism Spectrum Disorder：A Systematic Review. Pediatrics 2017；139 (6). pii：e20170347.

40）Zarafshan H, et al. Effectiveness of Non-Pharmacological Interventions on Stereotyped and Repetitive Behaviors of Pre-school Children With Autism：A Systematic Review. Basic Clin Neurosci 2017；8：95-103.

41）Green SA, et al. Neurobiology of Sensory Overresponsivity in Youth With Autism Spectrum Disorders. JAMA Psychiatry 2015；72：778-786.

42）Green SA, Ben-Sasson A. Anxiety disorders and sensory over-responsivity in children with autism spectrum disorders：Is there a causal relationship? J Autism Dev Disord 2010；40：1495-1504.

43）Turner-Brown L, et al. Preliminary Efficacy of Family Implemented TEACCH for Toddlers：Effects on Parents and Their Toddlers with Autism Spectrum Disorder. J Autism Dev Disord 2016 May 30 [Epub ahead of print].

44）Jokiranta-Olkoniemi E, et al. Risk of Psychiatric and Neurodevelopmental Disorders Among Siblings of Probands With Autism Spectrum Disorders. JAMA Psychiatry 2016；73：622-629.

Part 1 総説編／A. 総論

A. 総 論
1. 発達障害とは何か

b. ADHD とは何か

① ADHD とは

a. 概念・定義

　注意欠如・多動症（attention-deficit/hyperactivity disorder：ADHD）は小児期にその特徴が明らかとなる神経発達症の一つで，主な特徴は不注意や多動性，衝動性である．これらが生活の多くの場面で生じ，社会生活上，あるいは学習や就業などにおいて不利益となった場合に診断される．『国際疾病分類第10版』（ICD-10）においては多動性障害と定義されており，『精神疾患の診断・統計マニュアル』（DSM）における ADHD より幾分狭い群を指すものとなっている．

　主な特徴のうち，不注意の特徴が目立つ場合と，多動性-衝動性の特徴が目立つ場合，さらには両方ともが顕著な場合がある．DSM-IV においては不注意優勢型，多動性-衝動性優勢型，混合型といったサブタイプに分けられていた．DSM-5 になりサブタイプ分けは廃止され，代わりに過去6か月間においてどのような状態がみられていたかを不注意優勢状態などとして特定することとなった．つまりサブタイプのような固定したものではなく，そのときの成長・発達や環境などさまざまな要因で変化しうる状態としてとらえることとなった．

　また，成長・発達過程でいわゆる診断基準を満たさない状態になる者もいる．ただ，とはいえ生活上の困難さが改善したという意味ではなく，困難さは依然として続いている場合も多い．そのような場合は部分寛解と特定する．

b. 臨床的特徴

　具体的な臨床的特徴として不注意，多動性-衝動性はそれぞれ次に述べるような形で現れる場合が多い．

　不注意としては，見落とし・見誤り・勘違いなどのケアレスミスが多かったり，整理整頓が難しく，計画的に物事を遂行するのが苦手で，仕事などの不正確さや時間管理の苦手さなどとして現れることが多い．一定時間，集中して課題・活動に取り組むことも困難で，他のことに目移りしたり，気がそれたりする場合も多い．また，他のことや自分の考えていることに気が向いてしまい，人の話を聞いていなかったり，そのように見えることがある．なくし物，忘れ物も多く，年齢が上がるにつれ，時としては精神的努力を要する課題・活動を避ける傾向が現れる者もいる．

　多動性-衝動性の所見としては，体動として確認される．つまり小学校低学年で通常の知的発達や社会性の発達があれば離席などはみられなくなることが多いが，着席していても身体の一部が動

16

いている場合が多い．また高揚しやすく，静かに過ごしたりすることが苦手で，時に不適切な行動（たとえば悪ふざけととられるような行動）につながってしまうこともある．落ち着きがない，あるいは多弁とみられる場合もあるし，衝動的に言動してしまう場合もある．

ただ，これらは表面的に現れている行動であり，これらがあることイコール ADHD とは限らない．たとえば知的能力障害（intellectual disability：ID）があり，授業についていけていない場合，授業に集中できず体動は増えるし，集中も欠く．課題でのミスも多く，整理整頓・準備にも時間を要する．場合によっては失敗経験や困難さから課題への取り組みを拒む場合もある．つまり ID や自閉症スペクトラム（autism spectrum disorder：ASD），あるいはそれ以外の場合でもおかれている環境に適合できていない場合には同様の状況が生じることもある．また，不安症を併存したり，虐待などで情緒の不安定さがみられる状況では落ち着きのなさなどが生じやすいため，行動の評価には注意が必要である．

❷ ADHD 概念の歴史的変遷と DSM-5

ADHD の子どもたちについては以前より知られていた．文献として最初に報告したのはおそらく Weikard M で，1775 年に "Attention Deficits（Disorders）" として報告した．彼は不注意で注意深く熟慮せず，また話を聞かず，危険などを予測せず行動し，ケアレスミスを繰り返してしまう子どもや大人の症例を記載した．また，1798 年には Crichton A が "Mental Restlessness" としても報告している．彼は外界からのあらゆる刺激や思考していることに対して容易に注意が攪乱されて散漫になってしまうという症例を報告し，その原因として注意機能に着目した[1]．ただ，ともに当時としては大きく注目されるには至らなかった．

実際に注目されるようになったのは 1902 年 Still による，知的発達水準とは無関係に道徳的抑制の欠如に基づく行動異常がみられる 43 症例の報告[2]である．その後 1917〜18 年に流行した嗜眠性（エコノモ）脳炎の後遺症としても注意や多動性，衝動性の問題がみられたことから脳損傷との関連が示唆され，Strauss は脳の器質的障害に基づく行動や認知，運動の問題を示す児を脳損傷児と称した[3]．こうした病態は微細脳損傷（minimal brain damage：MBD）[4]，後には微細脳機能障害（minimal brain dysfunction：MBD）[5]と命名されたが，脳損傷を受けた児の多くは MBD のような行動や認知の問題を起こさないことがわかり多動症候群[6]と呼ばれるようになった．

ADHD が国際的な診断基準に登壇したのは 1968 年の DSM-II で，「小児期・青年期の行動障害群」内に小児期多動性反応（Hyperkinetic Reaction of Childhood）として掲載された．その後，1980 年発刊の DSM-III においては，「行動障害群」内に，注意欠如障害（Attention Deficit Disorder〈ADD〉with/without Hyperactivity）と変更された．さらに DSM-III-R（1987 年）では「破壊的行動障害群」内に，反抗挑発症・素行症とともに注意欠如多動症（Attention-Deficit Hyperactivity Disorder〈ADHD〉）として掲載され，DSM-IV（1994 年）および DSM-IV-TR（2000 年）では「注意欠如と破壊的行動障害群」内に注意欠如/多動症（Attention-Deficit/Hyperactivity Disorder〈AD/HD〉）として掲載された．2013 年発行の DSM-5 においては名称や主なコンセプトはそのままであるが，分類が ID などと同様の「神経発達症群」内に置かれ，反抗挑発症・素行症といった「秩序破壊的・衝動制御・素行症群」とは区分された．

なお，ADHD に関する DSM-IV-TR から DSM-5 への変更点は主に下記のとおりである．

● 分類が「注意欠如と破壊的行動障害群」から「神経発達症群」となった．
● 発症年齢が 7 歳までから 12 歳までとなった．
● 除外規定から ASD が外れた．
● 症状項目が 17 歳以上の成人にも対応しやすくなったとともに，17 歳以上での基準が変更となった．
● サブタイプ分けがなくなり，最近 6 か月の状態を特定することとなった．
● 重症度の特定が加わった．

発症時期に関しては周囲の要求が変化するなかで，潜在的にあった ADHD 特性が顕在化する場合があり，それは 7 歳まででの時期では判断が困難な場合があるためである．また，それまで ADHD と ASD との併存は認められていなかった．つまり ASD と ADHD の特性が併存する場合は，ASD が優先され，ASD の診断のみとされていた．これにはたとえば幼児期の多動や衝動性の目立つケースを診て，簡単に ADHD と診断をせず，背景にある ID（厳密には全般的発達遅延である場合も多いであろう）や ASD への対応を十分に行うことへの警鐘が込められていたものと思われる．他方，ASD に ADHD を併存しているケースも多く存在し，ADHD の除外規定に ASD があることで，これらのケースに対して適切な診断と対応が難しい現状があった[7]．今回除外規定が外れたことでこういったケースに妥当な診断・支援がなされるであろうことが期待される．ただし先に述べたように，安易な診断併記と適切性を欠く介入がなされる危惧が再燃したことも事実であり，診断・介入に際しては十分注意する必要がある．

❸ 疫学

a. 有病率と性差

ADHD の有病率に関して，最近のメタ解析では一般小児・青年では 3.4〜7.2%[8-10]，成人では 2.5〜3.4%[11] と報告されている．これらはいずれも診断基準に DSM を用いたものであるが，ICD-10 の多動性障害の基準を用いたものでは 1.4%[12] と若干低い報告となっている．これは基準の違いであり，基本的にいずれの地域でも有病率に差はないと考えられている．

性差については男性 3〜4 に対して女性 1 と考えられている．ただクリニカルベースの場合にはこの差は拡大し，7〜8：1 程度になるとみられている．これらの差は ASD や ID と同様と考えられている．

b. 予後・経過

次に ADHD の予後に関してである．一般に年齢とともに ADHD の中核症状は軽快するといわれている．ただ不注意に関しては，多動性-衝動性に比べ残存しやすい．一部の者では成人までに完全に診断基準を満たさない状態になることがあるが，65% の者はそのまま診断基準を満たす状態もしくは部分寛解までにとどまる．さらには部分寛解などに至ったとしても，社会生活上の困難はみられ，支援などの必要な状態が継続する者も多いと考えられている．

また，成長のなかで後天的に学習・獲得し，自身の特性に対して対策を講じ，一見社会生活上の

困難がわかりにくい状態となっている者もいる．ただしその場合，生活・就労上のさまざまなことに対して，非 ADHD 者以上に時間や労力などを要している場合もあり，一見した特性や困難さの現れ方では障害となっている部分の本質がわかりにくいこともある．

 病態

a. 発症要因

ADHD では ASD などと同様，遺伝的要因と環境要因とが相互的に関与し，その特性を形成すると考えられている．第一度親族が ADHD である場合，相対危険度は 5〜9 程度で，また双生児研究では 60〜90% 程度と高い遺伝率が示されている．遺伝子研究では，モノアミン系の神経伝達に関与するものなどを中心に，候補となる一塩基多型が多数報告されている．これらの複数が関与し表現型に影響を与えると考えられている．また，コピー数多型（copy number variations：CNVs）も多数報告されている．ただ，これらも疾患特異的ではなく，ASD，ID，統合失調症，双極性障害などの他の精神障害などとの共通性を有し，ある CNV をもっているからといって必ず ADHD となるわけではない[13,14]．つまり遺伝的要因のほかに環境要因も発症や表現型に大きく関与する．

環境要因としては周産期の因子，環境毒素や栄養状態などが候補としてあげられている[15]．周産期因子としては低体重出生や早産，周産期の母親のストレス，喫煙，アルコール，薬物（非合法薬物やアセトアミノフェン）などである．また，環境毒素としては胎児期あるいは生後早期の鉛，有機リン系殺虫剤，ポリ塩化ビニルの摂取などが検討されている．栄養に関しては特定の物質（微量元素や不飽和脂肪酸，砂糖，その他）の過小・過剰摂取との関連が検討されているが，いずれも特定のものは同定されていない．不適切な食習慣と ADHD 発症との関連を示した報告[16]もあるが，発症との因果関係まで示したものではないため解釈は慎重に行う必要がある．

b. 病態モデル

ADHD に関しては，神経心理学的研究からワーキングメモリー・プランニング・反応の抑制・持続的注意といった実行機能，タイミング，記憶の容量，反応時間，意思決定などにおける問題が想定されている（詳細は「Part 3　発達障害データ集／8. 発達障害の神経心理学的機構／b. ADHD の神経心理学的機構」〈p.233〉参照）．

また，ADHD での脳構造や構造的コネクティビティ，あるいは機能を調べるために，構造的磁気共鳴画像（MRI），拡散テンソル画像（diffusion tensor image：DTI），機能的 MRI（fMRI）などによる研究が盛んに行われている．構造画像の研究では目的指向行動，モチベーション，報酬処理，運動制御と関連するとされる基底核での容量減少や，前頭・頭頂・側頭部における皮質厚の成熟の遅れが報告されている．さらに，目的指向の課題などを実施するときには認知制御ネットワーク（cognitive control network：CCN）が働き，一方で休息しアイドリング状態にあるときにはデフォルトモードネットワーク（default mode network：DMN）が働く．両者がシーソーのように働くわけであるが，DTI や fMRI 研究の結果からは，ADHD ではこの DMN のコネクティビティの弱さや DMN 活動の持続，DMN と CCN の連動の問題が指摘されている．その他，神経心理学

Part 1　総説編／A. 総論

的研究結果もふまえ前頭葉−前頭眼野−側頭頭頂接合部・下頭頂溝を中心とする前頭頭頂回路（注意処理など），背外側前頭前皮質−背側線条体−視床を中心とする背側前頭線条体回路（抑制制御や実行機能など），眼窩前頭皮質−腹側線条体・側坐核−腹側被蓋野−海馬前部を中心とする中脳皮質辺縁系回路（モチベーションや報酬処理など）などの異常がモデルとして提唱されている（詳細は「Part 3　発達障害データ集／9. 発達障害の脳画像／b. ADHD の脳画像」〈p.241〉参照）[17].

❺ 診断

a. ADHD の診断

　ADHD の診断に際しては，そのケースに現れている行動や認知特性が年齢，発達段階，あるいはおかれている文化・環境に見合ったものかどうかの判断が必要である．したがって，子どもの発達の知識が必須となる．また，特定場面のみならず生活全般にその行動が現れているのか，場面によった違いがある場合にはどういう場面でどういう行動が現れている（あるいはいない）のかを把握することが臨床上重要となる．したがって，診察に際しては家庭のみならず，学校他複数場面の横断的，縦断的情報が必要となる．医療機関内においても，診察室の様子だけでなく，待合いでの様子，検査場面での様子（課題のある場面，休憩場面など）も非常に参考になる．診察室では緊張感から体動が多くなる場合もあるし，反対に限られた時間であること，あるいは低刺激であることから落ち着きのなさが目立ちにくい場合もあるためである．

　聞き取りでは現症のほかに，発達歴，既往症と投薬歴，家族歴なども聴取していく．また，睡眠や食事など生活面のことも，診断のためにも，介入を検討するうえでも重要な情報である．ADHD ではてんかんの合併が多いが，それだけではなく，てんかんによる意識障害が不注意ととらえられている可能性もあるからである．また，甲状腺機能亢進症なども落ち着きのなさとしてとらえられることもある．さらに ADHD ではレストレスレッグス症候群の合併も多いが，仮にレストレスレッグス症候群だけであったとしても，そのことが落ち着きのなさや日中の集中力低下などにつながっていることもある．薬物療法なども考慮するのであれば心疾患などの確認は必須となるし，食生活の状況なども把握しておく必要がある．

　ADHD のスクリーニングのためには ADHD Rating Scale-IV，Conners 3，Conners' Adult ADHD Rating Scale といった質問紙が簡便かつ有効である．また，これらは治療の際などの重症度評定にも活用できる．診断をするための半構造化面接法としては，Conners' Adult ADHD Diagnostic Interview for DSM-IV がある．これらを活用することはより診断の信頼性を高めるうえで有益である．診断の手順の詳細は本章「2. 診断・評価の進め方」（p.37），また各ツールに関しては「Part 3 発達障害データ集／11. 診断・評価ツール／診断ツール／f. CAADID 日本語版」（p.272）および「評価ツール／d. ADHD-RS／e. Conners 3 日本語版／f. CAARS 日本語版」（p.284, 287, 290）を参考にしていただきたい．

b. 併存疾患の診断や他の疾患の鑑別

　ADHD には ASD，ID，限局性学習症，発達性協調運動症，チック症群といった他の神経発達症

1 ● 発達障害とは何か／ b. ADHD とは何か

表1 ADHD の併存疾患

疾患	ADHD との症状の重なり	ADHD でみられない症候	診断上の問題
不安症，強迫症あるいは心的外傷後ストレス障害	注意の欠如 落ち着きのなさ 切り替えの困難 刺激に対する身体の応答性	過剰な不安 恐怖 強迫的な観念や行為 悪夢	不安症では過活動や不注意の要素がみられることもある
うつ病	興奮 衝動的反応 混乱	広汎で持続的な腹立たしさや悲しみの感情	ADHD に関連し起こる度重なる失敗による反応とうつ病との鑑別は困難であることもある
双極性障害	注意の欠如 過活動 衝動性 興奮	誇大感 仰々しさ 躁病性	重度の ADHD と双極性障害の早期の状態との鑑別は困難である
適応症	注意の欠如 過活動 行動のまとまらなさ 衝動性 成績不振	最近の発症 きっかけ	慢性的なストレス因が不安や抑うつ症状を引き起こしていることもある

群との合併が多い．したがって，ADHD が疑われたら，他の神経発達症の併存がないか確認する必要がある．また不安症，うつ病，双極性障害の併存が多いことも知られており，特に成人では ADHD の特性だけでの受診はまれであるため，これらの併存の確認が必要となる．他方，うつ病や双極性障害などとは横断的には症状が共通する部分もあり，縦断的な経過も加味しながら鑑別を進めていくことも重要である（表1）[18, 19]（Part 3　発達障害データ集／ 6. 疫学／ b. 発達障害同士の併存：p.219 参照）．

❻ 治療・支援

　ADHD の介入に関しては，薬物的介入と非薬物的介入に大別される．現在，日本で保険適応となっている薬物には3種類ある．それぞれのメリット・デメリットなどは本章「4. 薬物療法」（p.55）を参照していただきたい．いずれも ADHD の不注意および多動性−衝動性に対しての効果が期待され使用されている．ただし就学前の児童や症状が比較的軽度の例に対する薬物療法は推奨していないガイドラインも多く存在する．

　非薬物的介入としては，① 生活・学習・労働などの環境を本人の認知特性の面から最適化すること，② 養育者への心理社会的教育，③ 行動などの問題がある場合には認知行動療法を活用した行動統制技術の向上が多くの国際的ガイドラインで推奨されている．ただし個々の特性の現れ方や程度，おかれている環境などはさまざまであり，これらはテーラーメイドで検討される必要がある．また，①に関しては障害者差別解消法における合理的配慮として公的機関や事業所は実施することが義務となっている．文部科学省や厚生労働省も具体的な例を示し説明しているので参考にされたい．

　上記のほかにニューロフィードバック，認知トレーニング，特定の食品・栄養素・物質の制限あるいは摂取（砂糖除去，オメガ 3 脂肪酸サプリメント，人工着色量除去など）などを試みた研究もあるが，いずれも十分な有効性を示すという根拠は不十分でさらに検討される余地がある[20-22]．

Part 1 総説編／A. 総論

　また，ADHDでは他の精神障害の併存が多いことは前述のとおりであり，その併存疾患に対する治療が必要となる場合もある．その疾患に対する治療を実施するわけだが，その際には本人の環境負荷を軽減させる必要がある．さらには予防（再発・再燃防止および発症予防）を考える場合には過剰な環境負荷がかからないように心理社会的教育をしたり，負担を制御する必要がある．そのためには併存疾患の治療のみならず，ADHDの問題に対するアプローチを並行して実施し，環境負荷を軽減する必要がある．つまり養育者や周囲への理解と，本人の認知特性に合わせた生活環境や生活スタイルの構築が併存疾患の治療や発症予防という点から重要な介入となる．

（宇野洋太）

● 文献

1) Barkley RA, Peters H. The earliest reference to ADHD in the medical literature? Melchior Adam Weikard's description in 1775 of "attention deficit" (Mangel der Aufmerksamkeit, Attentio Volubilis). J Atten Disord 2012；16：623-630.

2) Still GF. The Goulstonian Lectures ON SOME ABNORMAL PSYCHICAL CONDITIONS IN CHILDREN. Lancet 1902；159：1008-1012, 1077-1082, 1163-1168.

3) Strauss A, Lehtinen L. Psychopathology and Education of the Brain-Injured Child. Grune and Stratton；1947.

4) Knobloch H, Pasamanick B. Syndrome of minimal cerebral damage in infancy. J Am Med Assoc 1959；170：1384-1387.

5) Clements SD, Peters JE. Minimal brain dysfunctions in the school-age child. Diagnosis and treatment. Arch Gen Psychiatry 1962；6：185-197.

6) Cantwell DP. Genetics of hyperactivity. J Child Psychol Psychiatry 1975；16：261-264.

7) Yoshida Y, Uchiyama T. The clinical necessity for assessing Attention Deficit/Hyperactivity Disorder (AD/HD) symptoms in children with high-functioning Pervasive Developmental Disorder (PDD). Eur Child Adolesc Psychiatry 2004；13：307-314.

8) Thomas R, et al. Prevalence of attention-deficit/hyperactivity disorder：A systematic review and meta-analysis. Pediatrics 2015；135：e994-1001.

9) Polanczyk GV, et al. Annual research review：A meta-analysis of the worldwide prevalence of mental disorders in children and adolescents. J Child Psychol Psychiatry 2015；56：345-365.

10) Willcutt EG. The prevalence of DSM-IV attention-deficit/hyperactivity disorder：A meta-analytic review. Neurotherapeutics 2012；9：490-499.

11) Thapar A, Cooper M. Attention deficit hyperactivity disorder. Lancet 2016；387：1240-1250.

12) Meltzer H, et al. Mental health of children and adolescents in Great Britain. Int Rev Psychiatry 2003；15：185-187.

13) Cross-Disorder Group of the Psychiatric Genomics Consortium. Identification of risk loci with shared effects on five major psychiatric disorders：A genome-wide analysis. Lancet 2013；381：1371-1379.

14) Williams NM, et al. Rare chromosomal deletions and duplications in attention-deficit hyperactivity disorder：A genom-wide analysis. Lancet 2010；376：1401-1408.

15) Thapar A, et al. What have we learnt about the causes of ADHD? J Child Psychol Psychiatry 2013；54：3-16.

16) Ríos-Hernández A, et al. The Mediterranean Diet and ADHD in Children and Adolescents. Pediatrics 2017；139：pii：e20162027.

17) Gallo EF, Posner J. Moving towards causality in attention-deficit hyperactivity disorder：Overview of neural and genetic mechanisms. Lancet Psychiatry 2016；3：555-567.

18) 宇野洋太，尾崎紀夫．うつ病と発達障害との接点．治療 2012；94：1410-1416.

19) Rappley MD. Clinical practice. Attention deficit-hyperactivity disorder. N Engl J Med 2005；352：165-173.

20） Sonuga-Barke EJ, et al. Nonpharmacological interventions for ADHD：Systematic review and meta-analyses of randomized controlled trials of dietary and psychological treatments. Am J Psychiatry 2013：170：275-289.
21） Daley D, et al. Behavioral interventions in attention-deficit/hyperactivity disorder：A meta-analysis of randomized controlled trials across multiple outcome domains. J Am Acad Child Adolesc Psychiatry 2014：53：835-847, 847. e1-5.
22） Cortese S, et al. Cognitive training for attention-deficit/hyperactivity disorder：Meta-analysis of clinical and neuropsychological outcomes from randomized controlled trials. J Am Acad Child Adolesc Psychiatry 2015：54：164-174.

Part 1　総説編／A. 総論

A. 総　論
1. 発達障害とは何か

c. LD とは何か

❶ 概念・定義

　LD とは，learning disorders ないし learning disabilities の略語である．前者は主に医療領域で，後者は教育領域で用いられる．時に learning difficulties や learning differences と表現されることもあり，日本語では一般に「学習障害」と訳される．本項では特に断りのないかぎり，LD を learning disorders の意味で用いる．

　学習とは，広義には経験に伴う行動の変容全般を意味するが，LD における「学習」は主として学業に関わるスキル（読む，書く，計算するなど）の習得を指す．先にあげた 4 つの語はそれぞれ異なるニュアンスを含むが，いずれも「学業に関わる（特定の）スキルの習得と使用における著しい困難」を意味する用語である．「習得と使用における著しい困難」とは，そうしたスキルが自然発達や標準的な学校環境のなかでは十分に身につかない，あるいは身につけるのに通常以上の労力を要することを意味する．したがって，LD とは，「勉強をするための基本的な力が，一般的な学び方や教え方では十分に獲得されない障害」ということができる．

　しかし，このような状態はさまざまな原因により生じうる．たとえば，当該の子どもがあるスキルを獲得するのに必要な年齢に達していなければ，習得と使用に困難が生じるのは当然である．知的発達に遅れがあれば同年齢の子どもよりも困難なのは自然であり，視覚障害や聴覚障害のように，学習に必要な情報の受け取りが制約される状態にあっても困難は生じうる．さらに，学業に関わるスキルは自然発生的に獲得されるものではなく，通常は一定の教育環境と指導を必要とするため，それらが欠如しても LD と同様の状態になりうる．そのため医学的な診断基準では，そうした「明らかな原因」による学習困難と LD を区別するためにいくつかの制約を加えている．ここではその具体例として，2000 年に発行された『精神疾患の診断・統計マニュアル第 4 版改訂版（DSM-IV-TR）』[1] および『国際疾病分類第 10 版（ICD-10）』[2] の抜粋を紹介し，医学的な LD の概念と定義を概観する（表 1, 2）．

　両診断基準にはこの他にも「特定不能」，すなわち特定の領域に限局しない学習障害があるが，本項では割愛する．以上を要約すると，LD を医学的に診断するうえでは学業に関わる技能の習得・使用に困難があることに加え，

① 困難が年齢不相応に強い

② 知的能力障害には該当しない

③ LD の状態が学業や生活の支障となっている

④ 環境の問題ではない

１●発達障害とは何か／ c. LD とは何か

表1　DSM-IV-TR の定義

読字障害，算数障害，書字表出障害の３つが独立した疾患として定義されており，診断基準（A，B，C）はほぼ共通である.

学習障害（Learning Disorders）

315.00：読字障害（Reading Disorder）
315.1　：算数障害（Mathematics Disorder）
315.2　：書字表出障害（Disorder of Written Expression）

A. 個別実施の標準化検査で測定された読みの到達度 / 算数能力 / 書字表出が，その子どもの生活年齢，測定された知能（IQ），年齢相応の教育から期待される水準より十分に低い.
B. 基準 A の障害が学業や日常生活の活動を明らかに妨害している.
C. 感覚障害がある場合，困難は感覚障害に通常伴うものよりも重度になる.

(American Psychiatric Association. Diagnostic and Statistical Manual of
Mental Disorders, 4th edition, Text Revision (DSM-IV-TR). 2000 [1) より)

表2　ICD-10 の定義

F81：学力の特異的発達障害（Specific developmental disorders of scholastic skills）

1. 特定の学力に，臨床的に有意な程度の障害がある（発症率が3%以下，通常の発達過程では見られない困難，支援を強化しても困難が軽減しにくいなどに基づいて判断する）.
2. 学業の達成レベルが，その子どもの IQ / 精神年齢よりもはるかに下である. 学力の困難は，単なる精神遅滞や比較的軽度の全般的知的障害から説明できないという意味で，特異的でなければならない.
3. 障害が教育の早期から存在する発達性のものであること. 教育の過程で後に生じたものであってはならない.
4. 学習困難の十分な理由となる外的要因があってはならない. 機会や環境の欠如が明らかな場合は，その結果としての学習困難をこの障害に分類すべきではない.
5. 視覚あるいは聴覚の障害に直接起因するものであってはならない.

F81.0：特異的読字障害（Specific reading disorder）

● 読みの正確さと内容理解に関する標準化検査の成績が年齢，全般的知能，学校での処遇をもとに予想される水準を明らかに下回っている.
● 通常，読字困難よりもさらに重篤な綴字［書字］障害を伴う.

F81.1：特異的綴字［書字］障害（Specific spelling disorder）

● 標準化された綴字［書字］検査の成績が年齢，全般的知能，学校での処遇をもとに予想される水準を明らかに下回っている.
● 重大な読字困難の既往がなく，読字の正確さと理解力の両方が正常範囲内にある.

F81.2：特異的算数能力障害（Specific disorder of arithmetical skills）

● 標準化された算数テストの成績が年齢，全般的知能，学校での処遇をもとに予想される水準を明らかに下回っている.
● 読字力と綴字［書字］力は，IQ / 精神年齢から予想しうる正常範囲内にある.

(World Health Organization. The ICD-10 Classification of Mental and Behavioural
Disorders：Clinical descriptions and diagnostic guidelines. 1992 [2) より)

⑤学習に必要な情報が物理的（感覚的）に届かないことでは説明しきれない

などを満たす必要がある. 逆にいえば，そうした「明らかな要因」がないにもかかわらず（あってもそれだけでは説明できないが），学業や生活を妨げるほどの学習困難がある状態を LD としている.

❷ 歴史

　LD が上記のように定義されるようになったのは，歴史的経緯によるところが大きい. そこでここでは，LD という用語が登場する以前まで遡り，学習の困難が医療領域および教育領域でどのように扱われてきたかを紹介する.

25

a. LD登場以前の学習障害

　知的能力や視覚，会話能力などは正常であり，適切な教育を受けているにもかかわらず文字の読み書きに顕著な困難を示す症例は，1800年代後半から報告されていた．それらは先天性語盲（congenital word blindness）などと呼ばれ[3]，脳損傷などに伴って出現する失読症（alexia）と類似の臨床像を示したが，明白な脳損傷のエピソードがないことや，すでに獲得された能力の喪失ではなく学習当初からの困難が年齢を追っても持続する点で異なっていた．当時は，心の動きや行動を脳に局在させる神経心理学が興隆しており，そうした学習困難についても関連する脳部位の発達不全が原因として推定されていた．

　1900年代半ばになると，学習困難の原因として脳損傷が想定されるようになる．胎児期や周産期に何らかの問題（例：低出生体重）があった子どもは，そうでない子どもよりも学習上の問題を生じやすいことが知られており，その原因として周産期の脳損傷が推測された．特に，問題が軽度だった子どもには脳性麻痺やてんかんなどの神経学的異常や知的発達の遅れが認められなかったことから，明白な病変ではなく微少な損傷があると考えられ，微細脳損傷（minimal brain damage：MBD）という用語が登場した．しかし，その後の研究で「損傷」を裏づける明確な証拠が得られなかったことから，MBDは微細脳機能障害（minimal brain dysfunction）と改称された．その定義の1つが，1966年にアメリカのPublic Health Service Publicationから出されている[4]．同定義には知的レベルとの乖離など，先述したLDの診断基準と共通する要素がある．

　　「微細脳機能障害症候群とは，平均前後の一般知能をもつ子どもが示す行動上・学習上の一定の異
　　常で，中枢神経システムの機能異常と関連しているものを指す」

　その時代，今日のLDに相当する子どもは「MBD児」と呼ばれていた．しかし，MBDは今でいう注意欠如・多動症，自閉症スペクトラム，さらには発達性協調運動症などをも含んだ包括的概念であり，診断基準の幅広さと曖昧さが常に問題視されていた．そして，1970年代になるとMBDへの否定的な見解がいっそう強まり，次に紹介するLDに取って代わられていくことになる．

b. LDの誕生と社会的背景

　今日のLDのルーツは，医療領域ではなく教育領域で誕生した．1963年，アメリカの心理学者・教育者のSamuel Kirkは，一見正常に見えながら学習に困難を抱える子どもたちにlearning disabilitiesという語を使用した．その背景には，精神遅滞（当時の呼び方，今日の知的能力障害）や脳損傷といったレッテルに不満をもつ保護者らの訴えがあったとされる．そして，learning disabilitiesを法的に認知された障害とするべく活動し，1975年の全障害児教育法（Education of All Handicapped Children Act）に「特異的学習障害」を組み込むことに成功する．その際の定義は以下のようであった[5]が，先に紹介した診断基準の要素がほぼ出揃っており，現在につながるLDの概念はこの頃に作られたことがわかる．

　　「特異的学習障害児とは，事物の理解や言語の使用に関わる基礎的な心理プロセスの1つ以上に
　　異常のある子どもであり，顕在化する問題としては，聞く，思考する，話す，読む，書く，単語

を綴る，計算する能力の不全が考えられる．そうした状態を伴う障害としては知覚障害，脳損傷，微細脳機能障害（MBD），ディスレクシア，発達性失語がある．この用語（learning disabilities）は視聴覚や運動の障害，知的障害，情緒障害，あるいは環境的・文化的・経済的不利が主たる原因となって生じている学習上の問題を含まない」

learning disabilities はこの後急速に普及し，診断数も年を追って増加していくことになる．しかし，その原動力は神経生物学的な障害研究の成果よりも当時の社会情勢であった．1957 年 10 月の旧ソビエト連邦による人工衛星スプートニクの打ち上げを受けて 1960 年代のアメリカでは政策変更（スプートニクショック）があり，教育における達成目標の引き上げが行われたが，そのことで「落ちこぼれる」子どもたちが増加したという[6]．また，1973 年に知的障害の基準が IQ 85 から 70（ウェクスラー式知能検査による）に引き下げられた[7]ことも，「知的障害には該当しないが学習に困難のある子ども」を増加させた．既存の障害児教育がそうした子どもたちに対応できないなかで，彼ら/彼女らを救済するために造られた教育的概念が learning disabilities であり，最初から医学的な診断を意図したものではなかった[8]．しかし，教育領域におけるこのような流れが医学領域に影響を及ぼし，疾患としての LD が確立されていくことになる．

c. 医学領域における LD の変遷

医学領域における LD 相当の疾患名は表 3 のような変遷をたどっている[9]．疾患名の登場は比較的早く，学習の問題は 1950 年代から医学的診断の対象となっていた．しかし，DSM-I および II では明確な診断基準が設けられておらず，教育領域では急速に普及した learning disabilities の定義も DSM では長い間取り入れられなかった．診断基準が整備されたのは 1980 年の DSM-III からであり，知的発達水準と学業スキルの習得水準の乖離という記述が初めて登場した．また，診断名が細分化され，どの学業スキルに障害があるかによって異なる診断名がつけられるようになった．DSM-III-R では書字表出障害が新たに設けられ，「IQ と習得度のギャップが学業や日常生活を妨害している」ことが診断基準に加えられている．続く DSM-IV（1994）は，「learning disorder」が現在の意味で用いられるようになった初めての版であり，上位区分に変更がみられるものの，診断名と基準についてはおおむね DSM-III-R の方針が踏襲されている．最新の DSM-5 については後ほど詳述する．

以上を総括すると，LD に相当する臨床像は医学領域で早くから見出されていたものの，特異的な障害としての確立が進まず，統一的な定義や診断基準のない状態が長く続いた．一方，教育と行政の領域では，社会情勢に後押しされる形で learning disabilities の概念・定義が急速に普及した．そして現在の医学的定義および診断基準は，先に普及した教育的定義を取り入れ，改定することで作られてきた．教育領域・医療領域ともに，LD の歴史とは定義の歴史であり，その変遷を追うとともに背景となった状況を知ることが理解の一助になると思われる．

Part 1 総説編／A. 総論

表3 学習の問題に関わる疾患名と上位区分：DSM における変遷

DSM-I (1952)	特別な症候群　Special Symptom Reactions ●学習の障害 Learning Disturbance
DSM-II (1968)	特別な症候群　Special Symptoms ●特異的な学習の障害 Specific Learning Disturbance
DSM-III (1980)	特異的発達障害　Specific Developmental Disorders ●発達性読み障害　Developmental Reading Disorders ●発達性計算障害　Developmental Arithmetic Disorders
DSM-III-R (1987)	発達障害　Developmental Disorders ●特異的発達障害　Specific Developmental Disorders 　●学業スキルにおける障害　In Academic Skills 　　●発達性計算障害　Developmental Arithmetic Disorders 　　●発達性書字表出障害　Developmental Expressive Writing Disorders 　　●発達性読み障害　Developmental Reading Disorders
DSM-IV (1994) DSM-IV-TR (2000)	通常，乳幼児期，小児期，あるいは思春期に初めて診断される障害 Disorders Usually First Diagnosed in Infancy, Childhood, or Adolescence ●学習障害　Learning Disorders 　●読字障害　Reading Disorder 　●算数障害　Mathematics Disorder 　●書字表出障害　Disorder of Written Expression
DSM-5 (2013)	神経発達症群 / 神経発達障害群　Neurodevelopmental Disorders ●限局性学習症 / 限局性学習障害　Specific Learning Disorder

❸ 特徴

　LD の典型的な特徴は種々の定義にも述べられているとおり，特定のスキルの習得と使用に困難を示すことである．読みに特異的な学習障害がある子どもは，年齢相応かそれ以上の語彙力，言語理解力，視覚認知能力，記憶力などを示すにもかかわらず，文字を読ませると 1 字ずつの拾い読み，頻繁な読み間違い，読み飛ばし，文末を勝手に変える，漢字が読めないといった様子を示す．また，文字の書きも困難なのが通常で，文字を覚えられない，形態が類似した文字の混同（例：わ・ね），漢字の偏と旁を逆にする，細部を誤る（例：点や線の数），文や文章が書けないなどが観察される．書きに特異的な学習障害がある場合だと，読みは年齢相応にできるが，書字や作文では困難を示す．算数や計算の特異的な学習障害では，数の概念（大小・順序），計算の習得，文章題の理解などの困難がみられる．

　しかし，実際に経験する症例においては，困難が 1 つのスキルに限局することは少なく，読み・書き・計算 / 算数のどれもが学習障害相当の状態にある場合もある．全般的な知的発達水準は平均域にあるが，漢字は 2 学年下くらいまでしか読めず，書きの定着はさらに遅れており，算数も 2, 3 学年下の問題がようやく解けるといったケースである．このような子どもは小学校高学年以上で多くみられ，小児神経科や児童精神科の外来受診につながっている．しかしながら各症状が「特異的」かどうかの判断は現実的には難しいこともある．

❹ 最新の診断基準：DSM-5

　アメリカ精神医学会が 2013 年に公表した『精神疾患の診断・統計マニュアル第 5 版』（DSM-5）[10]

1 ●発達障害とは何か／ c. LD とは何か

表4　DSM-5 の定義

限局性学習症 / 限局性学習障害（Specific Learning Disorder）
診断基準
A. 学習や学業的技能の使用に困難があり，困難を対象とした介入が提供されているにもかかわらず，以下の症状の少なくとも1つが存在し，少なくとも6か月間持続していることで明らかになる． （1）不的確または速度が遅く，努力を要する読字 （2）読んでいるものの意味理解の困難さ （3）綴字の困難さ （4）書字表出の困難さ （5）数字の概念，数値，または計算を習得することの困難さ （6）数学的推論の困難さ
B. 学業的技能における障害は，生活年齢に期待される水準よりも明らかで，かつ定量的に低く，学業・職業遂行能力・日常生活活動に意味のある障害を引き起こしており，個別実施の標準化検査および総合的な臨床評価で確認されている．17歳以上では学習困難の経歴の確認をもって，標準化された評価に変えることができる．
C. 学習困難は学齢期に始まるが，欠陥のある学業的技能に対する要求が本人の限られた能力を超えるまでは完全に表面化しないかもしれない．
D. 知的能力障害群，非矯正視力または聴力，他の精神または神経疾患，心理社会的不利，学習指導に用いる言語の習熟度不足，または不適切な教育的指導によってはうまく説明されない．

(American Psychiatric Association. Diagnostic and Statistical Manual of Mental Disorders, 5th edition (DSM-5). 2013[10] より)

では，LD の枠組みと定義に大きな変更が加えられた．まずはその抜粋を紹介する（表4）．診断では，表4の基準A〜Dに合致するかを判定した後に，障害されている学習領域（読字，書字表出，算数）とそれらの下位技能，現在の重症度の特定が求められる．

　DSM-IV-TR との主要な相違点は，学習の領域別に細分化された診断名を廃し，（1）から（6）の症状を共通の疾患名（限局性学習症 / 限局性学習障害）のもとにまとめたことである．これにより疾患名の決定に伴う困難が減り，合併例などへの対処が改善すると期待される．次に，知的発達水準との乖離が診断基準として明記されなくなったが，対象児の基礎的な能力を把握し，知的能力障害が主因の学習困難と区別するために（基準D），標準化知能検査の実施は今後も必要である．さらに，困難に応じた介入への反応が乏しいことをもって特異的障害とする，Response/Responsiveness-to-intervention（RTI）[11] を診断基準とした点にも特色がある（基準A）．知的発達水準と学業スキルの乖離を LD とするこれまでの基準では困難の顕在化を待たなければ診断できず，介入の遅れにつながることが批判されてきたが，RTI の考え方が取り入れられたことで，より早期の診断が期待される．そして，学習の要求水準に応じた出現やより広範な除外規定をふまえると，これまで以上に包括的な評価に基づく診断が求められるようになったといえる．DSM-5 の臨床的な有用性と課題については出版から日が浅いこともあり，今後運用されるなかで検討されていくことが望まれる．

❺ 診断

　最後に，これまでに紹介した定義や基準に基づく診断の実際を概説する．LD が疑われる子どもの診療ではまず，① 生育歴や現在の状況について詳細な問診を行い，学習の困難を確認する．次に，② 全般的な知的発達水準を確認し，子どもの言語や認知の能力が年齢相応の読み，書き，算数を習

Part 1　総説編／A．総論

得できる水準に達しているかを調べる．個人内での能力のばらつきも確認し，学習の困難につながるような弱さがあるか，あるいは困難を補えるような強みが隠れていないかどうかも確認する．一般的にはウェクスラー式知能検査の第4版（Wechsler Intelligence Scale for Children-IV：WISC-IV）[12] が用いられるが，旧版の第3版（WISC-III）[13] や日本版 Kaufman Assessment Battery for Children, Second Edition（KABC-II）[14] の認知尺度の結果を参照することもある．さらに，③学業に関わるスキルの習得状況を調べるが，これには日本版 KABC-II の習得検査[14] を用いると便利である．習得検査は語彙（表出・受容），読み（文字・文／文章），書き（文字・文），算数（計算・文章題）の4領域からなり，それぞれの到達水準とともに，学習の困難が1つの領域に限定的かあるいは全般的かについて評価できる．

　そして，習得検査の結果が知的発達水準からみて妥当か，あるいは予想されないほど低いか（高いか）を判断する．知的発達水準が平均以上で（例：WISC-IV の全検査 IQ〈FSIQ〉が85以上），1つ以上の領域で習得水準が大幅に落ち込んでいる場合（例：KABC-II の読み尺度が70以下），LD と判断される．一方，知的発達水準が平均を明らかに下回っており（例：FSIQ が70未満），習得度もそれに応じた水準であるならば（例：習得検査で4尺度すべてが70未満），学習困難は知的発達全般の遅れによるものと考えられる．知的発達水準が平均を下回り，習得度がさらに低下している場合は学習障害の診断基準に該当しないが，学業スキルの習得においてその子の能力が十分発揮されていない可能性には留意すべきである．

　ここまでの心理検査結果で診断の基礎的な情報は得られるが，LD が示唆されたときは（示唆されなかったときでも），低下が認められたスキルの詳細な検討を行うことが望ましい．④読みでは，速度や流暢性を確認するためにひらがな音読検査[15] を行い，文字以外の視覚刺激（絵，数字）の呼称速度を調べる Rapid Automatized Naming（RAN）検査も実施するとよい[16]．また，⑤読み障害の一因として言葉の音（音韻）の認識困難が指摘されていることから，しりとりや逆唱（言葉を逆から言う）などを行って確認する．そうして得られた読み困難のプロフィール（速度，正確性，文字種，文字に特異的か否か，音韻認識など）は診断をより適切に下すことや支援の手だてを検討するうえで非常に有用である．書きについては，⑥文字の形を把握する視覚認知能力や，目からの情報に基づいて身体を動かす視覚運動協応を評価するため，フロスティッグ視知覚発達検査[17] や Developmental Test of Visual Perception（DTVP-3）[18] を行う．⑦文字の書きを覚える力については視覚情報の記憶検査として Rey-Osterrieth の複雑図形課題（模写，即時再生，遅延再生）[19] が利用できる．これらを組み合わせて，書字障害の原因が視覚，記憶，運動などのどこにあるかを精査し，診断や支援につなげる．計算／算数については，KABC-II の算数尺度で通過／不通過だった問題を確認することで定着の様子が調べられる．また，⑧『特異的発達障害診断・治療のための実践ガイドライン』[15] には算数障害の症状評価のための課題も掲載されており，数字の読みや計算，算数的思考の正確性および速度の把握に役立つ．これらの検査法，評価法の詳細は「Part 3　発達障害データ集／11．診断・評価ツール」（p.250～306）の項でも論じられるので参照されたい．

　以上の診断手続きは，DSM-5 よりも DSM-IV-TR，ICD-10 によっているといえる．日本の教育現場において，LD への介入は医療機関での検査結果と診断をもって開始される場合が多く，診断を受けるのが介入の前提条件になることもある．したがって，最初から DSM-5 に準拠した診断を行うことは難しい．現状をふまえると，DSM-IV-TR や ICD-10 に準拠した診断を行いながら，

介入効果も含めた診断が可能な環境を整備していくことで，より適正な LD の診療が実現されるものと思われる．

(奥村安寿子，稲垣真澄)

● 文献

1) American Psychiatric Association. Diagnostic and Statistical Manual of Mental Disorders, 4th edition, Text Revision (DSM-IV-TR). American Psychiatric Association：2000／髙橋三郎ほか（訳）．DSM-IV-TR 精神疾患の診断・統計マニュアル，新訂版．医学書院；2004.

2) World Health Organization. The ICD-10 Classification of Mental and Behavioural Disorders：Clinical descriptions and diagnostic guidelines. World Health Organization；1992／融　道男ほか（監訳）．ICD-10 精神および行動の障害―臨床記述と診断ガイドライン，新訂版．医学書院；2005.

3) Morgan WP. A case of congenital word blindness. Br Med J 1871 (1896)：2：1378.

4) Clements SD. Minimal brain dysfunction in children. NINDB Monograph 3 (USPHS Publication 1415). U.S. Department of Health, Education & Welfare；1966.

5) Education for All Handicapped Children Act of 1975, Pub. L. No. 94-142, 89 Stat. 773

6) Sleeter CE. Learning disabilities：The social construction of a special education category. Except Child 1986；53 (1)：46-54.

7) Grossman HJ (ed). Manual on terminology and classification on mental retardation. American Association on Mental Deficiency；1973.

8) 清水貞夫．アメリカの軽度発達障害児教育―「無償の適切な教育」を保障．クリエイツかもがわ；2004.

9) Katchergin O. The DSM and learning difficulties：formulating a genealogy of the learning-disabled subject. Hist Psychiatry 2016；27 (2)：190-207.

10) American Psychiatric Association. Diagnostic and Statistical Manual of Mental Disorders, 5th edition (DSM-5). American Psychiatric Publishing；2013／日本精神神経学会（監）．髙橋三郎ほか（訳）．DSM-5 精神疾患の診断・統計マニュアル．医学書院；2014.

11) Gresham FM. Responsiveness to intervention：An alternative approach to the identification of learning disabilities. In：Bradley R, et al (eds). Identification of Learning Disabilities：Research to practice. Lawrence Erlbaum；2002. pp467-519.

12) Wechsler D. Wechsler Intelligence Scale for Children：4th edition (WISC-IV). Psychological Corporation：2003／日本版 WISC-IV 刊行委員会．日本版 WISC-IV 知能検査．日本文化科学社；2011.

13) Wechsler D. Wechsler Intelligence Scale for Children：3rd edition (WISC-III). Psychological Corporation：1991／日本版 WISC-III 刊行委員会．日本版 WISC-III 知能検査．日本文化科学社；1998.

14) Kaufman AS, Kaufman NL. Kaufman Assessment Battery for Children, 2nd edition. Pearson：2004／日本版 KABC-II 制作委員会．心理・教育アセスメントバッテリー KABC-II. 丸善出版；2013.

15) 稲垣真澄（編）．特異的発達障害診断・治療のための実践ガイドライン―わかりやすい診断手順と支援の実際．診断と治療社；2010.

16) 小林朋佳ほか．学童における呼称能力の発達とひらがな読み能力との関連．脳と発達 2011；43：465-470.

17) 飯鉢和子，鈴木陽子，茂木茂八．日本版フロスティッグ視知覚発達検査．日本文化科学社；1977.

18) Hammill DD, Pearsonm NA, Voress JK. Developmental Test of Visual Perception, 3rd edition (DTVP-3). Pro-Ed；2014.

19) 服部淳子．Rey-Osterrieth Complex Figure を通してみたこどもの視覚認知能力の発達―描画方略との関連について．愛知県立看護大学紀要 2004；10：1-10.

Part 1 総説編／A. 総論

A. 総論
1. 発達障害とは何か

d. 軽度知的能力障害とは何か

❶ 知的能力障害と軽度知的能力障害とは

a. 知的能力障害とは

知的能力障害とは, AAIDD（American Association on Intellectual and Developmental Disabilities：アメリカ知的・発達障害協会）において,「知的機能と適応行動（概念的, 社会的および実用的な適応スキルによって表される）の双方の明らかな制約によって特徴づけられる能力障害である. また, この能力障害は 18 歳までに生じる」と定義されている. 発達期から知的機能と適応行動の両方に障害が明らかであるとする, 知的能力障害の定義は, 長年一貫している. また, 知的機能ならびに適応行動のカットオフ値は, 平均より 2 標準偏差未満である[1].

b. 軽度知的能力障害とは

知的能力障害の重症度については, おおむね知的機能の水準で, 軽度, 中度, 重度, 最重度の 4 段階に分類されている. 軽度知的能力障害とは, 標準化された知能検査で IQ 50～70 の範囲を想定している. 軽度という名称が示すように, 知的水準面で, 定型発達群との差異が最も小さい知的能力障害群である.

知的能力障害の判定には, 知的機能だけでなく適応行動も重要な基準になっている. しかし, 重症度については適応行動を参照することはなかった. ただし, 最近では, ICF（International Classification of Functioning, Disability and Health：国際生活機能分類）の理念の浸透と同時に, 知的機能の高低は一つの目安とし, 健康や社会参加さらに支援の状況も含め多次元的な枠組みで理解することが求められている. 実際 DSM-5 においても「必要とされる支援のレベルを決めるのは適応機能であるため, 重症度のレベルはそれぞれ IQ の値ではなく適応機能に基づいて定義される」と記載されるようになっている. 知的能力障害あるいはその重症度の診断においては, 多次元の複雑な連続体について, 社会状況に合わせ任意に分割しているにすぎない現実を重く受け止める必要がある.

❷ わが国における運用

a. 療育手帳

日本では, 障害者手帳の交付の仕組みがある. そして, 多くの知的能力障害者は療育手帳の交付

を受けている．療育手帳とは，1973年の厚生労働事務次官通知による「療育手帳制度要綱」に則り運用されており，身体障害者手帳，精神障害者保健福祉手帳とは異なり，法律で明記されたものではない．それゆえ，自治体によって手帳の名称が，愛の手帳，みどりの手帳等と呼ばれる場合もあり，等級（重症度）の数ならびにその基準もさまざまである．療育手帳において『国際疾病分類第10版』（ICD-10）に準拠した4段階の等級を用いている自治体は，全体の30%程度にすぎない．さらに，その判定基準も知的機能水準だけではなく，身体障害の重複や必要とする支援等を加味している．知的水準の重症度の4段階を採用している自治体はごく一部にすぎない．また，知的水準が平均から2標準偏差を下回らない場合においても，広汎性発達障害等の診断や状態像により療育手帳の交付を行っている自治体は少なからず存在する．つまり，純粋な知的水準は知的能力障害に相当しないが，自治体によっては，知的能力障害の手帳が交付されている．

療育手帳は，居住する市区町村（施設入所の場合は援護を実施する市区町村）に申請を行うことで，都道府県・指定市の児童相談所・更生相談所の判定を経て，都道府県・指定市の長が交付決定を行うものである．

b. 多様な障害認定

日本においては，療育手帳以外に，知的能力障害者の社会参加や自立を促進し，必要な保護を行うことを理由に，さまざまな分野で知的能力障害としての認定手続きが存在する．以下には，障害認定を必要とする代表的な分野をまとめる．

手当・年金等

特別児童扶養手当は，軽度知的能力障害は対象外である．しかし，認定診断書には，自閉症を想定として発達障害関連症状，意識障害・てんかん，精神症状，問題行動および習癖等の項目もあり，状態像として対象相当と認定される可能性がある．成人期における障害基礎年金については，厚生労働省が「精神の障害に係る等級判定ガイドライン」を策定しており，状態像のみならず，生活や支援・配慮の状況，就業実態等さまざまな要素を勘案することが求められており，軽度知的能力障害者の年金受給の可能性が高い（一般就労している者にとっては障害厚生年金も関係する）．障害者自身あるいは扶養する家族等の税金の控除（障害者控除）については，原則療育手帳の等級が用いられる．

障害児保育・療育等

保育園等における障害児保育の保育士加配あるいは補助金支給の制度は，かつては特別児童扶養手当対象児のみであったが，2007年以降，地方財政措置の拡大により軽度知的能力障害や知的能力障害のない発達障害児についても対象としている自治体が増えている．児童福祉法が定める障害児通所支援（児童発達支援，放課後等デイサービス等）や障害児入所施設の利用に際しては，後述の障害福祉サービスと同様の受給者証の交付手続きを経て（障害支援区分認定は省略される），各施設・事業所と契約する必要がある．

障害福祉サービス

障害者総合支援法が定める各種自立支援給付等の利用に際しては，最寄りの市区町村窓口に利用

Part 1 総説編／A. 総論

申請を行い，障害支援区分の認定（一次判定，医師の意見書，審査会判定），サービス等利用計画の作成を経て，受給者証が交付され，サービス利用が可能になる．自立支援給付のメニューは多様であり，詳細は「Part 3 発達障害データ集／3. 福祉制度（成人期）」（p.209）を参照していただきたい．

特別支援教育

障害のある児童生徒等を対象に，一人ひとりの教育的ニーズを把握し適切な指導および必要な支援を行うことを目的に，学校教育法に特別支援教育が位置づけられている．軽度知的能力障害児は，特別支援学校，特別支援学級，場合によっては通級学級等で指導を受けることになる．特別支援教育は，市町村教育委員会において，学校教育法施行令等の就学基準に照らし合わせ，障害の状況，教育上必要な支援，本人・保護者の意見，専門家の意見等を総合的に判断するといった手続きを経る必要がある．また，特別支援学級や特別支援学校へ通学することによる，就学奨励制度も同様に承認手続きが必要である．

障害者雇用

わが国は民間企業等においても雇用の割当制度のもと，使用者は一定の割合の障害者を雇用する義務がある．知的能力障害については，原則，療育手帳が障害の証明資料となっている．ただし，障害者雇用促進法は，障害者基本法と多少異なる障害の定義が記されていることもあり，地域障害者職業センターによる独自の知的障害判定も少数ではあるが実施されている．また，重度障害者については雇用率上のダブルカウント（1人の雇用で2人雇用とみなす）の仕組みがある．知的障害者については，療育手帳の等級上の重度だけでなく，おおむねIQ 60以下で，職業適性検査等において「職場における職務遂行能力に相当の配慮が必要」と地域障害者職業センターで判定されれば重度知的障害者と認められる．実際，療育手帳判定で軽度であっても，労働上の重度知的障害者と判定されている人は多い．

法的保護

成年後見制度とは，障害等により判断能力が不十分な人に対して，さまざまな契約等の法律行為に対して保護や支援を行う仕組みである．軽度知的能力障害者も法的後見制度の保佐や補助により支援を受けている事例が少なくない．成年後見制度は，さまざまな書類と医師の診断書を添付し，家庭裁判所に申請することになる．その後，さまざまな面接，調査，場合によっては鑑定を受け，後見人を選び，審判確定，そして後見登記を行うといった煩雑な手続きがある．詳細は「Part 3 発達障害データ集／5. 成年後見制度」（p.215）を参照していただきたい．

わが国では，上記あるいはそれ以外にも公的な障害認定の手続きが多数，そして人生の初期から後半に至るまでのあらゆるライフステージに存在しており，目的により判定の基準も多様である．また，公的な福祉サービス等において，発達障害としての承認手続きはほとんど存在せず，多くは知的能力障害としてのものである．軽度知的能力障害とは，このような障害認定を必要とするかどうか，申請後に必要な成果が得られるかどうか，判断に悩むグループである．

❸ 軽度知的能力障害とライフステージ上の課題

a. 多様な状態像

　軽度知的能力障害とは，知的水準面で，定型発達群との差異が最も不明瞭なグループである．一方，適応行動は非常に多様であり，成人期において就業，結婚，子育てといった社会生活を送っている人から，社会的活動にほとんど参加できない環境に保護されている人もいる．また，軽度知的能力障害とは，一定の年齢に達すれば，話しことばによる流暢なコミュニケーションが可能になり，読み書きや簡単な計算，最近の情報機器の活用の学習が可能である．しかし，複雑な対人間の相互交渉を理解することや，長期的な見通しから計画的に行動することが困難である場合が多く（例：些細な社会的サインを見落とす，個人の収入に見合わない買い物の繰り返し），社会的活動のつまずきからみると，自閉症スペクトラムと非常に類似している．

b. ライフステージ上の課題

　以下には，ライフステージにおける代表的な課題をまとめる．繰り返しになるが，軽度知的能力障害者は，さまざまな社会生活を送っており，その状態像は非常に多様であり，すべての課題を網羅して紹介することは不可能である．

乳幼児期

　同年代の子どもたちの集団のなかで，知的水準の遅れが明らかな事例だけでなく，まったく気づかれずに就学に至る場合も決して少なくない．標準化された発達検査や知能検査の結果の変動が比較的大きな時期であり，特に軽度・境界域知能の子どもの検査結果の解釈には困難が伴う．養育環境や大きな身体的な傷病が知的水準の発達に及ぼす影響も無視できない．

義務教育

　大多数は，中学校進学前に，学校における教科学習の習熟度に問題が表面化する．個別の補習的な配慮だけでは，通常の十分な習熟度に到達しないのが一般的である．しかし，少数ではあるが，教科学習に対する興味関心が高く，筆記テストにおいて，高等教育に至るまで標準より高い成績を得る場合もある．小学校中学年頃から，同年代の子どもたちの集団から孤立し，いじめの対象や不登校，何らかの精神医学的症状が表面化する事例も少なくない．

青年期

　中等教育の段階で，過半数は特別支援教育を選択している．中等教育以降も普通教育のコースを選択し，社会的孤立，自己肯定感の低下が顕著な事例も多く，場合によっては同年代集団に服従・コントロールされてしまう場合もある．特別支援学校に初めて通学する際，障害のある子どもたちだけの集団になじむことができず不登校が継続する事例も存在するが，多くはストレスの少ない学校教育に適応し，卒業後の社会生活へ向けて着実に準備を行っていく．特別支援学校の通学は，障害の承認プロセスをいくつか通過していることを意味しており，自ら障害特性の詳細な理解は難し

いにしても，障害者（障害福祉サービス利用や障害者雇用の対象者）として人生を送ることに対して，抵抗感は薄れていく．一方，特別支援学校を利用しないグループは，療育手帳の取得の有無にかかわらず，障害者としての人生に抵抗感がある場合が多い．

成人期

　特別支援学校を卒業し，障害者雇用制度に則り，一般就労している軽度知的能力障害者は多い．20歳から64歳までの現役世代の知的能力障害者のうち3人に1人，人数にして15万人が一般就労しており[2]，その多くは軽度知的能力障害だと推測される．結婚や子育てをしている者もいるが，非常に少数である．また，居住の場としては，多くは保護者世帯で暮らしている．知的能力障害者は，何らかの精神医学的治療を受けている人が定型発達の人に比べ3～4倍といわれており[3]，軽度知的能力障害者は，日常生活や社会生活のさまざまな場面で，いわゆる「過剰適応」することによる精神医学的症状を呈していることが多いといわれている[4]．

中年期・高齢期

　保護者世帯と同居している多くの知的能力障害者は，保護者の高齢化による介護や死去に伴い，地域生活の継続が困難になる事例が多い（本章「B.年代別に発達障害を診る／6.中年・老年期」〈p.90〉参照）．その際，障害福祉サービス等だけでなく成年後見制度等の法的保護が重要になってくる．

● おわりに

　軽度知的能力障害とは，歴史的に，知的能力障害のうち知的水準で軽度の状態の者を指してきた．適応行動や社会参加の状況を問うものではなく，さまざまな年代で多様な状態像の集団である．また，軽度知的能力障害とは，社会・経済状況によりその対象者が異なると推測される．第一次産業・第二次産業が中心の経済状況，就業者の多数が家族経営の個人商店等で働いている時代と，サービス業を中心とした第三次産業が中心の経済状況で，就業者のほとんどが採用試験等を通過し通勤を前提とした企業等で雇用されている時代とでは，軽度知的能力障害者の社会参加の状況が大きく異なってくる．日本は，戦後の短い期間で，経済成長と社会構造が変化したこともあり，世代を問わず最近になり初めて障害認定を求める軽度知的能力障害者が登場している．

（志賀利一）

● 文献

1) AAIDD 米国知的・発達障害協会／日本発達障害福祉連盟（訳）．知的障害―定義，分類および支援体系，第11版．日本発達障害福祉連盟；2012.
2) 厚生労働省．平成25年度障害者雇用実態調査結果．2014.
http://www.mhlw.go.jp/stf/houdou/0000068921.html
3) 中根允文ほか（監訳）．WHO（編）．ICD-10 精神および行動の障害―臨床記述と診断ガイドライン．医学書院；2005.
4) 横田圭司，千田若菜，岡田　智．発達障害における精神科的な問題―境界知能から最重度知的障害の91ケースを通じて．日本文化科学社；2011.

2 ●診断・評価の進め方

A. 総 論
2. 診断・評価の進め方

　発達障害者支援法施行を契機に，発達障害に対する支援体制は，医療を含めたさまざまな分野で整備されつつある．結果，十分かどうかは別として，診断されれば社会的支援を得られる機会も増え，診断の有無が得られる支援に直結するようになった．つまり，診断の与える影響が拡充されつつある．

　一方，診断がつけば，抱える困難や問題が解決するわけではない．診断がつくことで，直面している困難の背景にある原因を明らかにし，必要な支援を受けられる可能性が見出されるが，障害特性の現れ方や程度，本人を取り巻く環境は多様であるため，ニーズに合った支援をしていくためには，診断だけではなく，包括的なアセスメントが求められる．

　自閉症スペクトラム（autism spectrum disorder：ASD），注意欠如・多動症（attention-deficit/hyperactivity disorder：ADHD），限局性学習症（specific learning disorder：SLD）などを "発達障害" といった用語でまとめて扱うことも多いが，疾患ごとの特徴はさまざまで，支援プランは一様でない．個別のニーズに合った支援を展開するためには，適切に診断・評価し，それに基づいた支援プランの立案・実行が望まれる．以上をふまえて，本項では，発達障害の診断・評価について概説する．

❶ 診断・評価の意義

まずは診断・評価がなぜ必要なのかについて整理する．

a. 支援のための診断・評価

　発達障害の基本的特徴は脳機能のあり方の偏りである．したがって，発達障害の診断・評価をすることは，その人の物事の見方やとらえ方，学習スタイルなどの認知特性や行動特性，能力的困難を明確化することであり，これは，子どもであればどのように療育や指導をしていくべきか，大人であればどのように生きていくべきかを考えるうえで重要な手がかりとなる．また，診断のみならず，特性の適切な評価とフィードバックは，本人や周囲の特性理解の促進と，特性に適した工夫や環境調整への手助けにつながる．また，複数の発達障害や精神障害との併存が認められる場合には，当然ながら併存疾患の治療も行う必要がある．したがって，発達障害と併存疾患の有無などの適切な診断・評価は，今後の支援の組み立ての根拠になる．

b. 公的サービス・福祉サービスを受けるための診断

　発達障害の障害特性から生じる困難は，一見しただけではわかりにくいことが多い．一方，障害特性に起因する社会生活上の困難は小さくない．そうした困難度を明らかにし，必要なサービスに

37

Part 1　総説編／A. 総論

つなげることも診断のもつ大きな意義である．現在，医療費の助成や精神障害者保健福祉手帳の取得，福祉施設や放課後等デイサービス，就労移行支援などの利用など，多種多様なサービスが整備されつつある．それらの公的・福祉サービスを受ける際には診断名が必要になる．

c. 病因・病態などの解明のための診断

発達障害の病因・病態をめぐる研究が盛んにされるようになってきている（Part 3　発達障害データ集／7. 発達障害の発症機構／8. 発達障害の神経心理学的機構／9. 発達障害の脳画像／10. 発達障害のバイオマーカー；p.223, 228, 238, 247を参照）．しかし，依然不明な点も多い．したがって，現在は行動特徴を根拠に診断を下しており，生物学的に非常に不均質な疾患群となっている．今後，生物学的根拠に基づいた診断や治療を実現するためには，信頼性および妥当性の高い診断方法に基づき，より均一な一群を抽出し，その病因・病態を解明することも必要である．

② 診断・評価の方法

a. 診断の進め方

多次元で診断・評価する

発達障害臨床では，それぞれの疾患が併存することがあり，支援につなげるためには，それらをカテゴリー概念に合わせて診断することよりも，多次元で診断・評価していくことが大切である．たとえば，ASDかADHDかのどちらか一方の診断を選ぶのではなく，ASD，ADHDそれぞれについて，存在の有無を評価していく．その結果，どちらに対しても支援が必要と判断されれば，両方の診断名がつくこととなる．必要な支援を見逃さず患者に不利益が及ばないためにも，このような多面的な次元をもって診断・評価にあたることを常に念頭においておきたい．

次に，発達障害の診断をどのように進めていくのかについても整理したい．発達障害間での併存が多いことが知られているし，また主訴となった症状の背景に他の特性がマスクされていることもある．たとえば衝動的な行動を主訴に診療を開始し，衝動性が治まったら背景に隠れていた社会性の特徴や学習の困難さが顕在化してくるなどということは日常臨床でもまれではない．したがって，いずれかの発達障害の存在が疑われる場合であっても，最初からそれだけに絞らず，他の発達障害を含め包括的に診ていくほうが現実的である．診断のためのプロセスとしては，全体像として次のとおりである．

疾患の特徴が顕在化する時期や日常生活に与える影響などを考慮するとまずは，ASDの有無を確認していくことが無難であろう．ASDの特性の現れ方は非常に多様で，多くの場面において困難が生じやすく，特に社会性の障害が存在するため対人関係つまり社会生活に与える影響は大きい．またASDかそうでないかで，その後の支援方針も異なる．そのうえで知的発達水準，ADHDやSLD，チックや発達性協調運動症などと他の発達障害の特徴も確認し，診断を進めていくこととなる．

発達歴の聴取

ASDの特徴は発達早期，つまりは2, 3歳頃までに顕在化してくるのが通常である．したがって，

この時期を含めた発達歴を十分に聴取する必要がある．他方，ADHD は 5～6 歳頃より特徴が顕在化してくる場合が多い．仮にそれ以前に多動性や衝動性があってもそれは知的発達水準の問題やASD の特徴で説明がつく場合が多い．また，この頃までは保護者・保育者などが身支度などをするため不注意なども判断しづらい．5～6 歳頃，あるいは就学後，身の回りのことを自身でするように求められるなかで特性が判明することが多い．他方，小学校中高学年からの多動性や衝動性などがみられるケースもある．こういった場合，ADHD というよりはむしろ不安や不適応などの二次的な問題の結果として症状が現れている場合が多い．したがって，一つの症状をとっても，生じている時期や状況・環境を考慮し検討する必要がある．発達歴を聴取する際にはどの時期にどういった特徴が顕在化しやすいかも念頭におきながら聞き取る必要がある．

　また，発達歴を聴取する際には，定型発達について十分な知識が必要である．なぜなら，言葉の遅れや対人関心の乏しさ，他者と興味関心を共有しようとする指さし（共同注意の指さし），ごっこ遊びの様子などの定型発達の不在や遅れ，出現頻度の低さは，定型発達を知らないと判断ができないからである．同時に，特別な関心の有無，多動，エコラリアなどのような非定型発達の存在についても確認していく．これらと合わせて知的発達水準を確認する必要がある．

包括的な情報収集と評価

　また，ASD と診断されれば，同時に，社会性のタイプについても評価が必要である．Wing は，ASD の社会性のタイプを，"孤立型""積極奇異型""受身型"に分類した[1]．社会性のタイプによって，何を支援の目的とするのか，どう支援していくのかが異なるため，これらは臨床上，非常に重要な考え方である．

　続けて，カタトニアの有無，睡眠−覚醒障害群やてんかんなどの状態，不安症や強迫症，双極性障害やうつ病などの精神障害の併存も丁寧に評価していく．さらに，本人の認知特性や，家族や学校/職場などでの適応・成績や環境も評価する．むろん身体疾患などの影響や養育環境の問題を確認しておくことはいうまでもない．このように，一つの診断をつけたら終わりではなく，支援につなげるためには，包括的な情報収集が必要不可欠である．

　また，診察した様子から発達障害の存在が強く示唆された場合であっても，発達早期の状態については十分に時間をかけて評価するべきである．これらの診断・評価に必要な情報を収集する過程において，本人や保護者が特性を確認することで，ASD の認知特性から本人の行動の意味や困難な点について整理され，理解が促進される．つまり，情報収集のプロセスも支援の一部となり，本人や保護者にとって今後の支援プランを方向づけするきっかけとなることは意識されたい．

　成人例では，保護者の不在，本人のみの受診などもありうるため，発達歴の聴取が難しい場合もあるが，母子手帳や成績票，学齢期の作文，連絡帳などから情報が得られることも多く，過去の情報収集の努力を放棄すべきではない．過去の情報が不十分な場合には現在の行動観察をより綿密に行う必要がある．

　行動観察に関して，知的能力が高い人の場合は，診察室での様子のみで判断に迷う場合が少なくない．心理検査や他者との交流場面（特に，同年代児・者との交流）の直接観察場面から得られる情報や，間接情報も合わせて検討する必要がある．さらには後述する行動観察による診断ツールのように ASD の行動特性を誘発しやすい状況設定のもとで観察することも有用である．短時間の，そ

Part 1 総説編／A. 総論

れも1対1場面の構造化された診察室だけの所見で診断したり，WISC-IV（Wechsler Intelligence Scale for Children-IV）やWAIS-III（Wechsler Adult Intelligence Scale-III）などの心理検査の数値やプロフィールだけで判断したりすることは適切ではない．心理検査の数値のばらつきは発達障害を疑うきっかけの一つではあるが，その逆は成り立たず，むしろ結果上は，ばらつきのみられない発達障害児・者も多く存在する．したがって，検査結果の数値やプロフィールのみで，診断はすべきでなく，できないことは改めて強調したい[2]．

b. 診断・評価方法とそのツール

発達障害の診断を行うための方法は質問紙法，半構造化面接法，行動観察法がある．また，それらは，診断を疑うきっかけとなるスクリーニングツール，診断のためのツール，また症状の程度などを測るツールとがあり（表1），目的や環境，時間的制約などの種々の条件によって活用すべきツールは異なってくる．診断するだけではなく，支援につなげるためには，多くの情報を包括的にアセスメントする必要があり，相応の時間を要する．限られた時間のなかで評価が求められる臨床場面においては，短時間で使用可能なスクリーニングツールの活用も有用だろう．ただし，幼児期や就学前後の時期には発達障害の特性が顕著に確認されやすく，そのことが主訴として上がってくることが多い一方，それ以降になると，二次的に生じた行動特徴や他の精神科的症状などが主訴になってくることも多い．発達障害の存在を見逃さないためには，問題の背景には発達障害があるのではないかという視点をもって，まずはスクリーニングを行い，発達障害の可能性が否定できない場合には，より時間をかけて発達歴の聴取や行動観察などを行っていく必要があろう．

以下に各疾患に対するスクリーニング，診断・評価のツールを記載する．それぞれの詳細については本書「Part 3 発達障害データ集／11. 診断・評価ツール」を参照していただきたい．

c. ASD の診断・評価

スクリーニングツール

スクリーニングツールとして，世界的にコンセンサスが得られ，わが国でも使用できるものは，質問紙としては，Modified Checklist for Autism in Toddlers（M-CHAT），Social Responsiveness Scale（SRS），Social and Communication Disorders Checklist（SCDC），Autism-Spectrum Quotient（AQ），Repetitive Behaviour Scale-Revised（RBS-R），Social Communication Qestionnaire（SCQ），High-functioning Autism Spectrum Screening Questionnaire（ASSQ）などがある．

ASD の早期発見のスクリーニングツールとしては，M-CHAT が有用である[3]．M-CHAT は2歳前後の幼児に対して使用する．質問は23項目からなり，設問に対して「はい」「いいえ」の2択で保護者に回答してもらう．AQ は日本語版では，Autism-spectrum Quotient Japanese version（AQ-J）と記される．AQ-J は50項目の自記式質問紙で，ASD 特性が強ければ総スコアが高値となり，短時間かつ簡便に行える検査である．ただし AQ-J のスコアは ASD 特性だけでなく，不安や抑うつ状態も強く反映することが知られており，そういった状態でもスコアが高くなる[4]．したがって，不安や抑うつ状態を抱えている患者では状態依存性の変化をとらえてしまう可能性がある．また，ASD 特性に関しての自己認知の程度も結果には反映されるため，適応や解釈は慎重に行う必

40

2 ●診断・評価の進め方

表1 対象疾患および目的と診断・評価ツール

		ASD	ADHD	SLD	適応状態
スクリーニング	質問紙	M-CHAT SRS AQ SCDC RBS-R SCQ ASSQ	ADHD-RS-IV Conners 3 CAARS	LDI-R	
	半構造化面接	PARS-TR			
	検査			STRAW URAWSS	
診断補助	半構造化面接	ADI-R DISCO ASDI	CAADID		
	行動観察	ADOS-2 CARS 2			
評価	質問紙		ADHD-RS-IV Conners 3 CAARS		ASEBA/CBCL
	半構造化面接	PARS-TR			Vineland-II
	検査	PEP-3 TTAP			

ASD：自閉症スペクトラム，ADHD：注意欠如・多動症，SLD：限局性学習症．

M-CHAT：Modified Checklist for Autism in Toddlers, SRS：Social Responsiveness Scale, AQ：Autism-Spectrum Quotient, SCDC：Social and Communication Disorders Checklist, RBS-R：Repetitive Behaviour Scale-Revised, SCQ：Social Communication Qestionnaire, ASSQ：High-functioning Autism Spectrum Screening Questionnaire, PARS-TR：発達早期と現在の状態の評価のための親面接式自閉スペクトラム症評定尺度テキスト改訂版, ADI-R：Autism Diagnostic Interview-Revised, DISCO：Diagnostic Interview for Social and Communication Disorders, ASDI：Asperger Syndrome Diagnostic Interview, ADOS-2：Autism Diagnostic Observation Schedule-2, CARS 2：Childhood Autism Rating Scale 2, PEP-3：Psychoeducational Profile-3rd edition, TTAP：TEACCH Transition Assessment Profile.

ADHD-RS-IV：ADHD Rating Scale-IV, CAARS：Conners' Adult ADHD Rating Scale, CAADID：Conners' Adult ADHD Diagnostic Interview for DSM-IV.

LDI-R：Learning Disabilities Inventory-Revised, STRAW：小学生の読み書きスクリーニング検査, URAWSS：小学生の読み書きの理解.

ASEBA：Achenbach System of Empirically Based Assessment, CBCL：Child Behavior Checklist.

要がある．その他，SRS は 65 項目，SCDC は 12 項目，RBS-R は 43 項目，SCQ は 40 項目，ASSQは 27 項目から成り立っている．SCDC は全般的な ASD 特性に焦点をあてているのに対し，SRS は社会的交流の側面に，また RBS-R は反復行動の側面に，SCQ は「誕生から今まで」と「現在」のそれぞれに関するコミュニケーションや対人機能に，ASSQ は主に Asperger 症候群の行動特徴に焦点をあてているなどの違いはあるが，いずれも所要時間は 10〜20 分程度である．

　半構造化面接法としては，発達早期と現在の状態の評価のための親面接式自閉スペクトラム症評定尺度テキスト改訂版（Parent-interview ASD Rating Scale-Text Revision：PARS-TR）がある．PARS-TR には短縮版も存在し，養育者からの聞き取りで比較的簡便に実施可能なツールである．本ツールではカットオフポイントも設定されており，スクリーニングにも用いることができる．た

だし，前述の質問紙も PARS-TR もスクリーニングが目的であるため，カットオフポイントを超えた場合，確定診断ではなく，あくまで ASD 疑いであり，診断確定のためには，より詳細な情報収集を行っていく必要がある．これらの結果のみで判断はできないし，すべきでないことは留意されたい．

診断ツール

診断ツールとしては行動観察法と半構造化面接法がある．行動観察法としては Autism Diagnostic Observation Schedule-2（ADOS-2）と Childhood Autism Rating Scale 2（CARS 2）がある．ADOS-2 は検査に使用すべきキットが決まっている．ともに診断補助のために使用でき，ASD 特性が強ければ総スコアが高値となる．所要時間としてはおおむね 30～60 分程度である．

また，国際的なゴールドスタンダードとなっている半構造化面接法として，Autism Diagnostic Interview-Revised（ADI-R），Diagnostic Interview for Social and Communication Disorders（DISCO）がある．いずれも発達経過や現在の状態を養育者らから聞き取り，おおむね 60～180 分程度の時間を要する．ADI-R は "Diagnostic and Statistical Manual of Mental Disorders"（DSM）に沿った ASD の診断をしていくことができるのに対し，DISCO は ASD の診断のみならず，併存疾患や生活状況を網羅することができ，その後の支援プランを立てることを目的としている．ADI-R，DISCO は全年齢に使用できる．一方，成人のみを対象とした構造化面接の方法としては Asperger Syndrome Diagnostic Interview（ASDI）がある．ASDI では，20 項目の質問に対して，「はい」「いいえ」の 2 択で回答してもらい，当てはまる項目に関して詳細に聞き取りをしていく．おおむね 20～30 分程度で実施可能である．したがって，比較的短時間の当事者，あるいは保護者との面接で診断に必要な情報の整理が可能である．

支援につなげる評価ツール（心理・発達検査）

ASD の診断を検討する際に，その人の知的発達段階から期待される社会的コミュニケーションや対人的相互反応などと比較して，持続的な発達の遅れ，あるいは偏りなどといった問題がどの程度存在するかについての判断が必要となる．したがって，知的発達段階を明らかにすることは診断の過程で必要となる．また，ASD などの特性は構造化された診察場面だけでは判断が難しいことも多い．したがって，心理・発達検査を実施し，知的発達水準を把握するとともに，認知特性や行動特徴を評価することは診断・支援を検討するうえで非常に有用である．

具体的には，WISC-IV や WAIS-III などの知能検査が臨床場面では用いられることが多い．知能検査の結果を解釈する際には，各下位検査項目の評価点やプロフィールに注目するだけでなく，回答する際に用いた方略や回答の中身について把握することが重要である．たとえば，WAIS-III の絵画配列課題では，高得点を得ていても方略を確認してみると，定型発達者が手がかりとするような表情や文脈にはあまり注目せず，ストーリーを理解していなくても，カードのなかの物の位置の移動や背景の情報だけで回答を導いている例も少なくない．また，日常的，社会的な行動を問われる課題においては，学習や経験の結果から身につけている行動は適切に回答できる一方で，知的には非常に高い水準にありながらも，状況や文脈から，一般的に求められる対応や，そうしなければならない理由について，常識的な判断をしたり，推測したりすることは困難な場合もある．ワー

キングメモリー課題においても，高得点を得たからといって，聴覚的な記憶力に優れているとも限らない．実際には，聴覚的な情報を，視覚的な情報に置き換えて覚えている例も少なくない．つまり，同じ得点を得ていても，ASDにおいては，問題の解き方や注目点が定型発達者とは違うことが多々あり，認知特性が異なれば，支援プランや有効な手立ても異なることに注意すべきである．このように，知能検査においては，回答の中身を質的に検討し，その人のもっている認知や学習のスタイルを詳細に評価することが重要である．このような情報は診断に役立つだけでなく，その後の支援方略を検討するうえでも参考になる．

　また，ASDに特化した評価ツールとしては，心理教育プロフィール 三訂版（Psychoeducational Profile-3rd edition：PEP-3）やASDの移行アセスメントプロフィール（TEACCH〈Treatment and Education of Autistic and related Communication handicapped Children〉Transition Assessment Profile：TTAP）などがある．いずれも，TEACCH Autism Programのなかで開発されたプログラムである．PEP-3は，知能指数や発達年齢を算出することを目的にしたものではなく，子どもの「強み」と「苦手」を明らかにし，これから何をどのようにして教えていけばよいか，指導プランを立てることを主な目的とした評価ツールである．TTAPは，青年期以降のASDを対象に，社会生活に必要とされるさまざまな技能や知識・能力を，職業スキル，職業行動，自立機能，レジャースキル，機能的コミュニケーション，対人行動の6領域にわたって評価する．また，TTAPでは，直接の検査によって得られる「直接観察尺度」だけでなく，家族や教師/職員に質問する「家庭尺度」「学校/事業所尺度」があり，本人の機能レベルをより総合的に，実生活に即して評価することができる．領域別に，多様な機能について評価し，強みと弱みを明らかにするとともに，今後の教育課題となりうる点や，必要な支援の手立てを明らかにすることを目的としている．

d. ADHDの診断・評価

　ADHD症状の存在は，学習や仕事などの日常生活での困難と，その結果本人が感じる不全感の大きさからQOLの低下につながる可能性があるため，正確に診断・評価することが重要である．なお，ADHDの症状は特定の場面だけではなく，複数の状況で症状の存在を確認する必要があるため，本人や家族だけでなく，学校や職場など第三者からの情報も総合して評価することが望ましい．

　ADHDの診断は，発達経過や現症の聞き取りが基本だが，質問紙を用いた症状の重症度評価や診断補足のための半構造化面接も有用である．重症度評価は，生活上の困難さの程度の把握のほか診断スクリーニングあるいは治療効果の評定にも用いられることがある．

スクリーニングツール

　重症度評価の質問紙ではADHD Rating Scale-IV（ADHD-RS-IV），Conners 3，Conners' Adult ADHD Rating Scale（CAARS）がある．ADHD-RS-IVは，不注意と多動性・衝動性に関してそれぞれ9項目，合計18項目からなり，各項目0～3点で評価される．家庭版と学校版とがあり複数の状況で評価できるほか，10分程度と比較的短時間で実施できる．Conners 3はADHDの中核症状に加え，それと関連する問題（学習，実行機能，挑戦性/攻撃性，友人/家族関係など）および不安や抑うつなどの精神症状についても評価可能である．保護者用（110項目），教師用（115項目），本人用（99項目）があり18歳までが対象である．CAARSは18歳以上の成人のADHD

症状を評価するためのツールである．66項目からなる質問紙で，「不注意／記憶の問題」「多動性／落ち着きのなさ」「衝動性／情緒不安定」「自己概念の問題」の下位項目から構成される．自記式と観察者用があるが質問項目は同じであり，主観評価と他者評価を行うことが可能である．いずれも所要時間は15〜30分程度である．

診断ツール

診断のための半構造化面接法としては，Conners' Adult ADHD Diagnostic Interview for DSM–IV（CAADID）がある．CAADIDは，18歳以上を対象としている．構成としては，2つのパートからなり，パートⅠでは，家族歴，生活歴，現病歴などを詳細に聞き取る．パートⅡでは，子どもの頃と現在の状況についてそれぞれ聞き取りを実施し，両方で診断基準を満たすことでADHDと診断が下される．所要時間は，それぞれのパートが60〜90分程度である．

e. SLDの診断・評価

前述ASD，ADHDと併せ，就学前後の時期以降のものではSLDの存在も検討する必要がある．特に，通常学級に在籍している場合は，本人のやる気や努力の問題ととらえられやすい．さらにSLDが原因となり学習全般の問題へと発展したり，学校での適応状況が悪化した場合，学習の機会の問題と相まって，背景にあるSLDの問題に焦点があたりにくくなる．SLDの問題もまた放置すると自尊心の低下や不適応へとつながるリスクが大きい．能力的困難であることを周囲が理解し，困難に応じた適切な配慮と支援を行うことが非常に重要で，早期からの介入が求められる．それによってはじめて本人の適切な能力評価が可能となる．

SLDについては，学習や連絡帳・板書の記載，本読みや買い物の様子など日々の学校・家庭での取り組みの様子からも判断されるが，小学生の読み書きスクリーニング検査（Screening Test of Reading and Writing for Japanese Primary School Children：STRAW），小学生の読み書きの理解（Understanding Reading and Writing Skills of Schoolchildren：URAWSS），Learning Disabilities Inventory–Revised（LDI–R）などのスクリーニングツールも有用である．STRAWは，ひらがな，カタカナ，漢字の各表記について音読と書字を測定できる．小学生を対象とし，約15分程度で実施可能である．URAWSSは小学生の読み書き速度を評価し，デジタルカメラやスマートフォンなどのテクノロジーを活用した支援プランを示唆してくれる．集団でも個別でも実施可能で，実施時間は40分程度である．LDI–Rは，チェック項目式の調査票で，子どもの学習状況を把握している教員などが評定する．基礎的学力（聞く，話す，読む，書く，計算する，推論する，英語，数学）と行動，社会性の計10領域で構成されており，領域の各項目について，「ない」「まれにある」「ときどきある」「よくある」の4段階評定を用いている．小学校1年生から中学校3年生まで実施可能で，実施時間は20〜40分程度である．

f. 適応状態の評価

知的能力障害を含め発達障害では，その症状の程度などのみならず適応状態の評価も重要となってくる．実際，一見特徴が見出しにくいような発達障害の特性をもっているにもかかわらず，身の回りのことや社会参加という点では適応状況が非常によくない人と出会うこともまれではない．先

に述べたとおり，診断する意義は社会のなかでどのように生きていく（あるいは子育て・教育していく）ことがその人の QOL を高めることにつながるかを明らかにするためである．したがって，適応状況を把握することは臨床上非常に重要な点となる．さらに DSM-5 において知的能力障害の診断には標準化された知能検査のみならず，適応機能の標準化された検査の実施が必要とされ，重症度は適応機能に基づいて定義されるとなっている．つまり知的能力障害を含め，発達障害の診断・評価・支援は適応機能も含めて検討する必要がある．

　適応状況の評価ツールとしては Child Behavior Checklist（CBCL）を含めた Achenbach System of Empirically Based Assessment（ASEBA）と Vineland 適応行動尺度第 II 版（Vineland-II）などがある．ASEBA は対象者の適応および不適応機能のほか，能力，行動や情緒的な問題などについて調べる質問紙で，保護者が回答する CBCL，教師が回答する Teacher Report Form，自記式の Youth Self Report や Adult Self Report などに分かれている．これらを包括的に用い前述の適応機能などについて総合評価を行う．

　また Vineland-II は対象者の生活などの状況をよく知る者に対する半構造化面接法で，受容言語，表出言語，読み書きを合わせたコミュニケーション領域，身辺自立，家事，地域生活を合わせた日常生活スキル，対人関係，遊びと余暇，コーピングを合わせた社会性領域，粗大運動と微細運動を合わせた運動スキル領域およびこれら 4 領域を合計した適応行動総合計が算出できる．実施にはおおむね 60 分程度の時間を要する．

❸ 併存疾患

　発達障害では，発達障害間の併存のみならず，他の精神障害や身体疾患との併存が起こりやすいことも知られている．実際，たとえば ASD ではおおむね 70％の症例で何らかの併存疾患を有することが指摘されている[5]．発達障害の支援プランを考えるうえでは，特性の把握だけでなく，他の状態の併存の有無を確認し，併存疾患に対する支援も同時に考えることが重要である[6]．具体的な併存疾患や鑑別については，「Part 3　発達障害データ集／6．疫学」（p.217）も参照されたい．

　他の精神障害の診断基準あるいはそのためのツールは，基本的には定型発達者を前提として作られている．したがって，発達障害者にそのまま適応すると，時として適切に診断できないこともあるため，併存疾患を診断する際には発達障害の特性を十分に考慮し判断することが重要である．さらには症状を聞き取る際などにも特性への配慮・注意を要する．具体的には，① ASD と併存疾患の症状の重なりや類似，② ASD 特性による症状のマスク，③ コミュニケーションの表出の問題，④ コミュニケーションの理解の問題，⑤ セルフモニタリングの苦手の問題，などが生じる可能性がある．これらを補うためには発達障害特性を配慮した診察のほか，縦断的な経過に関する情報や周囲からの客観的情報も参考となる．

● おわりに

　近年，発達障害への関心の高まりと知識の拡大に伴い，いずれかの発達障害があると診断された人の数も増えてきている．今まで診断されず生きる方向性を見出せずにいた人にとっては一つのよ

いきっかけとなっているかもしれない．他方で，発達障害への不十分な認識や誤解などの理由から，支援につなげるための診断というよりも，根拠に乏しい診断がなされる場合も見受けられる．今後，発達障害に対する認識がさらに拡充し，十分な支援体制のもとで適切に診断されるようになることが強く望まれる．診断・支援にあたる者は常に診断・評価のもつ意義を念頭においておくことは重要ではないか．

（佐々木康栄，宇野洋太）

● 文献

1) Wing L, Gould J. Severe impairments of social interaction and associated abnormalities in children：Epidemiology and classification. J Autism Dev Disord 1979：9 (1)：11-29.
2) 黒田美保ほか．広汎性発達障害臨床における WISC-III 活用の新たな試み─3 症例の回答内容の分析を通して．児童青年精神医学とその近接領域 2007：48 (1)：48-60.
3) 神尾陽子，稲田尚子．1 歳 6 か月健診における広汎性発達障害の早期発見についての予備的研究．精神医学 2006：48 (9)：981-990.
4) Kurita H, Koyama T. Autism-spectrum quotient Japanese version measures mental health problems other than autistic traits. Psychiatry Clin Neurosci 2006：60 (3)：373-378.
5) Hofvander B, et al. Psychiatric and psychosocial problems in adults with normal-intelligence autism spectrum disorders. BMC Psychiatry 2009：9：35.
6) 佐々木康栄，宇野洋太，内山登紀夫．自閉スペクトラム症の診断とよくある誤診．臨床精神医学 2015：44 (1)：11-18.

A. 総 論
3. 支援の原則

① 発達障害の支援とは

　2005年度に発達障害者支援法が施行されてから，10年が経過した．この間，全国各地に発達障害者支援センターが設置されるなど行政上のサービスは少なくとも量的には増加した．2016年度には，同法の一部が改正され，幼児期から高齢期までに医療，福祉，教育，就労機関がそれぞれに連携をしながら切れ目のない支援を行うこと，地域での安定した暮らしのために，就労定着支援や定期的な訪問などを行う自立生活援助などの生活面の支援を充実させることなどが盛り込まれた．同時に，発達障害の定義を「発達障害がある者であって，発達障害及び社会的障壁により日常生活又は社会生活に制限を受ける者」とし，支援のための基本理念を「社会的障壁の除去に資することを旨として，行わなければならない」と規定した．社会的障壁とは，「発達障害がある者にとって日常生活又は社会生活を営む上で障壁となるような社会における事物，制度，慣行，観念その他一切のもの」と定義されている．つまり，社会の制度や環境が障害特性に適合していないのなら，障害特性が不利益にならないように配慮や工夫をしなければならないとし，障害特性に起因する困難や問題の原因を本人に求めるのではなく，社会に対して原因を求めるということが法的に定められた．また，同年，障害者差別解消法も施行され，基本原則として，障害を理由に不当な扱いや権利の侵害をしてはならないことや，「社会的障壁の除去」をあげており，社会的障壁の除去に関しては，「その実施に伴う負担が過重でないときは，その実施について必要かつ合理的な配慮がされなければならない」としている．合理的な配慮とは，障害特性から生じる困難さを取り除くために，障害特性に配慮した調整や変更のことである．文部科学省では具体的な対応例として，個別指導のためのコンピュータ・デジタル教材・小部屋などの確保，クールダウンするための小部屋などの確保，口頭による指導だけでなく，板書，メモなどによる情報掲示などをあげている．以上のように，発達障害に関連する法律の整備が近年は進んでおり，今後，よりいっそうサービスの量だけでなく質も充実していくことが期待される．

　一方で，発達障害の特性の現れ方は非常に多様で，どのようにアプローチしていけばよいのか判断に迷う場面も少なくない．支援を考える場合には，そもそも，「支援するとはどういうことか」という理念や原則を押さえておく必要があろう．そして，本人や家族が何に困っており，その問題の背景にはどのような障害特性が起因しているのかを考えなければならない．そのうえで，具体的な支援方略を考え，障害特性に適した環境調整と工夫をしていくことが重要である．

　本項では，発達障害の支援を考える際に参考になる考え方として，自閉症スペクトラム（autism spectrum disorder：ASD）の支援で実績をあげているイギリス自閉症協会（National Autistic Society：NAS）のSPELL（表1, 2）[1-3]という支援の考え方や，アメリカのノースカロライナ大学を拠点に実施されているTEACCH（Treatment and Education of Autistic and related Communication

Part 1　総説編／A．総論

表1　SPELL の基本的価値観

- Individual Person Centered
  個々に合わせる
- Hopeful
  達成できたことを強調する
  自閉症に関する知見の適用
  保護者の支援プロセスへの参加
- Honest
  誇張や誤解を避ける
  すべてに答えがあるわけではないことを認める
  新しい方法に関心をもつが注意深く評価する
  保護者の意見に耳を傾ける
- Respectful
  個々の特性をリスペクトし，違いを認める
  必要な支援を行い，障害特性からくる不利益を最小限にする
- Ethical
  評価に基づいた支援を行う
  苦痛な刺激と制約の少ない環境
  嫌悪的方法を使用しない
  肯定的に

表2　イギリス自閉症協会の支援のためのフレームワーク

Structure — 構造
Positive expectations and approaches — 肯定的な予測とアプローチ
Empathy — 共感
Low arousal — 穏やか
Links — つながり

表3　TEACCH の基本理念

1. 個人を観察することによって特性を理解する
2. 保護者との連携を重視する
3. 治癒ではなく，子どもの適応能力を向上させる
4. 個別に正確な評価をする
5. 環境を整える
6. 認知理論と行動理論を重視する
7. スキルを伸ばすと同時に，弱点を受け入れる
8. ジェネラリストモデル
9. 生涯にわたる地域社会に基礎をおいたサービス

handicapped Children：自閉症とその関連する領域にあるコミュニケーション障害の子どもたちの治療と教育）の基本理念（表3）[4-6] について概説する．

② 支援の原則

　発達障害は脳機能のあり方，すなわち認知に偏りがある．そう考えたときに，認知特性の苦手な部分を伸ばし，克服させれば，問題は目立たなくなるのではないかと考える専門家や本人，保護者もいるかもしれない．発達障害の認知特性の現れ方は，年齢や環境によって変化するが，基本的特性は生涯にわたって継続するため，認知障害の本質は容易には変化しないことを前提に支援方略を考案する．定型発達に近づけることを主な目的にすべきではない．

　発達障害の支援の原則は，発達障害の認知特性に合わせた支援を行うことで，発達障害の人や家

族の苦痛が軽減することである．そして，本人の自己肯定感を育みながら，地域社会のなかで自分らしく生活できることを目標に，支援プログラムを提供していくことである．

③ TEACCH Autism Program[6,7]

TEACCH Autism Program とはアメリカのノースカロライナ州で行われている ASD の人々やその家族を支援する包括的プログラムである．TEACCH は最も評価の高い ASD 支援のプログラムの一つであり，多くの国の ASD 療育に影響を与えてきた．TEACCH Autism Program の創始者である Schopler E はその基礎となる考え方を，TEACCH の Philosophy（哲学）として 9 箇条にまとめている（表 3）．

a. 個人を観察することによって特性を理解する

TEACCH は実証的なデータをもとに，家庭や学校，職場などで，子どもと家族が安心して生活できる援助を目指している．そのため，理論から出発するのではなく，実際の子どもの行動を観察することから出発するのが基本的なスタンスである．TEACCH Autism Program が始められた 1960 年代当時のアメリカは精神分析が盛んで，その視点から治療がなされてきた．Schopler はそのような視点から ASD を理解しようとするのではなく，子どもの行動特性や認知特性を観察することから療育方法を検討し始め，行動理論と認知理論に基づいた ASD 療育の方法を考案していった．

b. 保護者との連携を重視する

TEACCH では保護者と専門家の関係を次の 4 つの軸から整理する．① ASD 支援の専門家が親を指導する関係，② 子どもに関しての保護者からの情報を重視して，専門家が親から学ぶ関係，③ 保護者と専門家が共同して気持ちを支え合う関係，④ 保護者と専門家が地域社会や行政に対して子どもの代弁者として活動する関係である．

ASD 療育の始まった当時は，ASD の原因は保護者であり，保護者は治療や非難の対象であった．Schopler は，保護者は ASD の原因ではないことを実証的な研究から明らかにし，保護者と専門家のコラボレーションを重視した．

c. 治癒ではなく，子どもの適応能力を向上させる

子どもの適応能力を向上させ，地域社会のなかで自分らしく，安心して生きていくことを目標にし，そのために必要な，長期にわたる支援プログラムを提供することを大切にしている．ASD は治癒を目指す疾患ではなく，発達，脳機能の偏りであるため，環境調整と心理教育による適応能力の向上を目的とした．

ASD は，定型発達とは異なる認知特性をしている．多数派ではないが，特有の強みや独創性，オリジナリティがあるともいえる．発達障害の特性を尊重しつつ，多数派の定型発達の人々が占める社会で，適応的，生産的な生活を送り，生活の質を高めることができるように，個々の障害特性に応じた教育や支援を行いながら，家庭，学校，職場などの，彼らを取り囲む社会の側でも障害特性に配慮した接し方や環境調整を行うことを重視する．

Part 1　総説編／A. 総論

d.　個別に正確な評価をする

　診断名が ASD と同じであっても，障害特性や個人の性格，興味関心などは一人ひとり異なる．適応能力の向上を目指すためには，本人の得手・不得手，スキル（できること，できそうなこと，できないこと），興味関心，生活環境などを考慮し，今何を教えるべきか，不得手なことを環境調整や工夫によってどのようにとらえるかなどのプランを考えていかねばならない．そのためには，さまざまな方法を用いて評価を行う．ただし，支援につなげるための適切な評価を包括的に行うためには，発達心理学や認知心理学の知識と発達障害に関する臨床経験を要する．

e.　環境を整える

　ASD をはじめとする発達障害は，認知能力のアンバランスがあり，得手・不得手の差が大きい．教育，指導によって一定のスキルを得ていくことは可能だが，本質的な特性は不変なため，特性に配慮した環境調整と工夫を講じていくことが肝要である．一般に，ASD は，言葉による指示を聞いて理解すること，指示を覚えておくこと，物事を達成するために段取りをつけることなどが不得手であることが多い．一方で，目で見て理解すること，やるべきことがリスト化されていると効率よく活動できるなどの長所がある．そうした ASD 特性を理解したうえで，本人が理解しやすい環境の設定と工夫を行うことを「構造化」という．たとえば，TEACCH Autism Program では，視覚支援を多用する．それは，ASD の人の多くが，耳から理解するよりも目で見て理解するほうが優れているからである．特に，新しいスキルを教えていく際には，構造化された環境のなかで，実物，絵，写真，記号，文字，図示などの視覚的な情報を使って指導をしたり，情報を伝えたりすると効果的なことが多い．構造化の方法は多様であり，個別のアセスメントに基づく，本人の特性に合わせた構造化の方法を考えていくことが原則である．

f.　認知理論と行動理論を重視する

　支援プログラムを考える際には，ASD の認知特性から支援方法を考案し，客観的に観察された行動を治療効果の指標とすることは行動理論に依っている．認知理論では，状況の理解と脳内で生じている認知過程を重視している．TEACCH の構造化された学習モデルにおいては，周囲の状況が意味のあることとして理解できるかどうかが，学習能力に決定的な影響を与えるとみなす．そして自閉症の人にとって何をするのかが自分で理解できていること，時間的経過のなかで求められていることが予期できること，それらが自分にとって意味あることであること（有意味性）を重視する．意味が理解できる環境下で，与えられた「課題」（後述）を達成して達成感を得ることを経験する過程で，「自己効力感」や「自己肯定感」が育まれるように支援をしていく．

g.　スキルを伸ばすと同時に，弱点を受け入れる

　評価に基づき，達成不可能な課題を設定して失敗経験を積み重ねることを避け，個別の環境設定と達成可能な課題設定をし，成功体験や自立的経験のなかから自己肯定感を育むことを目標とする．ここでの課題とは机上での学習課題や身辺自立の課題だけでなく，問題行動のコントロールやコミュニケーションの理解，職業スキルや余暇，社会的場面での振る舞いなど広い意味で定義されている．

また，障害特性を有しているゆえに，困難な弱点があれば，その弱点を認め，別の方法で補ったり，あらかじめ回避したりすることも推奨されている．

h. ジェネラリストモデル

ASD は複雑な障害で，多様な専門家が関与することが多い．医師や心理士，保育士や教師，言語聴覚士，ケースワーカー，作業療法士，指導員，ヘルパー，就労支援の専門家などである．わが国では，子どもを直接指導するような療育は保育士や指導員などが担い，本人や保護者のカウンセリングや心理・発達検査は心理士などの専門家が担当するといった棲み分けがなされることが多いが，TEACCH では，ディレクターも一般スタッフのセラピストも，重度の知的能力障害のあるような方から高機能の方まで分け隔てなくテストや療育，成人本人や保護者のカウンセリングもすべてを行う．TEACCH では，それぞれの専門家が自分の専門性を有し，スペシャリストであると同時に，全体を見渡し理解する視点をもったジェネラリストとしての姿勢が求められる．

i. 生涯にわたる地域社会に基礎をおいたサービス

繰り返しになるが，発達障害の特性は生涯にわたって持続するため，その支援も生涯にわたって必要である．将来，地域でできるだけ自立して生活をしていくために，地域に基盤をおいた支援体系を充実させていかなければならない．

ASD の人を支援するためには，支援者や場所などの環境が変わっても，継続性，一貫性のある支援が提供されることが望ましい．生涯にわたる支援と長期にわたる地域での安定した暮らしのためには，限られた場所のみでサービスを提供するのではなく，子どもや家族が暮らす家庭や地域でも社会生活が営めるように支援をしていく．

❹ SPELL アプローチ[1-3]

NAS が提供しているサービスには SPELL という共通の理念がある．これは Structure（構造），Positive expectations and approaches（肯定的な予測とアプローチ），Empathy（共感），Low arousal（穏やか），Links（つながり）の 5 つであり，NAS の療育支援のフレームワークといえる．NAS は 8 つの自閉症・Asperger 症候群のための特別学校をはじめとして，就労のサポートや関係機関との連携，居住場所の提供と居住先におけるサポート（24 時間のケアから週に数時間のケアと柔軟に対応する），地域におけるソーシャルグループや活動の提供，必要な情報にアクセス可能なアプリケーションの開発など，幼児から成人までを対象にした多様な支援を行っている．これら NAS が運営する支援機関では，すべてにおいて SPELL の理念に基づいて運営がされている．また NAS の機関に限らずに，ASD を対象にした教育・福祉・医療の領域では SPELL の理念が波及しつつある．SPELL は，ASD には ASD 特有の特性と支援ニーズがあるという認識から出発しており，その基本的価値観を表 1 に示す．以下に，SPELL の 5 つの理念について解説する．

a. Structure（構造）

次に何が起こるか予測可能であること（見通しがあること），環境や設定の意味が理解可能である

こと，安心できる環境であることが重視される．構造化は TEACCH でも用いられている考え方だが，ASD の人の自立や自律を高めることにも役立つ．たとえば，あらかじめ予定や活動内容をメモなどで視覚的に提示すれば，支援者が逐一指示をする必要がなくなる．一般的に ASD の人は聴覚的理解よりも視覚的理解が優れていることや，順序についての関心が高いなどの長所を活用している．

b. Positive expectations and approaches（肯定的な予測とアプローチ）

　支援は，常に肯定的な雰囲気で丁寧に行っていく必要がある．本人にとって，無理な要求や課題設定をすることや，高圧的・威圧的な態度をとることは禁物である．ASD の特性の一つは不安感をもちやすいことであり，威圧的・強圧的な態度を支援者がとってしまうと，それだけで不安・緊張が強まり，本来もっている能力を発揮しづらくなるからである．たとえば，ASD の人が，その特性から，一般には許容できない行動を呈してしまい，禁止や制限を加えなければならない場面があるとする．本人が一定以上の言語理解力がある場合には本人のとった行動が許容できない理由について穏やかに，本人に理解できるように図示をするなど視覚支援を行いつつ論理的に説明をするとともに，なぜそのような行動をしてしまったのか，背景にある問題も考え必要な環境調整を図る．そうした視点なしに，叱責を繰り返したり，罰を与えたりといった対応は ASD の人の自己否定感や不安を強めるのみで，より問題がエスカレートしたり，活動に対して回避的・拒否的になりやすい．言語理解力や論理的思考力が乏しい場合には環境の構造化を再検討することで対応する．また，肯定的な雰囲気で支援するためには，個別の評価を慎重に行い，それぞれの ASD の人に適した課題やプログラムの設定を積極的に行っていく．無理をさせないことや負荷をかけすぎないことと，必要な新しい活動や介入を提供しないことは異なる．特性から生じる不利益を最小限にし，本人にとって必要な支援や学習の機会を提供していくためには，注意深く評価しながら，本人の興味関心や動機を大切にしながら，本人にとって意味のある，有益な介入が求められる．

c. Empathy（共感）

　ASD の認知特性，具体的には，物事のとらえ方や考え方，コミュニケーションのあり方，学習の仕方などを学び共感することである．そのうえで，ASD 特性を考慮した共感，つまり，ASD の人が感じる苦痛や楽しみに共感することが支援の基本である．たとえば，定型発達の人であれば，苦痛なく受け入れられる予定の変更が，ASD の人には非常な苦痛になりうることを支援者が理解し，その苦痛に共感することが大切である．そのうえで急な変更は可能なかぎり避ける，変更がある場合にはあらかじめ伝える，書いて伝えるなどの配慮が望まれる．コミュニケーション面でも，曖昧で抽象的な表現や冗長な説明は混乱につながりやすい．そのため，ASD の人に指示を伝える場合には，具体的で明瞭な言葉遣いをすること，慣用句や皮肉などの曖昧な表現を避けるようにする．感覚過敏に対しての共感も忘れてはならない．聴覚過敏のある人に対しては，特定の音が相当の苦痛を伴うことを理解し，避ける，イヤマフや耳栓などで予防するなどの工夫を講じる．ASD の人にとって何がストレスになるのかを理解し，ストレス要因を減らすことも共感なのである．ストレスや苦痛に対して，慣れさせる，乗り越えさせるという考え方は，結果的に本人を追い詰めること，社会場面での不適応につながることと強調したい．こうした ASD フレンドリーな配慮をするためには，周囲が ASD 特性に共感を示すこと，そのためには，ASD 特性を意識した個別のアセスメン

トが必要である.

d. Low arousal（穏やか）

ASD の人への対応や介入の基本として，穏やかに接することが求められる．声のトーン，表情，態度などを Low arousal にする．大声で圧迫するような態度をとったり，厳しく指導したりするとその場では，指示に従うことや，問題が解決したように見えることもある．しかし，それは力対力の関係で，支援者に対する恐怖心から従っているのみで，力で押さえつける対応が続くと，自分よりも力が弱いと思っている相手の指示や介入には一切応じなくなってしまうリスクがある．厳しい人の指示はきくが，そうでない人の指示はきかないというのは，社会適応の改善とはほど遠い状況である．原則的には，ASD の人に共感し，顕在化している問題の背景にある原因を探り，本人が苦労しない，苦痛が少なくなるように環境設定の配慮をすることで，穏やかに過ごせることを目指すことが重要である．また，ASD の人は音や光，臭いなどの感覚刺激に過敏なことが多い．どのような刺激が苦痛かは人によって異なるが，その人の苦痛になるような刺激は最小限にすることが基本である．ただし，これは無刺激にすることとは意味が異なる．一律に刺激を減らすということではなく，あくまで，本人にとって混乱をきたすような刺激を減らすことがポイントとなる．

e. Links（つながり）

ASD の人を取り巻くコミュニティ，地域とのつながりを大切にする．ここでのつながりとは，孤立させないことや地域社会との接点を促進することのみを意味しない．生活のさまざまな場面で，治療的介入や特性への配慮がなされること，同時に，そうした配慮や工夫などの支援の連続性と一貫性がなされることで，支援者や社会とのつながりが維持，促進することも重要な要素として含まれている．ASD の人と，保護者や教師，医師，心理士などの支援者がチームとして一貫した方針のもとで協力して支援することが，ASD の人が不安なく有意義な生活を送り，社会参加するために必要である．ASD 特性は，年齢や状況，これまでの経験などによって現れ方は異なるが，基本的特性は生涯にわたって継続する．このことは，生涯にわたって特性に配慮した支援が必要であることを意味する．

● おわりに

ASD の支援について，TEACCH と SPELL の理念を概説した．どちらも非常に近い理念をもっており，またこれらの考え方は ASD に限らず，どの発達障害に対しても支援の基本となる考え方である．TEACCH や SPELL でなされている支援方法を学ぶことも重要であるが，具体的な支援方法は個別性が高く一律ではない．ある人でうまくいった方法が，別の人でも同様にうまくいくとは限らないのである．むしろ，TEACCH や SPELL の理念を学び，理解することで，それらの考え方に基づいて支援プランを考えていくことが，支援者にとって求められる．また，TEACCH や SPELL の理念は，発達障害の人の自己効力感を高めることにつながる．自己効力感とは「自分でできる」「自分はやれる」という感覚であり，これは喜びや達成感，自信へと通じる，誰にとってもかけがえのない感覚である．しかし，発達障害の人は，その障害特性から，定型発達の人と同様のことを同

Part 1 総説編／A. 総論

様に行うことは難しいことが多く，失敗経験を積み重ねやすく，結果的に，自己否定的になりやすい．そうではなく，自分に自信をもって生きられるように，環境設定や方略を工夫することが支援者に求められる役割であろう．

(佐々木康栄，内山登紀夫)

● 文献

1) Siddles R, et al. SPELL：The National Autistic Society Approach to Education. Communication 1997；Spring：8-9.
2) Beadle-Brown J, Mills R. Understanding and supporting children and adults on the autism spectrum. Pavilion Publishing (Brighton)；2010.
3) 内山登紀夫. ライブ講義　発達障害の診断と支援. 岩崎学術出版社；2013.
4) Schopler E. Implementation of TEACCH Philosophy. In：Cohen D, Volkmar F (eds). Handbook of Autism and Pervasive Developmental Disorders, 2nd ed. John Wiley & Sons, Inc；1997. pp767-795.
5) Schopler E, Mesibov G. International priorities for developing autism services via the TEACCH model --1 - Guest Editor's Introduction - Cross-cultural priorities in developing autism services. Int J Ment Health 2000；29：3-21.
6) 内山登紀夫. 本当の TEACCH―自分が自分であるために. 学研；2006.
7) 内山登紀夫. 発達障害へのアプローチ　最新の知見から（第5回）　発達障害と療育. 精神療法 2014；40：594-602.

4 ●薬物療法

A. 総 論
4. 薬物療法

❶ 薬物療法の原則

　発達障害の薬物療法は，頻用されている介入の一つでありながら，十分な評価を受けてこなかった．その理由は，薬物療法をめぐる歴史にある．統制群を欠き，少数例に対する投与で有効性が示唆された薬剤に過度な期待が寄せられ，その後のプラセボ対照二重盲検試験で有効性を否定されることが繰り返された．また，薬物療法の標的を明確にせず，鎮静を主眼とした薬物療法が行われることがあり，薬物療法の倫理的側面が問題となった．中枢神経刺激薬のように薬剤そのものには依存リスクがあり，成長遅延のリスクも懸念されることから，薬剤への不安が広がりやすい．また，特に日本では臨床試験が実施されないままに適応外使用されている薬剤がほとんどであり，有効性と安全性の担保が十分ではなかった．そして何よりも根治的な薬物療法は存在せず，薬物療法が唯一の介入方法ではない．このような状況のなかで，薬物療法が姑息的な介入と考えられてきたことはむしろ当然であったといえよう．

　しかし，薬物療法をめぐる環境にも変化がみられる．薬物療法のエビデンスは増加し，海外のみならず日本においても臨床試験を経て承認される薬剤が増加してきた．また，近年の薬物療法は，忍容性のより高い薬剤を追求しており，このことが薬物療法の普及を再び促進している．アメリカでは，児童・青年に対する抗精神病薬の使用が増加しているが，その多くは新規抗精神病薬で，精神病性障害以外への使用であるが，その是非をめぐっては否定的な見解も提出されている．『精神疾患の診断・統計マニュアル第5版』（DSM-5）では自閉スペクトラム症（autism spectrum disorder：ASD）と注意欠如・多動症（attention-dificit/hyperactivity disorder：ADHD）の併存診断が認められたことで，ASD に併存する不注意，多動性-衝動性に対し，ADHD 治療薬が使用される機会は拡大されると思われる．

　歴史の教訓に立ち返るならば，薬物療法の標的を明確化し，適切なエビデンスに基づく薬剤使用を行うこと，薬物療法に伴うリスク・ベネフィットに配慮するとともに，適切な副作用モニタリングを実施すること，薬物療法の開始にあたっては，インフォームド・コンセントやアセントの取得が求められること，薬物療法以前に標的行動の背景を明確にし，適切な環境調整や行動面からのアプローチを先行あるいは並行実施することが求められるということになる．

❷ ADHD 治療薬

　現在，ADHD 治療薬としては，中枢神経刺激薬であるメチルフェニデート徐放錠と非中枢神経刺激薬であるアトモキセチンとグアンファシン徐放性製剤が使用可能である．

a. メチルフェニデート

　メチルフェニデートは，シナプス前終末の細胞膜にあるドパミントランスポーターとノルアドレナリントランスポーターを阻害することで，前頭前野のノルアドレナリンとドパミンの濃度を上昇させるとともに，側坐核におけるドパミン濃度を上昇させ，ADHDで機能不全があると考えられている実行機能や報酬系の作用を高める．

　頭痛，腹痛，不眠，食欲低下，情緒不安定などの副作用をきたすことがあり，心疾患のある患者では突然死のリスクを増加させることが知られているほか，運動性チックのある患者，Tourette症またはその既往歴・家族歴のある患者では，薬理作用上，症状を悪化させる可能性が否定できないことから禁忌とされている．また，てんかんあるいはその既往のある患者では，けいれん閾値を低下させる恐れがあることから慎重投与となっている．長期的副作用で懸念されるのは，成長遅延，依存リスクであるが，成長遅延については，最終身長への影響はあるもののごくわずかであるとされている．依存リスクについては，薬剤が報酬系への作用を有するため，薬剤そのものは依存リスクを持ち合わせることになるが，速放錠に比べて血液中の濃度の変動が緩やかであることから気分の昂揚をきたしにくく，リスクは軽減されている．また，メチルフェニデート徐放錠の投与は30日までに上限が定められており，登録した医師しか処方できず，登録した薬剤師しか調剤できないという流通規制が行われている．

b. アトモキセチン

　アトモキセチンは，シナプス前終末の細胞膜にあるノルアドレナリントランスポーターに親和性をもち，その働きを阻害するが，ドパミントランスポーターに対する親和性は有しない．前頭前野のノルアドレナリンとドパミンの濃度を上昇させ，実行機能の働きを高める．効果の発現は，メチルフェニデート徐放錠よりも時間を要し，6～8週間で安定した効果を示すが，その効果は終日にわたり持続する．

　アトモキセチンの服用で食欲減退や悪心・嘔吐などの消化器系症状，傾眠，頭痛などをきたしうる．消化器系の副作用は，投与初期に認められることが多く，低用量から緩徐に増量すること，食後に服用タイミングを分割することで回避できることが多い．眠気が強い場合には減量が求められる．ノルアドレナリンの作用に関連して，有意な心拍数増加，血圧上昇が認められる．重篤な心血管系障害のある患者や褐色細胞腫の患者への投与は禁忌とされている．成長抑制については，一過性で，長期的な影響はないと考えられている．

　なお，本剤は肝チトクローム酵素CYP2D6で代謝される．CYP2D6は，遺伝子多型があり，通常の活性を有するextensive metabolizer（EM）と活性の欠損したpoor metabolizer（PM）が存在する．PM群では，EM群に比べ，服用中のアトモキセチンの血中濃度は高まることとなるが，効果や副作用の発現率などには有意な差は認められていない．パロキセチンなどCYP2D6の働きを阻害する薬剤との併用は，併用注意となっている．

c. グアンファシン徐放性製剤

　グアンファシン徐放性製剤は，選択的なα2A受容体アゴニストであるグアンファシンを親水性

のポリマーと結合させることでグアンファシンの溶出を制御し，1日1回の服用で終日にわたる効果を得ることができるようにした製剤である．グアンファシン徐放錠は，アトモキセチンと同様に非中枢神経刺激薬に属するADHD治療薬であるが，メチルフェニデート徐放錠やアトモキセチンと異なり，食欲低下や消化器系副作用をもたらしにくい．また，メチルフェニデート徐放錠と異なり，睡眠障害をもたらさない．さらにチックを悪化させないだけでなく，α2アゴニストであるクロニジンがTourette症候群の治療薬として用いられる（ただし，日本では適応外使用）ことを考えると，チックに対しても望ましい影響を及ぼす可能性もあり，チックを有するADHDの患者には優先される薬剤の一つと考えられる．

グアンファシン徐放錠は，傾眠，鎮静，低血圧，徐脈などの副作用をきたしやすい．また，弱いながらもQT延長作用があるので注意を要する．その他，急激な中断で血圧上昇をきたす可能性があるので，緩徐な減量中止が求められる．

本剤は肝チトクローム酵素CYP3A4で代謝され，尿中に排泄される．CYP3A4阻害作用を有する薬剤との併用は血中濃度の上昇をきたすので，慎重投与が求められる．

d. ASDへの有効性

不注意，多動性−衝動性はASDに併存しやすく，併存例では日常生活上の困難が大きく，ADHD治療薬が有効な例も多いことは知られていた．このような臨床上の有用性が明らかでありながら，DSM−5に至るまでASDとADHDの併存診断は認められなかった．その理由の一つは，ASDにもしばしばADHD様の多動性−衝動性，不注意は認められ，ASD特性の文脈からアプローチすべきケースも少なくないからである．それゆえ，ASDに併存するADHDの診断と治療には慎重さが要求される．

メチルフェニデート徐放錠，アトモキセチン，グアンファシン徐放錠は，いずれもASDに併存するADHDに対する有効性が示されている．しかし，多動性−衝動性では有意な改善を認めるが不注意への有効性が確認されていないこと，ADHD単独例に比べて副作用の発現率が高いことに留意すべきである．

❸ 抗精神病薬

すでに述べたように，鎮静を主眼とした抗精神病薬の投与は望ましくない．鎮静や倦怠のために，いらいら，衝動行為，暴力，多訴などがみられることもある．また，抗精神病薬投与によるアカシジアは，衝動行為，自殺，多動，自慰，不眠の増悪をきたしうる．射精障害や無月経も注目すべきである．射精障害は，診察場面で明かされないことのほうが多い．自慰が長く続き，終わらなくなった，という支援者の観察が，射精障害の存在に気づくこともある．食欲増加，肥満，脂質異常症などの代謝系副作用も，生活の質を悪化させるほか，生命予後に関わる併存症のリスクとなる．抗コリン作用のために排尿障害や便秘（さらにはイレウス）をきたしていることもある．フェノチアジン系の抗精神病薬の投与ではけいれん閾値を低下させるほか，QT延長作用のリスクをもつ薬剤が多く，致死的な不整脈の原因となりうる．多飲や水中毒が問題となる事例も少なくない．このように，多様な副作用があり，副作用の有無を十分に聴取するとともに適切なモニタリングが必要とな

るが，ASD 患者では，副作用の言語化が困難であったり，検査実施が困難なケースも少なくない．

新規抗精神病薬の導入により錐体外路性作用や抗コリン性の副作用は軽減したものの，アカジアは引き続き認められるほか，代謝系副作用は従来型抗精神病薬以上のリスクを増している．しかしながら，総じて副作用のリスクの低いことから，抗精神病薬の使用が検討され，エビデンスも増加している．

リスペリドンとアリピプラゾールは，ASD の易刺激性に対する有効性が示されており，治療薬として承認されている．易刺激性とは，かんしゃく，他者への攻撃性，自傷，気分の易変性として観察され，感情制御が困難なことにより生ずる行動上の問題である．易刺激性を標的症状とした臨床試験では，易刺激性の評価に異常行動チェックリストの興奮性下位尺度が用いられる．この下位尺度は，「外傷を作るような自傷行為」「他者に対して攻撃的」「不適切な叫び声」「かんしゃくを起こす」「怒りっぽい，不機嫌」「不適切な場面で叫ぶ」「抑うつ気分」「要求が受け入れられないと気が済まない」「ちょっとしたことで泣き叫ぶ」「すぐに気分が変化する」「物を壊す，地団駄を踏む，ドアをバタンと閉める」「自己に苦痛を与えるような行為」「自分自身に対する暴力行為」「自分の思ったようにできないとかんしゃくを起こす」の質問項目からなっており，かんしゃく，攻撃性，自傷行為，気分の易変性に特徴づけられる症状群である．

これらの易刺激性の精神病理学的な背景は，攻撃性，気分変動，感情制御を核とする症状スペクトラムであり，その背後には，「心の理論」障害，文脈の読めなさ，見通しのもてなさ，こだわりの強さ，コミュニケーションの弱さ，対処スキルの不足といった認知行動特性が存在する．ASD の易刺激性の背景は多様であり，抗精神病薬は攻撃性の緩和（鎮静，こだわりの軽減），気分変動の緩和（気分安定作用），感情制御（衝動性の緩和）など，多様な側面から易刺激性を軽減している可能性がある．なお，易刺激性は，うつ病，ADHD，反抗挑発症，双極性障害，素行症，不安症群でも認められることから適切な鑑別診断が求められる．

易刺激性以外に抗精神病薬の臨床効果が明らかにされているのは，強迫症状，常同行為に対する有効性であり，リスペリドンの有意な効果が報告されている．

④ 抗うつ薬

従来型抗うつ薬の使用は，鎮静，抗コリン作用（口渇，排尿障害，霧視），QT 延長，心毒性など，その忍容性の低さから，有効であってもその使用頻度は低下している．しかし，新規抗うつ薬の有効性は必ずしも確立していない．

fluoxetine が小児と成人の反復的行動を減少させること，フルボキサミンが成人の反復的思考と反復的行動，不適応行動，攻撃性，対人関係，特に言語使用を改善するが，副作用として鎮静と悪心が認められた．しかし，ASD の児童・青年に対し，citalopram の効果を調べたところ，有意な強迫症状の改善を認めず，副作用としてエネルギー水準の増大，衝動性の増加，集中力減退，多動，常同性，下痢，不眠，皮膚乾燥，掻痒感が認められた．これまでの結果は，新規抗うつ薬の有効性を一貫して示しておらず，むしろリスペリドンのほうが強迫症状に明確な有効性を示している．

❺ 抗てんかん薬

　実臨床において易刺激性や感覚過敏などに，抗てんかん薬が有効であったケースを経験することはあると思われるが，その臨床効果は一貫して報告されておらず，むしろ副作用が報告されていることは留意すべきである．

　バルプロ酸では，反復行動には有効性が報告されているが，易刺激性には有効であるという報告と否定的な報告の両者があり，食欲の増進，紅斑，血中アンモニアの上昇，発語不明瞭，軽度認知機能低下が報告されている．

❻ 睡眠薬

　睡眠障害は，発達障害にしばしば併存する．ADHD に併存する睡眠障害は，アトモキセチンなどの ADHD 治療薬によっても改善することがあり，発達障害特性と関連した不眠も認められる．発達障害に併存する睡眠障害のエビデンスは限定されており，頻用されているベンゾジアゼピンや新規睡眠薬であるラメルテオンやスボレキサントのエビデンスは，皆無である．メラトニンのみが，睡眠潜時が短縮，中途覚醒回数が減少，総睡眠時間が延長したと報告されている．ベンゾジアゼピンの使用にあたっては脱抑制や健忘などに留意する必要がある．

（岡田　俊）

Part 1　総説編／A．総論

> **COLUMN**
>
> ## "自閉傾向""様子をみましょう""グレーゾーン"が与えるもの
>
> 　最初に違和感を覚えたのは，娘が 8 か月の頃だった．
>
> 　おもちゃのボールを転がすたびに，声を上げて喜ぶ娘．繰り返すうちに，ふと，娘がボールを見ていないことに気づいた．目で追わない．手も出さない．この子は何を喜んでいるのだろう？そんな小さな，すぐに忘れてしまうような違和感．
>
> 　歩き始めてからは，少しも目が離せなかった．車の行きかう道路，見知らぬ他人の家，冬の噴水，どこへでも行きたいところへ突進し，制止されると激怒して暴れる．緊張の連続．でもそれはまだ「元気がよい」ですませることができた．私を不安にさせたのは「言葉」だった．2 歳を過ぎた頃から言葉は確かに出るようになったが，会話にならないのだ．基本的に娘は話しかけられることを嫌った．そのくせ唐突に人に話しかけ，相手が反応すると驚いたりする．奇妙だった．
>
> 　近隣幼稚園の子育て相談，3 歳児健診，小児科の発達相談，どこで不安を訴えても，答えは判で押したように「個人差の範囲内」「様子をみましょう」「お母さん心配しすぎないで」．
>
> 　様子とは，いったい「何を」「いつまで」，みればよいのだろう．任された私は，みるべき事柄を見逃さずにいられるのだろうか．不安でいっぱいだった．相談機関に出向いたことで，親として責務は果たしたと多少の安心感は得たが，そんな言い訳が娘の役に立たないこともわかっていた．何かが絶対におかしいのに，誰もわかってくれない．おかしいのは私のほうではないかと自分を責めた．娘も，私も，混乱していた．
>
> 　そんな日々のなか，ある出来事があった．娘と初めて「会話」をしたのだ．
>
> 　「お出かけ楽しかったね」「うん．また行こうね」
>
> 　たったこれだけ．もう一度話しかけても無視．でも胸がいっぱいになって，運転中なのに目の前が涙で曇って困った．不思議で愛しい私の娘．何かあるなら，必要なことは何でもしてあげたい．
>
> 　療育センターの門を叩き，受け入れられたときの安堵感は忘れられない．やっと相談先ができた．センターの存在に背中を押されるように，もう一度病院へ．今度は専門医へ．
>
> 　診断名は「高機能広汎性発達障害」．
>
> 　娘は自閉症だった．
>
> 　ずっしりとした責任感で呆然となりながらも，私はほっとしていた．もうこれで自分を責める必要はない，前に進んでよいのだと．
>
> 　のちに別の医療機関でさらに詳細な検査を受け，Asperger 症候群 +ADHD（不注意優勢）と診断を受けた娘は，現在 20 歳．駆け出しのミュージシャンとして，音楽制作に没頭する毎日を送っている．
>
> 　診断を受けて何よりよかったと思うことは，私自身がいわゆる『普通の子育て』から，『特化型』へとシフトチェンジできたことだ．彼女のもつ困難を理解したことで，『普通』という幻想に惑わされることなく，娘なりの成長を慈しむことができた．現在進行形の「親バカ」でいられることを，心から嬉しく思う．娘と私を診断につなげてくれたすべての方々に感謝している．
>
> （木下暁子）

1 ●乳幼児期

B. 年代別に発達障害を診る
1. 乳幼児期

---

❶ 早期発見，早期介入の有効性

発達障害，特に自閉症スペクトラム（autism spectrum disorder：ASD）については，従来から早期発見，早期介入の重要性が強調され[1]，早期介入の長期的な効果[2]や新たに開発されたさまざまな早期介入技法の効果に関するエビデンス[3-6]も相次いで発表されている．今や，ASDの早期発見，早期介入は世界的な潮流といってよいだろう．

その一方で，各国の最新のガイドラインは保護者や臨床家が問題を感じていない段階での乳幼児を対象とした言語発達遅滞またはASDに関するスクリーニングを推奨していない[7-9]．その理由としては，スクリーニングが予後の改善につながるというエビデンスが乏しいこと，現在のスクリーニングツールは偽陽性が多く，保護者に不要な精神的負荷をかけるリスクがあること，限られた資源の浪費につながる可能性があることをあげている．

これらの一見相反するようにみえる知見は重要な示唆を含んでいる．早期発見，早期介入は，保護者が問題を感じ臨床家もその必要性を認めたうえで保護者が自発的にプログラムを利用する場合には一定の有効性が期待できるが，そうでない場合は必ずしも肯定的な効果を発揮しうるとは限らないということである．

日本では，ほぼすべての乳幼児をカバーしている乳幼児健診がある．しかし，その一方で療育の開始年齢は早期介入の有効性が示されている時期（2歳代）よりもかなり遅いことが多く，方法論も欧米のような確立しているプログラムを行っている機関はごくまれである．乳幼児期の診療のあり方を考える際には，上にあげたようなエビデンスを参考にしつつも，個々の地域の状況に応じた独自の仕組みを作り上げていくことが必要である．

❷ 乳幼児期の発達支援プログラムに必要な要素

現在までの知見をまとめると，一定以上のコンセンサスを得ている乳幼児期の発達支援プログラムには，以下にあげる要素が共通しているといってよい．

● 自発性と自己選択・自己決定の原則

子どもの自発性を重視するとともに，子どもと家族が自分自身の人生を自分で選び，決めていく自己選択・自己決定を尊重し，それを支える．

●「肯定的な子育て」の支援

共感的に保護者に寄り添い，保護者が子育てのスキルを身に着けていくための援助をする．

● 個別の評価に基づいた発達的カリキュラム

個別の評価に基づいて発達段階や発達特性に応じたカリキュラムを立案する．

61

Part 1　総説編／B. 年代別に発達障害を診る

● 表出性コミュニケーションの支援

　自発的な表出性コミュニケーションを引き出し，定着させていく．

● 視覚的支援

　視覚的に整理されたわかりやすく安心できる環境によって自発性と適切な行動を引き出す．

● 興味・関心の活用

　興味・関心の対象を活用し自発性を引き出す．

❸ 乳幼児期の診療の実際：おしま地域療育センターにおける実践

　乳幼児期の発達障害診療の基本的な役割は，必要とする子どもが適切な時期に適切な発達支援を受けられる機会を保障すること，さまざまな困難に直面しがちな保護者を支え，よりよい子育てができるように支援していくことの二つである．

　実際の診療プロセスは，この二つを効果的に実現していくために地域の資源などに応じて柔軟に構築されるべきものであり，必ずしも一律である必要はない．一例として，おしま地域療育センターにおける実践を紹介する．

a. 診断前の支援

　診断は，子どもにとっても家族にとってもよりよく生きていくための道標となるべきものであるが，家族や周囲の人たちが診断というツールを自発的に正しく使える状態になっていなければ，むしろ否定的な結果につながる可能性もある．

　診断を前向きに活用していくための鍵は診断前の支援にある．診断前に子どもの特性に合った工夫の仕方に出会うことのできた保護者は，診断を活用できる状態になっていることが多い．当センターでは子ども発達支援センターを併設し，診断前の保護者への相談や保育園・幼稚園への訪問支援を行い，診断前であっても地域のなかでできるかぎり適切な支援を受けられることを目指している．

b. 診療の流れ（図1）

　当センターでは年齢や問診票などによる情報に基づいて診療の流れや内容を個別に設定し，事前の準備も個別化している．たとえば，不安が強く慣れにくい子どもの場合には，当日の予定とともに建物や診察室，担当者の写真を事前に送り，保護者から子どもにあらかじめ説明をしてもらうこともある．個別の工夫によって子どもが力を発揮できるという経験を通じて，保護者にとって診療が子どもの特性をよりよく理解するための機会となることを意図している．

c. 診断時に伝えるべき情報

　診断結果を保護者に説明する際には，発達プロフィール（できていること，できかけていること，できないこと），認知的特徴（強みと弱み，力を引き出す手がかり），診断名，今後の方向性（大まかな見通し，当センターが提供できるサービス，地域の資源），そして具体的な問題への対応方法について伝える．発達検査や知能検査の結果，診断に関する解説などは口頭での説明だけでなく後から確認できるように書面で渡している．保護者が希望していない場合や診断名を前向きに使ってい

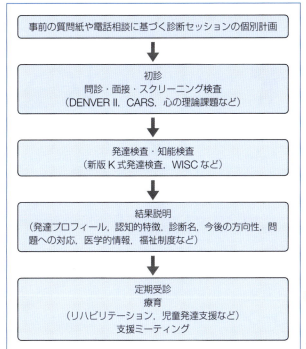

図1 おしま地域療育センターにおける就学前の診療の流れ

CARS：Childhood Autism Rating Scale, WISC：Wechsler Intelligence Scale for Children.

くことが明らかに難しいと判断される場合には，発達プロフィールや認知プロフィールのみを伝え診断名に関する判断をしない場合もあるが，診断名を伝えないことは知る権利の侵害にあたる可能性もあり，また適切な介入や治療の機会を奪うことになる可能性もあるため，慎重に判断している．

その他に，必要に応じて基礎疾患の精査や遺伝などに関する医学的な情報も伝えることがある．基礎疾患の精査については，遺伝性疾患が発見される可能性と，そのことがもたらす可能性のある影響について事前に説明したうえで検査を希望するかどうかを確認している．また，発達障害の遺伝に関しては，現時点で明らかとなっている客観的な情報を伝え，家族計画などその後の判断は家族に委ねている．

該当する可能性がある場合には，療育手帳や特別児童扶養手当などの福祉制度の情報を伝える．経済的な援助が重要となる家庭も少なくないため，確実に伝わるように制度の意味や手続き方法などを記した資料を渡している．

これらの情報は1回の診察のなかですべて伝えるとは限らず，状況に応じて何度かに分けて伝えることもあり，求めがあれば，祖父母などほかの家族に説明する機会を設けたり，特定の事項について詳しく説明するための時間を別に取ることもある．

d. 療育，診察，相談

当センターでは，児童発達支援事業とリハビリテーション（主に作業療法，言語聴覚療法）を就学前の療育の柱としている．これらの目的は，毎日の生活のなかに取り入れることのできる子どもの発達水準や発達特性に合った工夫を探し，子どもにとって，毎日の生活を，意味のわかる，安心できる，力の発揮できるものにすることである．具体的な方法としては認知レベルに応じた提示を

図2 診察場面での視覚的支援の例

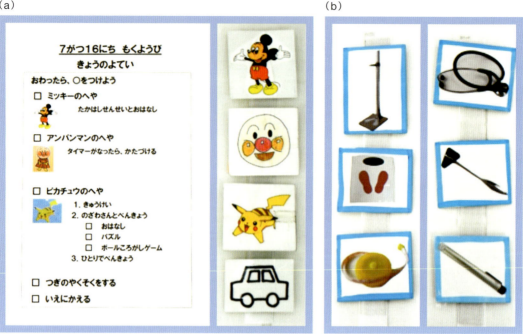

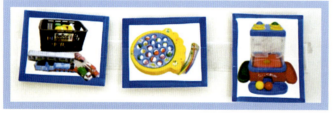

(a) 診察→作業療法（協調運動課題および机上課題）の流れを示したもの．キャラクターのイラストはそれぞれ診察室，プレイルーム，個別療育室を示している．左は文字の読める子ども用，右はイラストのマッチングまで可能な子ども用．
(b) 診察手順を示すための写真カード．
(c) 診察場面で遊びを選ぶためのコミュニケーションカード

することで見通しをつけ，安心して自発的に課題に取り組めるようにする．個別の評価に基づいてスモールステップで取り組むといった工夫をしている．

診察も見通しをもち，安心して受けることができるように個別の評価に基づいて視覚的な提示を多用し，また個別に好きな遊びを取り入れている（図2）．診察を個別化する役割は主に看護師が担っており[10]，子どもの特徴と診察の内容に応じて一人ひとりに合わせて診察室の環境や使うおもちゃなどを準備，調整している．このような工夫を通じて，診察自体も「こんなふうに準備をすれば，力を発揮しやすくなる」という経験の一部となりうる[11]．

（高橋和俊）

● 文献

1) Coonrod EE, Stone WL. Screening for autism in young children. In：Volkmar FR, et al (eds). Handbook of Autism and Pervasive Developmental Disorders, 3rd ed. John Wiley & Sons, Inc.；2005. pp707-729.

2）Orinstein AJ, et al. Intervention history of children and adolescents with high-functioning autism and optimal outcomes. J Dev Behav Pediatr 2014；35：247-256.

3）Dawson G, et al. Randomized, controlled trial of an intervention for toddlers with autism：The Early Start Denver Model. Pediatr 2010；125：e17-23.

4）Rogers SJ, et al. Autism treatment in the first year of life：A pilot study of Infant Start, a parent-implemented intervention for symptomatic infants. J Autism Dev Disord 2014；44：2981-2995.

5）Kasari C, et al. Randomized comparative efficacy study of parent-mediated interventions for toddlers with autism. J Consult Clin Psychol 2015；83：554-563.

6）Turner-Brown L, et al. Preliminary efficacy of Family Implemented TEACCH for Toddlers：Effects on parents and their toddlers with autism spectrum disorder. J Autism Dev Disord 2016；May 30, published online.

7）Siu AL. Screening for speech and language delay and disorders in children aged 5 years or younger：US Preventive Services Task Force recommendation statement. Pediatr 2017；136：e474-481.

8）Canadian Task Force on Preventive Health Care. Recommendations on screening for developmental delay. CMAJ 2016；188：579-587.

9）National Collaborating Centre for Women's and Children's Health (UK). Autism：Recognition, referral and diagnosis of children and young people on the autism spectrum. National Institute for Health and Clinical Excellence：2011.

10）竹田奈津子. 看護師の役割と実際. 小児看護 2012；35：621-626.

11）高橋和俊. TEACCH の考えかたを日常診療へ応用する. 小児科診療 2010；73：657-662.

Part 1　総説編／B. 年代別に発達障害を診る

> **B. 年代別に発達障害を診る**
> # 2. 学童期

❶ 学童期の発達

　学童期（小学生の時期）は，定型的な認知発達の側面からいえば Piaget [1] のいう具体的操作期にあたる．数量の保存の概念を獲得し，可視的な具体物に関して合理的思考が可能となるものの，非可視的・抽象的な概念操作はまだ十分にはできない．

　情緒発達の側面からいえば，学童期は Erikson [2] のいう勤勉の時期にあたり，課題に挑戦し，達成することに喜びを見出すようになる時期である．順調に課題を成し遂げていけば自己有能感が形成され，つまずくことが多いと劣等感が形成される．

　社会性の発達の側面からみると，この時期は対人認知において「心の理論」[3] が急速に発達する．一次的信念（first-order belief）の理解（「A さんは X と思っている」という理解）を子どもが獲得するのがちょうど学童期に入る頃であり，二次的信念（second-order belief）の理解（「B さんは『C さんは Y と思っている』と思っている」という理解）が可能となるのが思春期に入るより少し前である [4]．日常生活においては，学校生活という同年代の子どもたちとの集団生活が生活の大きな部分を占める．幼児期までは親子関係が生活の大半を占めていたのに対し，学童期には徐々に関心が家族の外の友人関係に向けられるようになる．小学校高学年のいわゆる「ギャングエイジ」には，同年代の友人と凝集性の高い集団を形成し，そのなかでの価値観に親の価値観よりも重きをおくようになる．

❷ 発達障害があると，学童期に何が問題となるのか

　発達障害があると，こうした学童期の通常の発達と異なる経過をたどる．認知発達全般の遅れがある知的能力障害では，日常生活におけるさまざまな適応的行動の獲得に加えて全般的な教科学習の進度の遅れが目立つ．自閉スペクトラム症（autism spectrum disorder：ASD）や注意欠如・多動症（attention-deficit/hyperactivity disorder：ADHD）では，同年代の子どもたちと興味を共有し友人関係を樹立・維持することが難しい．ADHD や限局性学習症（specific learning disorder：SLD）では，課題に取り組んでも達成に至る機会が得られにくく，自己有能感が形成されにくい．したがって，発達障害があるのに何の対応もせず一般の子どもたちと同じ環境のなかで漫然と放置していると，学年が上がるにつれて他児との違いがむしろ鮮明になってくる．その違いは客観的な行動所見だけでなく，本人の主観的な違和感となり，思春期に向けて同年代の集団からの疎外感が徐々に形成される．

　知的能力障害や ASD の大半に対して，近年では就学前に対応できる技術的な基盤ができている．ただし，幼児期に問題となるのは言語・身辺自立の遅れ，対人・コミュニケーションの異常，幼稚

園・保育園などにおける集団行動からの逸脱などであり，問題意識の主体は保護者や園の先生である．したがって，問題への対応の方向はどうしても大人の視点からみた問題の軽減，すなわち遅れのキャッチアップや逸脱の緩和に向きやすい．支援者がそのような視点からの支援に偏ったままで学童期に入ると，学年が上がるにつれて本人の問題意識・つらさがむしろ深刻になってくる．すなわち，いくら努力しても学習，友人関係，生活のさまざまな課題達成などにおいて達成感が得られないだけでなく，他児との比較において自分だけが劣っていると感じ始めるのである．学童期になるまで発達障害の特性に気づかれずにいたケースでも，周囲の大人は知らず知らずのうちに通常の発達を基準としてそこに合わせることを求め続けるため，本人の内面では同様の問題意識・つらさが形成されていくことが多い．このような本人が感じるつらさは，他覚的な問題の大きさと必ずしも比例しない．一見ほとんど問題にみえない程度の軽症例で，むしろ違和感が強く，集団参加の意欲が低下して不登校に至るような例は，枚挙にいとまがない．精神医学的には，適応障害，うつ病，不安症などの診断が追加されるケースも出てくる．

　また，就学の時点で発達障害の特性がごくわずかにみえる例（幼児期に支援されて一見問題が軽くなった例や，不注意優勢型の ADHD や SLD のように幼児期には発見が難しい例）では，障害の特性を怠け・ふざけと誤解され，保護者や教師による虐待や同年代の子どもたちからのいじめの対象となることが少なくない．このような虐待やいじめを受け続けている子どもの一部では，情緒不安定で怒りのコントロールが難しいため，いわゆる「キレやすい子ども」との烙印を押されてさらに厳しい虐待を受けるという悪循環に陥るおそれがある．なかには反抗挑発症，さらには素行症と診断されるケースも出てくる．

　以上のように，発達障害のある子どもたちの学童期における問題は，他覚的に感知される発達障害特有の行動所見よりも，本人たちの内面で主観的に生じる二次的な精神症状（いわゆる「二次障害」）が中心となってくることに留意されたい．

③ 複数の特性・障害・問題の併存

　発達障害では，複数の発達障害が重畳することが珍しくない．学童期は，これらが顕在化し，複雑に絡み合ってくる時期である．

　ADHD と ASD との関連については，『精神疾患の診断・統計マニュアル第 5 版』（DSM-5）からは併存診断が可能となった．ただし，安易に何でも併存とみなすことには慎重である必要がある．たとえば ASD の子どもでは，ちょっとでも関心が低い活動になるととたんにきわめて多動になるのに，興味のある活動では並外れた集中力をみせることがある．このような場合には ADHD ではなく ASD のみの診断となる．

　ASD の特性の一部は，他の発達障害が併存すると，その特性が目立ちにくくなる傾向がある．たとえば，ASD のこだわりやすいという特性が，ADHD の併存によって不注意や衝動性によって修飾され，興味のあることであってもこだわりきれずに途中で飽きてしまうことがある．また，ASD の人は通常，視覚的な情報の処理に優れ，耳から入る情報に比べると，文字の読字や書字が比較的得意なことが多い．ところが，ASD でも SLD を併存する場合があり，この場合は ASD であるにもかかわらず，読み書きも苦手というケースが出てくる．

Part 1　総説編／B. 年代別に発達障害を診る

④ 学童期の発達障害の診察

　初診で行っておきたい作業は，主訴，発達歴，既往歴，家族歴，相談・支援経過，および所属集団における活動の様子の情報収集と本人の行動観察および面接である[5].

a. 情報収集

　情報収集では，必要な項目が記載された問診用の用紙を作っておいて，診察に先立って保護者に記入しておいてもらうと，診察をスムーズに進めることができる．学校での様子が家庭とは異なるケースが少なくないため，保護者以外に担任などからも情報を得るよう心がける．担任は同伴が難しい場合が多いので，書面の形で情報提供を依頼してもよい．通知表や連絡帳などに書かれている担任のコメントなども参考になる.

b. 本人の行動観察と面接

遊び

　小学生の子どもの行動観察では，遊びの場面の観察が不可欠である．一人遊び，同年代の子どもと2人での遊び，より大人数での遊び，大人との遊びなどを観察すれば，運動能力，物の操作，対人関係やコミュニケーション，認知発達などの評価もある程度できる．それら以外に観察しておきたいのは，興味の対象である．どのような玩具に興味があるか，好きな玩具で遊び始めたときにどの程度その遊びに没頭するか，遊びから他の活動に誘われたときの切り替えはどの程度スムーズか，そして，玩具で遊ぶことと対人交流をもつこととの注意の配分はどうか，などを観察する.

対人関係

　初対面では，見知らぬ大人に対する反応を観察する．視線がどの程度合うかは重要であるが，よく合うからといって短絡的に異常なしと結論づけてはならない．初対面では視線は合いにくく，慣れてくるに従って徐々に合いやすくなるのが通常である．また，視線がどの程度合い続けるのかも重要な情報である．視線を適度に合わせたり逸らしたりしながら会話をするのが通常である．合ったときの感情の動きにも注目しておく.

　母親など普段最も身近にいる大人に対する反応も観察し，見知らぬ大人に対する反応との対比を把握しておく．慣れない場面で不安を感じたときに親の様子を確認する「社会的参照」[6] や，親との愛着関係[7] を評価する．親が傍らに付き添っている場合，医師が子どもに難しい質問をした際に子どもが親のほうに視線を向けるかどうか，医師の話しかけに対する反応と，母親からの話しかけへの反応とでどのような態度の違いがあるか，などを観察する.

　ASDの子どもでは，口頭の質問に対して無視をしたり答えをはぐらかしたりするような態度をとる場合がある．しかし，具体的な質問項目が書かれた質問紙をあらかじめ用意しておき，筆記用具とともに手渡すと，口頭面接の態度とは裏腹に実に意欲的に記入することが多い．このような口頭と筆記における対人関係の変化も重要な所見となる.

コミュニケーション

　言語的コミュニケーションについては，年齢相応の語彙があるかどうか，どの程度の難易度の言葉かけに対してであれば的確な応答ができるのかを確認する．発音が正確であるかどうか，抑揚などのプロソディは自然であるかどうかなども確認する．また，会話がかみ合うかどうか，年齢に比して難しい熟語などを使っているかどうかなど，発言の内容についても気づくことがあれば記録しておく．

　非言語的コミュニケーションの観察も重要である．自分のほうから誰かに発信する際にどのような非言語的コミュニケーション行動をとるのか，他の人の発するサインに気づき，注目するか，発信と受信がバランスよく配分されているか，などを観察する．

認知発達および学習能力

　子どもの認知機能が年齢に応じて発達しているかどうかを確認することは，子どもの行動観察においてきわめて重要である．学童に対して初診で認知発達を詳細に調べることは難しいため，臨床心理士に依頼するなどして知能検査を施行する．

　さらに，認知発達の水準と学力との間に乖離がないかどうかを確認する．学力不振が主訴の場合，診察の場に通知表や学校のテストなどを持参してもらうとよい．

注意，衝動のコントロール

　人と会話するときに身体をじっとさせていられるか，すぐに気が散らないか，何かを始めたとき，ある程度の時間は続けられるか，などが注目点である．ただし，学校など同世代の子どもがたくさんいる集団場面では不注意や多動が目立つのに，個別の診察場面では比較的落ち着いているという子どももいるので，診察場面で直接観察した情報だけでは十分とはいえない．ADHD Rating Scale（ADHD-RS）[8]（Part 3　発達障害データ集／評価ツール／d．ADHD-RS：p.284 参照）のような評価尺度を用いて学校や家庭での様子に関する間接情報も併用することが望ましい．

感情

　発達水準と状況に応じた自然な感情表出があるかどうか，他者の感情表出にどの程度注目し，共感するかを観察する．

❺ 治療と支援

a. 安心できる環境の保障

　小学生の時期は，生徒が不本意な失敗をしないように保護者や教師がお膳立てすることが重要である．「失敗から学ぶものは多い」との考え方は，発達障害では小学生の時期には極力避けなければならない．発達障害の人たちは，通常の人であれば些細なこととして忘れてしまうような出来事でも詳細に記憶してしまい，それが積み重なると将来フラッシュバックを起こしやすくなる．

　日常の支援において，発達障害の症状の軽減を当面の目標とすることが多少はあってもよいが，

Part 1　総説編／B. 年代別に発達障害を診る

その延長上に将来の症状消失を想定することは厳に慎まなければならない．特に，症状が軽度の子どもでは，ちょっと頑張らせれば症状が軽くなるように見えるため，保護者や支援者が安易に症状消失を目標とする可能性があり，それが後の心理的変調出現の危険因子となりうる．いわゆる定型発達の里程標にとらわれることなく，個々の子どもが安心して生活できる環境をまず保障してから，その安心を保ちつつ無理なくできる範囲で教育的アプローチを導入するのが基本である．

　どのような環境が子どもにとって安心できるかということ自体にも，発達障害の特性が色濃く反映される．たとえば ASD の場合，本人にとってわかりやすいシンプルな言葉だけが聞こえてくるような環境のなかで，暗黙の了解を求められず，必要な視覚的情報が十分に提供されることによって，理解，見通し，そして安心が得られる．

b. 「構造化」による自律スキルとソーシャルスキルの学習

　十分に安心できる環境におかれると，発達障害の子どもたちの学習意欲が飛躍的に向上する．このような学習を促す有効な手法が，いわゆる「構造化」である．構造化とは，その日のスケジュール，その時間にやるべきことの手順，席の配置などの情報を，本人がよく理解して見通しがもてるよう，わかりやすく伝えることである．通常は，口頭による情報伝達は最小限とし，絵や文字などの視覚情報を多用して伝えていく．逆に視覚情報処理が苦手な学習障害の生徒に対しては，他生徒に書面で示している情報を音読するなどして伝える必要がある．

　構造化は，対人関係の基盤もなす．ここで鍵となるのが，自律スキルとソーシャルスキルである．自律スキルとは，自分にできること，できないこと，好きなこと，嫌なことを自分で判断できることであり，生徒たちに身につけてもらいたいソーシャルスキルとは，できないことや嫌なことを他者に相談して手伝ってもらう力である．これらを確実に教えていくためには，他者と合意しながら物事を行っていく習慣を身につけることが肝要である．「合意」とは，誰かの提案に他者が同意することである．提案するためには自律的判断が必要であり，他者の提案に対して同意することは，その提案が自分にとって納得できるものであるかどうかの判断と，他者と自分の意見の照合が要求される．「今，このタイミングでこの内容を提示したら，生徒がやる気になるだろう」と予測できるものを中心に据えて構造化の手法を用いながら情報提示する．もし生徒が強く拒否したら，それ以上は無理強いしない．子どもの側からみると，「この人の提示する情報は，やる気になれることが多い」ということは案外よく覚えている．そこに，独特の信頼関係が徐々に形成される．早期から自分にとって有意義な活動を提案してくれる支援者がたくさんいる状況で育つと，人に対する信頼関係が形成されやすくなる．

c. 適材適所で活用するための「究極の選択」

　どんな人でも，「仕事は正確だが，遅い」などのように，「○○であるが，△△である」と表現できるような特性がある．発達障害の人たちは，この特性の程度が強すぎる，あるいはパターンが珍しいなどの意味で少数派である．誰であれ，いわゆる「適材適所」が最も力を発揮できるが，発達障害の人たちの場合，周囲の人たちが「適材適所」よりもその人の苦手なことを克服させたいという意識を強くもってしまうことが多い．実際にはその逆であり，2 つの対立的な概念のどちらか一方しか選べないとしたらどちらをとるか，という「究極の選択」の発想をもつ必要がある．たとえ

ば，ルールはきちんと守るがまったく融通が利かない人に対しては，つい「たまにはルールを破ることも学ばせたい」などと思うのでなく，「ルールを守るのが得意ならばどのような職業や生活スタイルが適しているか」と考えればよい．

（本田秀夫）

● 文献

1）Piaget J, Inhelder B. ／波多野完治ほか（訳）. 新しい児童心理学. 白水社；1969.
2）Erikson EH. ／仁科弥生（訳）. 幼児期と社会 I. みすず書房；1977.
3）Premack D, Woodruff G. Does a chimpanzee have a 'theory of mind'? Behav Brain Sci 1978；4：515-526.
4）Perner J, Wimmer H. "John thinks that Mary thinks that ..."：attribution of second-order beliefs by 5-to 10-year-old children. J Exp Child Psychol 1985；39：437-471.
5）本田秀夫. 子どもから大人への発達精神医学—自閉症スペクトラム・ADHD・知的障害の基礎と実践—. 金剛出版；2013.
6）Feinman S(ed). Social Referencing and the Social Construction of Reality in Infancy. Plenum Press；1992.
7）Bowlby J. Attachment. Attachment and Loss, Vol 1. Tavistock Institute of Human Relations；1969／黒田実郎ほか（訳）. 愛着行動. 母子関係の理論（1）新版. 岩崎学術出版社；1991.
8）DuPaul GJ, et al. ADHD Rating Scale-IV：Checklists, Norms, and Clinical Interpretation. Guilford Press；1998／市川宏伸，田中康雄（監），坂本 律（訳）. 診断・対応のための ADHD 評価スケール ADHD-RS（DSM 準拠）チェックリスト，標準値とその臨床的解釈. 明石書店；2008.

Part 1　総説編／B. 年代別に発達障害を診る

> **B. 年代別に発達障害を診る**
> # 3.　思春期

❶ 思春期診療のポイント

　思春期の発達障害例の診療は，その障害特性がさまざまに修飾されてくること，併存症の増加，家族からの直接的な支援が難しくなることなどのために，円滑に進めづらいことも多い．ここでは思春期の発達障害の診療について，その留意点などを中心に概説する．

a. 思春期の初診事例

　近年では発達障害に関する就学前，学齢期でのスクリーニングの体制が整備されつつあるが，思春期以降に初診する発達障害の事例もある．初診の時期が思春期となる理由はいくつかある．このような可能性を念頭におくことで，診療が進めやすくなり，見落としを減らすことができるかもしれない．このためにも本人や家族の受診の動機について，それぞれ丁寧に聴き取っておくことが望ましい．

これまでのスクリーニング機会にたまたま陽性とならなかった場合

　偶発的に見逃されている症例もあるが，こうした事例のなかには，健診の未受診例などが含まれていることもあり，家族機能の評価を慎重に行う必要がある．

いずれかの時点で特性に気づかれていたが，養育者や支援者の意向で，支援につながっていなかった場合

　こうした事例ではそれまでの支援により良好な適応が保たれていることも多い．その場合，家族などのもつ障害観に配慮したうえで，慎重に診断，告知を行う必要がある．時にライフステージの進展などに伴う支援者の交代などを契機に，本人や家族にとって不本意な受診となっている場合がありうるため，注意が必要である．

　また，進路選択のための診断書，意見書などの明確なニーズのために初診する場合も散見される．

環境の変化，併存症の出現などにより，増悪がみられた場合

　中学校の環境は，集団の大規模化と画一化が大きく進められ，集団行動への要求水準が上昇するため，自閉症スペクトラム（autism spectrum disorder：ASD）をもつ子どもや一部の注意欠如・多動症（attention-deficit/hyperactivity disorder：ADHD）の子どもにとって，特性が顕在化する契機となることがある．また，この時期に英語領域の限局性学習症が顕在化する場合がある．

　思春期はさまざまな精神疾患の好発時期とも重なり，併存症の出現が契機となって初診につながる場合も多い．また，不登校や素行の問題の出現が受診の契機となり，その背景として発達障害の

3 ●思春期

問題に気づかれることが多い.

　このような経緯で初診する群では発達障害そのものの特性は必ずしも強くない事例も多く，確定診断は容易ではない.

思春期の ADHD 発症？

　『精神疾患の診断・統計マニュアル第 5 版』（DSM-5）においては，ADHD の症状が顕在化する時期として 12 歳未満と規定されており，前思春期に発症することも想定されている.

　これについてはいまだに議論があり，日本の臨床実践とは異なる部分もあるが，それを支持する研究も多く，さらには ADHD の成人期発症の可能性についても議論されており[1]，就学前の発症のみを想定することは保守的にすぎるかもしれない.

b. 初診事例の診断

　思春期に発達障害と初めて診断する事例の診療においては，いくつかの留意点がある.

　乳幼児期の発達歴に関する養育者の記憶，記録が保たれにくいため，正確な診断を行うためには利用可能な記録などを最大限活用すべきである. 初診時には母子手帳をはじめ，育児日記，保育所，幼稚園の連絡帳や通知票などを持ってきてもらうよう依頼することが望ましい.

　また，診断時期が遅れる事例は，障害特性自体が強くない事例も多い. 加えて患者本人の経験や学習によって獲得されたスキルによって，特性がマスクされる場合がある. さらには併存する精神疾患，行動上の問題などのため，発達障害の特性が気づかれにくくなることもありうる.

　こうした発達経過の評価が困難な事例においては，確定診断の際に就学前，学齢期の症例と同じ水準で診断基準を適用すると，臨床的には過小診断となる可能性がある. 特に乳幼児期の発達歴について，後方視的に確認する場合，限られたエピソードから安易に発達障害の可能性を除外すべきではないと筆者は考えている.

c. 診断告知の留意点

　思春期例の診断告知については，慎重に検討を行う必要がある. 本人も養育者も発達障害ではないという前提で暮らしてきた期間が長く，診断告知にあたって自己認知や育児観の大きな組み替えを要することがある.

　特に併存症がある場合，発達障害に関する告知を診断時点ですぐに実施するのかどうかが判断のポイントとなる. 目先の問題に少し見通しがついた段階で，将来の生活の改善，再発の予防などの観点から，障害特性についての説明や発達障害の診断告知を行う方法もある.

　診断告知を養育者から先に行うのか，本人にまず伝えるのか，また本人への告知を医師から行うべきか，養育者などから行うべきかについては，それぞれの事例の受診動機，認知能力，養育者との関係や治療者とのラポール形成などを総合的に判断して決定すべきである. ただこの時期の事例においては，本人が偶発的に診断名を知ることのリスクも考慮のうえ，可能な状況であれば，できるかぎり早期に本人への告知，説明を行うことが望ましい.

d. 思春期の再来診療：発達障害者に特有の思春期の課題

思春期は育児においても，また子どもの心の診療においても，繊細な配慮を必要とする難しい時期である．発達障害をもつ子どもの場合でも，根本において必要な配慮や留意点の多くは定型発達の子どもの場合と共通するが，彼らに特有の課題もある．

自己認知の進展

Erikson によれば思春期，青年期の発達課題は自己同一性の確立であるとされている．発達障害のある子どもでも多くの場合これは同様であるが，やはりその特性に起因する特有の状況もある．

障害特性による得意と不得意の大きな差異や，人一倍の疲れやすさなどによる一貫した自己像の確立の困難，それまでの経験の蓄積や興味・関心の限局に起因する極端な愛好や嫌悪，第二次性徴などの心身に生じる大きな変化と常同的傾向の衝突などが自己同一性の確立に影響を与えうる主な要因となる．

こうした自己認知の進展は将来の進路選択にも重要な役割を果たすこととなるが，発達障害をもつ人にとって，青年期以降の課題への備えとなる同一性の確立は，難しい課題となりうる．診療においても彼らの自己認知の進捗を支援する必要が生じてくることがある．

こうしたなかで，特別支援学校高等部などへの進学は，青年期の課題を先取りする形で思春期に直面する大きな障壁となる．特に中学校の特別支援学級，時には通常学級からの進学となる場合には，本人のもつ自己同一性に十分に配慮しながら，慎重に進める必要がある．

他者視点の獲得

発達障害，特に ASD をもつ子どもでは思春期前後の時期から，自分が他人から常に評価を受けていることを実感し，それが彼らの行動の動機や方法にも影響を与え始めることが多い．

こうした変化は社会参加に向けたさまざまな変化を促すとともに，一方では社交不安の増大や自己効力感の低下につながることもある．

親子関係の変化

思春期にみられるもう一つの大きな変化は養育者との関係の変化である．ただし一部の発達障害の子ども，知的能力障害を伴う事例などでは，こうした自立に向けた葛藤の出現時期は遅くなることもある．

養育者にとっては，定型発達の児童であっても適切な距離感で関わるのが難しいのが思春期である．まして発達障害をもつ子どもの場合，より多くの手助けをしながら養育してきたこと，養育者からみてまだまだできないことが多いようにみえること，子どもの側が接近の葛藤をうまく表現できないことなどが影響して，適切な距離を取っていくことが難しい場合も多い．

医療的支援の一環として，養育者とともに子どもの発達段階を確認しながら，不安に耐えつつも適切な距離が保てるように「子離れ」の支援を行う必要が生じてくる．

対人関係の変化

思春期になると周辺の友人たちの交流のあり方も変化してくる．学齢期後期から始まる変化は，同質性と凝集性の高い関係や集団の形成，異性への関心の高まりや交際の開始，大人や社会への懐疑の高まりなど，多岐にわたる．

このなかで発達障害，特に ASD の子どもは同年齢集団への所属に困難を生じ，孤立を深め，しかもそれに苦痛を感じ始めることがある．こうした状況がいじめや不登校などにつながる場合もある．また，学校生活への適応がうまくいかなかった ADHD の子どもの一部は，学校内外のいわゆる非行少年集団への所属を求めることもある．

こうした変化により，この年代の養育者との関係の変化も相まって，家庭や学校での対応や支援が難しい状況になることも多い．時には入院を含む濃厚な医療的介入や医療主導によるソーシャルワークによって児童福祉資源の動員などが必要となる場合もある．

❷ 併存症と「二次障害」

a. いわゆる「二次障害」

発達障害をめぐって「二次障害」という表現が，一般にはよく用いられる．この用語は発達障害をもつ子どもが，生活のなかで生じるさまざまな困難や周囲の不適切な対応などのために，二次的にうつ状態や強迫症状などを呈することを指している．また，明白な精神疾患までを生じなくとも，自己評価の低下や，周囲の働きかけを被害的，迫害的に解釈しがちになる傾向が現れてくることなども含めて呼ぶ場合もある．しかし，このいわゆる「二次障害」には，明確な定義もなく，障害そのものに起因する問題や，リスク要因を共有した，あるいは偶発的な精神医学的併存症からはっきり区別することは困難である．

統合失調症スペクトラム障害，双極性障害などをはじめとして，思春期は多くの精神疾患の好発時期である．ASD，ADHD などは，こうした疾患と遺伝学的リスクを共有しているとも考えられ，発症のリスクを常に念頭において，診療にあたる必要がある．

医療に対するニーズとしては，精神疾患への対応がまず求められるが，思春期に顕在化してくる困難全般を視野に入れて対応する必要がある．詳細については「Part 3　発達障害データ集／6. 疫学／c. 他の精神障害・身体疾患との併存」（p.221）も参照されたい．

b. ASD の併存症

思春期の ASD の診療において，留意すべき併存症は多い．思春期年代（9〜16歳）の ASD の子どもの併存症の数を調べたイギリスの研究では，併存症がみられなかった児童はわずか29%であり，30%の児童には1つの，17%に2つの，24%には3つ以上の併存症がみられたという[2]．

なかでも留意すべきは統合失調症スペクトラム障害の疾患の併存である．若年発症の統合失調症では先行する発達障害が多いとされているが，短期精神病性障害，統合失調症様障害などもまれならずみられ，精神病性障害の生涯有病率は10%を超えるとする研究もある[3]．また，双極性障害の併存も少なくないが，うつ病や抑うつを伴う適応障害の出現もしばしばみられる．

併存率の最も高いのは不安症であり，単一恐怖が多いが社交不安症などもよくみられる．強迫症の併存も多く，常同的・反復的行動との鑑別に困難を要する．

c. ADHD の併存症

ADHD の子どもにも多くの併存症がみられる．臨床的にしばしば問題になるのは，破壊的行動障害（反抗挑発症，素行症）であり，これを主訴として受診する症例で背景にある ADHD が発見されることも多い．また，不安症や抑うつなどの内在化障害の併存も多い．こうした併存症が仲間関係に与える影響なども大きく[4]，併存症の診断，治療は社会的機能の観点からも重要である．

d. 併存症の治療

発達障害と他の精神疾患が併存する場合の治療法に関する実証的な研究は乏しい．このため多くの場合，発達障害の非併存例と同様の治療法が選択される．

筆者は併存症の治療において，発達障害の有無によって最も異なるのは，リハビリテーションとその後の再発予防のための疾患教育と環境調整であると考えている．発達障害の特性を考慮に入れた計画が必要となる．

e. その他の二次的な障害

いわゆる「二次障害」には必ずしも狭義の精神疾患のカテゴリーには該当しないものも含まれる．それらのなかにも診療上念頭におくべき状態像が含まれる．必ずしも医学的な治療とはならないが，適切な課題の設定や環境の調整，自己認知の支援などを通じて緩和を目指すことになる．

障害特性の増悪

ASD の場合，思春期以降，著しい理念への傾倒が生じることがある．これは不安を背景とすることもあり，進路選択や友人関係のもち方，食品の安全性や政治的な課題など，さまざまな事項に関して「○○でなければならない」という思いが強くなり，必ずしも適応的でない行動につながる．これは彼らの字義通り的に受け取りやすい傾向や他者の視点を取り入れて物事を相対化しにくい傾向などが背景にあるが，周囲がそれを強化していることも多い．また，生活全般の負荷が大きいと，よりいっそうこうした理念への傾倒につながっていく．

また，一部の子どもでは感覚過敏の増悪やメルトダウンの慢性化がみられることがある．多くは不快な体験の蓄積などを背景として，予期不安的に感覚刺激や欲求不満場面などへの反応が増大し，制御しがたいかんしゃくなどにつながる．

ADHD の子どもでは，遅延報酬の獲得に失敗する経験を重ねることを通じて，ますます遅延報酬割引率が上昇し[5]，努力を避け，利那的な楽しみを得ることに傾倒することもある．

不適切な経験や学習の積み重ねや，彼らにとって過酷な環境で長く過ごすことは，このような障害特性自体の増悪につながることがある．

嫌悪や回避

発達障害の子どもは，その生活のなかで不快な経験をすることが多く，さまざまなもの，場所，

活動などを嫌悪するようになってくることがある．特にASDの子どもの場合，感覚の過敏性や記憶力のよさも相まってこの傾向は顕著となる．また，嫌悪に基づく回避が，生活上の妨げになったり，経験や学習の蓄積から遠ざかることにもなる．

自己効力感，自己肯定感の低下

彼らが人生のなかで経験するさまざまな失敗体験の積み重ねは自己効力感の低下につながることがある．自己認知が適切に支援されていない場合，この自己効力感の低下は客観的な評価とかけ離れて進み，広がることがある．

また失敗を批判，叱責されること，周囲から能力のみを尺度に評価されること，虐待やいじめなどの経験を重ねることは，自己肯定感の低下につながる．

不登校への対応

こうした二次的な障害が顕在化する一つの形が不登校である．発達障害をもつ子どもの不登校は背景に双極性障害，不安症などの併存症がある場合もあるが，その他にも，① 登校する動機の不足，② 登校を回避する理由の存在，③ 疲労の蓄積，などを考慮する必要がある．

特にASDの子どもでは子どもの集団への参加が登校動機とならない場合があること，学校での活動に興味，関心をもてない場合があることなど動機の不足に起因する不登校がみられることがある．また，学校での失敗体験の蓄積や頻回の叱責・体罰，いじめや孤立の経験は登校を回避する理由となる．多くの発達障害の子どもは周囲が「できる」と評価している活動でも，その「燃費」が悪く，通常以上の消耗，疲労を伴い，これが不登校の要因となっていることもある．

不登校への対応にあたっては，併存症の診断，治療に加えて，その背景に応じた環境調整が必要となる[6]．

（吉川　徹）

● 文献

1) Caye A, et al. Life span studies of ADHD-conceptual challenges and predictors of persistence and outcome. Curr Psychiatry Rep 2016：18(12)：111.
2) Simonoff E, et al. Psychiatric disorders in children with autism spectrum disorders：Prevalence, comorbidity, and associated factors in a population-derived sample. J Am Acad Child Adolesc Psychiatry 2008：47 (8)：921-929.
3) Buck TR, et al. Psychiatric comorbidity and medication use in adults with autism spectrum disorder. J Autism Dev Disord 2014：44(12)：3063-3071.
4) Becker SP, Luebbe AM, Langberg JM. Co-occurring mental health problems and peer functioning among youth with attention-deficit/hyperactivity disorder：A review and recommendations for future research. Clin Child Fam Psychol Rev 2012：15(4)：279-302.
5) Sonuga-Barke EJS. The dual pathway model of AD/HD：An elaboration of neuro-developmental characteristics. Neurosci Biobehav Rev 2003：27(7)：593-604.
6) 齊藤万比古（編）．発達障害が引き起こす不登校へのケアとサポート．学研プラス：2011.

Part 1　総説編／B. 年代別に発達障害を診る

B. 年代別に発達障害を診る
4. 青年期

① 発達障害臨床と青年期

　青年期は，成人期への移行期であり，思春期を抱合し，おおよそ10歳代から20歳代を指す．青年期について，Erikson[1] は自我同一性の危機を通じて自己判断と自己決定が求められると述べ，Havighurst は，両性同年輩の仲間とのより成熟した関係，大人からの感情的独立，職業・結婚の準備などの10項目を発達課題としてあげている．

　発達障害，自閉症スペクトラム（autism spectrum disorder：ASD）の基本的な特徴は，生涯を通じ共通している．しかしながら，青年期には，個人個人の個性に加えて，それまでの経験による影響が一人ひとりの違いとなって現れる．思春期以降に始まる変化は，身体的な変化以上に精神的な変化において個人差が大きい．思春期に気づかれることの多い精神症状や行動上の問題は，青年期にはより深刻な問題へと変化することも少なくない[2-4]．

　青年期の支援は，何よりも本人の意志と動機（motivation）が重要となり，それらは保護者や教育担当者の意向や解決したいことと異なることも少なくない．思春期までの支援者は，保護者の意向に依拠するところが多く，保護者自身や保護者が選んだ医療・心理専門家，教師などである．一方で，思春期・青年期以降のサポーターは，前述自我同一性・大人からの感情的独立といった青年期の発達課題もあり，本人が主体的に求めた相手へと変化する．

　青年期の発達障害者で医療機関を受診している者を，受診経緯から分類すると，
① すでに発達障害に基づいた診療や支援がある場合
② 青年期までには診断されず，青年期になって発達障害と診断された場合
に大別される．さらに①は，①-1 継続して受診している者，①-2 中断した診療や支援を再開する者などがいるだろう．①-1 は，支援の必要性が明確な青年や共感的で熱心な保護者に多く，①-2 は行動規範の明確な学童期に特別な支援が不要になった（と思われた）り，特別支援教育のなかで一定の安定を得たのちに社会参加に伴って再び受診する場合（例：年金や自立支援サービス利用）である．また，学校卒業後，社会参加するなかでひきこもりやうつ状態などの問題を併存し再受診につながる場合もある．

　②には，②-1 本人に受診動機がある場合，②-2 家族にニーズがある場合，②-3 行政や司法からの判断による場合，などに分けられる．いずれの場合も少なくとも現状に何らかの生活上の困難が生じていることがほとんどである．本人が主体的に相談する②-1 の場合，本人に受診動機があり，信頼できる保護者あるいは相談者が存在することが多く，診療や相談は周囲の支援者の協力も得ながら進めることができる．しかし，そのようなケースでも，発達障害評価に必要な生活背景や発達期の病歴を得るためには労力と工夫が必要なことが少なくない（本章「B. 年代別に発達障害を診る／3. 思春期」〈p.72〉参照）．他方，受診動機はあるものの，家族あるいはそれまでの支援者と

78

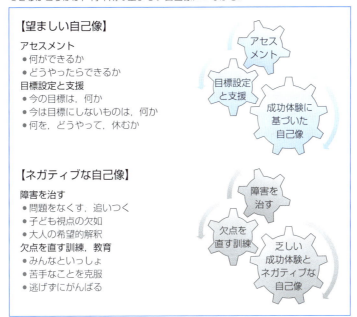

図1 アセスメントに基づいた支援の意味
幼児期学童期に，アセスメントに基づいた支援の結果として成功体験を積むことができるかどうかが，青年期の望ましい自己像につながる．

の関係に軋轢が生じ，周囲から孤立して受診する場合も少なくない．こうした場合，本人の特性や適性と周囲からの要求にずれが生じていることが多く，その調整が必要であったり，また客観的に本人の特性や能力をとらえる必要があるが，その情報が得られにくかったりすることも多い．

②-3の場合には，相談担当者が発達障害の専門であることはまれであり，一般精神科医や保健福祉関係者に，さまざまな発達障害の類型の知識が欠かせない．たとえば，行政サービス窓口で弁は立つのに通常の説明で誤解が頻発する，こだわりなどの発達特性のために近隣トラブルを繰り返す，常識では理解困難な動機で触法行為を繰り返す，といった言動が，発達障害と関連していることがありうるであろう（本章「C．周辺の問題／8．非行・触法への取り組み」〈p.139〉参照）．

発達期に適切な支援を受けたことがないままに，本人の努力を強いられてきたケースでは，自己認識が乏しく，本人の相談スキルも乏しいため，助言や提案の受け入れが難しいことも多い．このような場合には，診療や相談の導入を特に慎重に行う必要がある（図1）．周囲の支援者と面談できる場合，周囲の支援者の特性理解を促進していくことも改めて重要となる．

❷ 診察について

青年期において，受診・相談までの経緯がケースによって大きく異なる．保護者や支援者に受診動機のある場合も，本人からまず話をきくことは当然である．発達障害が疑われるようなケースでは，学歴や知的水準とはそぐわないコミュニケーションスキル障害のある可能性を考慮し，慎重に初回面接を行う．「自分はアスペルガーだと思う」などと語る場合に，なぜそう思うのかを具体的に尋ねる必要がある．日常生活のルーティン，スケジュールを具体的に聞き取り，なぜそうしている

のかを尋ねることから，本人の自覚していない認知や行動特性が認められることは少なくない．コミュニケーション自体の負荷や緊張の高い青年には，質問紙への記入，知能検査のような定型的で構造のある場面のほうが，パフォーマンスのよいことが少なくない．面接導入時に，構造化を意識した面接の目的や時間枠の明示をすることにより，相談者の負担を減らしてよりよい面接となることがある．枠組み（structure）や視覚化が有効であることは，診断評価のため，さらに支援のために，役立つ情報となる．

　本人の叙述は，発達障害の認知特性に基づいた主観的体験であり，しばしば客観性に乏しい．本人の苦痛や苦労に共感と敬意を払いつつ，家族や職場などの客観的な情報を得ることが望ましい．青年期以降では発達歴聴取が難しい場合があるが，母子手帳や成績表，連絡帳などの過去資料を本人や家族と一緒に確認することで，特性を示唆するエピソードが得られることは少なくない．日本版M-CHAT（Modified Checklist for Autism in Toddlers）やPARS-TR（Parent-interview ASD Rating Scale-Text Revision）（Part 3　発達障害データ集／11．診断・評価ツール／スクリーニングツール；p.250, 255 参照）の必須項目は早期発達歴の確認に有用である．まったく情報が得られないこともあるが，同胞の出生・入園入学・引っ越しなどの節目を意識した聴取をすることにより発達早期のことを思い出す保護者もいる．ごっこ遊びや好きだった遊び，生活スキル（トイレトレーニングや食事，忘れ物や提出物）について聴取する．子どもの好んだ遊びや生活スキルは，保護者や本人が覚えていることが比較的多く，発達障害との関連の高い情報が得られることがある．家族面接から得た情報は，本人の了解のもとに扱うことに留意する．

　2回目以降の面接で，「どうですか」といった漠然とした質問に答えにくい青年では，よりシンプルな質問（例：「話すことがありますか」）がよいこともある．本人の話が，関心ごとについての一方的な説明や，型通りの報告であっても，確実にコミュニケーションすること自体が，治療的な面接となる．その日の面接の要点を書いて渡すことで，より建設的な治療関係を作ることもあるだろう．面接の基本である当事者の動機やメリットが見失われ，特性を考慮しない問題解決だけに焦点があたることのないよう，担当者は注意すべきである．

❸ 診断

　初診時の診立ては，診断名の有無だけではなく多面的に行う．発達障害診断の有無，てんかん・チック・カタトニア症状併存，精神科的病態の有無，生活状況や人的社会的環境についてもアセスメントする．診断・評価については，原則として本人（と家族）に伝える．本人と支援者が特性や状態を理解し，適切な目標と具体的・現実的な方法を考えられるよう支援することが，診断・評価の目的である．とはいえ，治療関係の成立していない時点で，支援につながらないような状況で診断名だけ伝えるのはメリットが乏しく，むしろデメリットが勝る場合もあるため，そのクライアントにとっての診断することの意義をよく検討したうえで伝える内容，伝える時期，伝え方など検討する必要がある．なかには受診理由を「診断希望」と述べる者もいるが，その背景には生活上の困難があっての受診であり，そのような場合であっても，困難さへの支援があって初めて診断することの意義が生まれる．詳細は以下，また本章「A．総論」（p.2）を参照していただきたい．

❹ 自己認識と診断・特性説明（告知）

　定型発達の場合，自己認識をもとにして自分に合った生き方を選択するときには，同年代の仲間（ピア〈peer〉）の存在と社会との接点が重要である．しかし，ASD をはじめとする発達障害の人々は，ピアとの情報共有や共感的な関わりが少なく，ピアとの交流に大人のサポートが介在したり，大人との関わりが多くなりがちである[5,6]．その相違の理由を明らかにして，彼らがポジティブな自己像を育むためには，診断・特性説明が重要な役割を果たす．

　Atwood[7] は，子どもへの診断説明は，健全な自己認識を育み，サポーターとの協同参加のために非常に重要であると述べ，その前段階としての子どもが自己と他者の差異を認識するための支援についても言及している．吉田[8-10] は，情報の受け渡しを媒体として子どもの自己理解を深め自尊感情を維持する治療的関与を心理学的医学教育と呼び，診断告知はその 1 つの段階であること，日常臨床において具体的支援による困難の改善と自己理解の助けとなるようなキーワードの意図的な提供が告知の準備として有用であると述べている．

　本人への診断・特性説明（告知）は，本人のアセスメントに基づいて，支援の一貫として行われることが望まれる．障害名を伝えて本人の反省を促す，障害を知って覚悟を決めさせる，といった本人視点を欠いた一方的な告知は，当然の帰結として当事者の混乱を招く．診断説明にとどまりその後の支援が継続されなければ，本人にとって診断が意味あるものとはならない[11,12]．

　社会性の障害が問題となる ASD では，青年自身の自己認識の個人差は非常に大きい．知的に非常に優れた大学生が，自己や客観視（内省）や他者視点を理解できないこともある一方で，特別支援学校高等部に進学する知的能力障害を合併する ASD の中学生が自己の能力（できること）を正確に把握し，現実的な社会参加を計画していることもある．知的な遅れのない ASD の子どもたちは，8〜12 歳頃に周りとの違いを自覚することが多い．自己理解には，一定の知的能力，一定の社会性とともに，成功体験と健全な社会的体験や人間関係が必要である．

❺ 相談スキルと自己管理スキル

　自己決定と自己管理スキルは，幼児期学童期の発達段階を経て，青年期に完成されることを期待されているスキルである．ASD をはじめとする発達障害の青年にとって，「自分の現状と能力を，客観的に認識すること（ただし，その程度は一人ひとり違う）」に基づいた相談スキルと，「自己管理スキル（学業や仕事，余暇や外出，日常生活スキル）」が重要である（図 2）．自己管理スキルの具体的な目標は，おのおのが身につけたスキルレベルやサポート環境によって大きく異なり，注意欠如・多動症特性や実行機能（executive function）困難が影響する．

　相談スキルは，相談場面だけで発揮される能力ではない．ASD の場合，社会性や実行機能の問題ゆえ，次のようなスキルが困難なことがあると筆者は考えている．

① 相談継続が必要だという自覚

② 相談のための時間や労力を優先的に確保する決心

③ スケジュール調整スキル

④ 相談のための情報提供

図2 自己決定・自己管理と発達段階

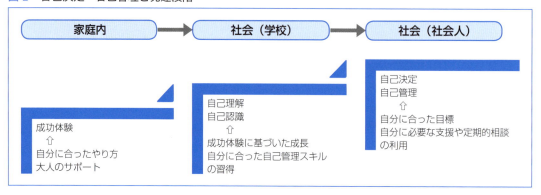

⑤ 連携の重要性の認識
⑥ 提案を受け入れ助言を忖度するスキル
⑦ 相談の結果を報告できるスキル

　高機能で活動的な青年においても，これらのうちのいくつかにサポートの視点が必要なことがある．

⑥ 社会のなかの自己理解

　周囲の大多数の人々とは異なった社会性やスキルがあると自覚することは，彼らの社会生活に大きく影響する[13,14]．たとえば義務教育終了後，あるいは高校卒業後などのように，学校・職場・所属先を選ぶことができるというメリットは，同時に，それまで学業や規範ある学生生活に取り組んできた受け身的な当事者を混乱させるデメリットとなることもある．つまり，他者とは異なった社会性やスキルがあり，それはどういった環境に適しているかの理解が不十分であれば，本人に適切とはいえない所属先を選んでは失敗するということを繰り返す場合もありうる．こういったケースに対しては，現状でうまくいっている生活場面を認識すること，うまくいきそうな社会的場面から慎重に試すことを，具体的に相談・整理すべきである．可能性のありそうな居場所を矢継ぎ早に試すことが，本人の現状を否定するメッセージとならないように留意すべきである．

　青年期に友人との関係を維持するためには，一方的ではなく相互的な役割を果たすことが求められ，その関係に，保護者や教師・上司が（利害関係なしに）立ち入ることはできない．集団に所属するためには，ルールの遵守と自己管理が求められる．その人の社会スキルと自己管理スキルを正しく評価し，スキルアップそのものよりも，安定した対人関係のために集団や相手，活動を選択・限定することが望ましいこともあるであろう．多くの対人交流はなくとも，一定の生活能力があり安定していることを目標とすることが合っている場合もある．対人交流があっても，いじめや虐待のような不当な対人関係が長期間続いたり，対人トラブルを繰り返す場合，問題の解決には継続的な多機関の連携による支援が必要である．こういった状況を防ぐためにも，図1に示したようにポジティブな自己像のための青年期に至るまでの支援が大きな意味をもつ．

（蜂矢百合子）

● 文献

1）Erikson EH. Childhood and Society. W. W. Norton & Co；1950／仁科弥生（訳）．幼児期と社会 I．みすず書房：1977.

2）本田秀夫ほか．発達障害の人たちの支援に関わる専門家のための研修テキスト　成人期編．平成24年度厚生労働省障害者総合福祉推進事業；2013.
https://www.pref.yamanashi.jp/kokoro-hattatsu/documents/text5.pdf

3）近藤直司（代表）．青年期・成人期の発達障害者へのネットワーク支援に関するガイドライン．厚生労働科学研究　障害者対策総合研究事業（身体・知的等障害分野）；2011.
http://www.rehab.go.jp/ddis/発達障害に関する資料/ガイドブック・マニュアル/保健・医療/?action=common_download_main&upload_id=616

4）内山登紀夫（代表）．青年期・成人期発達障害の対応困難ケースへの危機介入と治療・支援に関する研究．厚生労働科学研究　障害者対策総合研究事業（精神神経分野）；2015.

5）Sedgewick F, et al. Gender differences in the social motivation and friendship experiences of autistic and non-autistic adolescents. J Autism Dev Disord 2016；46：1297-1306.

6）Orsmond G, Kuo H. The daily lives of adolescents with an autism spectrum disorder：Discretionary time use and activity partners. Autism 2011；15：579-599.

7）Atwood T. Chapter15 Frequently asked questions. 2. Should you explain the diagnosis to the child?, 3. When and how do you explain the diagnosis? The Complete Guide to Asperger's Syndrome. Jessica Kingsley Publishers：2008. pp330-334.

8）吉田友子．自閉症スペクトラムを告知するということ．精神経誌　2013：115（6）：616-622.

9）吉田友子．本人への説明─支援としての診断名告知．ペック研究所 iPEC.
http://i-pec.jp/kodomohenokokuchi

10）吉田友子．自閉症・アスペルガー症候群「自分のこと」のおしえ方　診断説明・告知マニュアル．学研；2011.

11）Jones G. Giving the diagnosis to the young person with Asperger syndrome or high functioning autism：Issues and strategies. Good Autism Practice Journal 2001：2：265-274.

12）Kirby AV, Dickie VA, Baranek GT. Sensory experiences of children with autism spectrum disorder：In their own words. Autism 2015；19：316-326.

13）教職員のための障害学生修学支援ガイド（平成26年度改訂版）第6章発達障害．日本学生支援機構；2015.
http://www.jasso.go.jp/gakusei/tokubetsu_shien/guide_kyouzai/guide/hattatsu_shougai.html

14）訓練・学習の進捗等に特別な配慮が必要な学生への支援・対応ガイド（実践編）．独立行政法人高齢・障害・求職者雇用支援機構職業能力開発総合大学校基盤整備センター障害者職業総合センター；2015.
http://www.tetras.uitec.jeed.or.jp/database/download/

Part 1　総説編／B. 年代別に発達障害を診る

B. 年代別に発達障害を診る
5. 成人期

① 成人期とは─成人期の発達障害の諸課題

　発達障害の人にとって成人期の課題は非常に多い．まず，親や家族からの自立があげられる．一般的には就労し，自分で収入を確保し，親の元を離れて居住し，地域社会で生活していくことが期待される．さらに，パートナーをもち，結婚し，子育ても期待される．思春期以降に精神科的合併症が増えてくるが，成人期にも精神科的合併症は多く，さらに身体的合併症やいわゆる成人病（生活習慣病）の管理も課題になる．中年期になれば，自分の親を介護したり看取ることも増えてくる．一方では，学校のような常時関与する機関はなくなり，子どもの頃と比べて支援サービスは質・量ともに低下してくる．メンタル面の医療については精神科医が支援をすることが必要になるが，発達障害を理解している成人精神科医は少なく，デイケアやアウトリーチなどのサービスも発達障害を対象にしたサービスはごくわずかであり，発達障害というだけで，支援対象にしない医療機関も多いようである．従来，発達障害についての検討は主に児童，青年期についてされてきた．成人期の研究は少なく，支援ニーズについても十分には明らかにはなっていない．

　このようにみてくると，成人期の発達障害の支援体制については児童期以上に課題が多いことは明らかであろう．

② 成人期発達障害の疫学

　自閉症スペクトラム（autism spectrum disorder：ASD）の成人期を対象とした地域ベースの疫学研究はイギリスのものしかないようであるが，1,000 人あたり 9.8 人（95% confidence interval, 3.0-16.5）[1] と報告されている．それによると，成人期の ASD の有病率は 1% 程度であること，多くの成人期の ASD の人は孤立的な生活をしており，十分な臨床心理的，医療的，福祉的支援がなされていないことが指摘された．Balfe ら[2] が行ったイギリスの地方都市での成人の ASD 有病率調査では，13 歳以上で確実に高機能 ASD と診断されている事例は 1,000 人に 0.24 人で，60 歳以上では 1,000 人中 0.03 人と年代が高くなるにつれて少なくなると推定された．この調査は方法論的に厳密ではないが，高齢になるにつれて ASD 特性は目立たなくなる可能性を示唆している．

　一方，成人期の注意欠如・多動症（attention-deficit/hyperactivity disorder：ADHD）の有病率は 2.5% と推定されており[3]，成人期にも ADHD 症状が持続することが明らかとなっている．

③ 成人期事例の調査から[4,5]

　筆者らは日常臨床において成人期の発達障害も継続的に診察しており，それとは別に成人期の

ASD，ADHD の人の支援ニーズを当事者に丁寧に聞き取ることで把握する調査を継続的に行っている．成人期の診療では当事者の訴えに丁寧に耳を傾ける必要性が高い．以下にこれらの調査結果から支援ニーズについて要点をあげていく．

診断をめぐる課題

2013 年に改訂された『精神疾患の診断・統計マニュアル第 5 版』（DSM-5）では ASD の診断基準に「社会的要求が能力の限界を超えるまでは症状は完全に明らかにならないかもしれないし，学習した能力によって隠されている場合もある」と注記されている．このような記載がされたのは思春期などの発達後期や成人期以降に初めて診断される事例が少なくないことが背景にある．それらの ASD 症例の多くは知的障害のない正常知能例である．

われわれの調査でも，診断については，発達期に専門家に相談したにもかかわらず発達障害の存在が否定された事例が多いこと，医療機関によって診断が異なることへの不満や混乱，診断に関する説明が乏しいことや明確に診断を伝えられなかったことへの不満を訴える人が多い．20 歳以降に診断が下された事例の多くが発達期に教師やスクールカウンセラー，小児科医などへの相談歴があった．診断が遅れる理由については，医師の発達障害概念の狭さ，当事者や家族の医療サービスにアクセスする意識の乏しさなどが関係していた．

発達障害の子どもの相談を通じて自己の発達障害特性に気づいた親は少なくないが，子どもの支援者の多くが「子ども専門」であり，父母に発達障害特性を見出しても診断や評価を促すことに躊躇しているうちに虐待などの問題が事例化して初めて精神医学的評価を受けた事例もあった．その他，触法行為などで警察や弁護士，裁判所などが関与する過程で，弁護士などが発達障害を疑い診断につながる事例もみられた．

成人期の発達障害の課題は，児童期にいかに正確に診断し，きちんと親と本人に伝えるかと，成人期に初めて受診した場合に発達障害を見逃さないように診断する方法の 2 点から考察する必要がある．

発達障害の診断の方法は，成人期であっても児童期と基本的に同様であり，発達歴を丁寧に聞き取り，現在の状態を把握することである（本章「A．総論／2．診断・評価の進め方」〈p.37〉参照）が，本項では特に成人期以降の診断について留意することを記載する．

成人期の診療における発達歴の把握

発達障害を疑った場合には，たとえ成人であっても，親から発達期の情報を聴取することが大切である．発達歴を聴取する過程で患者の過去の発達障害特性の有無や程度を確認する．ASD であれば幼児期から何らかの障害特性があるはずであるし，ADHD であれば多くの場合小学校年齢で特性が明らかになる．たとえば幼児期に ASD の所見がないことが確認されたとしたら，その人は ASD ではなく，別の障害や疾患である可能性が非常に高い．したがって，鑑別診断のためにも発達期の情報が重要になる．

筆者の経験では成人期まで診断がついていない事例でも，PARS-TR（Parent-interview ASD Rating Scale-Text Revision）の幼児期ピーク得点が 20 点以上であったり，DISCO（Diagnostic Interview for Social and Communication disorders）の Part 2「2 歳までの発達」を評定するパー

トで何らかの所見が得られる場合が大半である[6]（PARS-TR については「Part 3　発達障害データ集／11.　診断・評価ツール／スクリーニングツール／c.　PARS-TR」〈p.255〉，DISCO は「同，診断ツール／b.　DISCO」〈p.261〉参照）．

過去に精神科医や臨床心理士に相談しているのに ASD の疑いがもたれなかったのは，発達歴の聴取がされていなかったことも一因であろう．

発達歴を聞き出すことは，上記したような診断の見逃しを減らすためにも必要である．発達歴の聴取を重視することは成人精神科医が発達障害診療に取り組む際に障壁を高くするという意見もある．現在の症状を把握することで適切な治療が行えるのならそれでよいが，果たしてそうであろうか．強迫症状を例にあげれば，児童期からある症状と成人期になって初めて出現した症状では治療法や治療反応性が異なる．発達障害臨床に必要な発達に関する知識は膨大というわけではなく，発達歴の要点を聞き出すことはそれほど難しいことではない．精神科臨床の場には発達障害の人は少なくないのであり，一定の知識をもつことは成人の支援者にとっても必要であろう．たとえば，PARS-TR の幼児期ピーク評定や DISCO の Part 2「2 歳までの発達」の項目だけなら 20 分程度で可能であるし，研修を受けた看護師や心理職に依頼してもよい．最低限の発達歴を系統的に聞き出すには有用なツールである．

現在症の把握

知的能力が高い人の場合は，直接観察のみで診断が可能なことは多くなく，診察室の観察や問診のみでは診断に必要な情報が得られないことがある．特に微妙な社会性障害は大学生ではクラブ活動や異性関係，職場の同僚などの関係で現れやすいために本人や家族から職場や家庭などの様子を聴き取ることが大切である．

前述した PARS-TR には幼児期ピーク評定とともに現在の状態について聞き出す項目があり，発達障害の臨床に必要な情報の要点は得られるようになっている．

スクリーニング尺度

質問紙形式のスクリーニング尺度は，外来の待ち時間などに本人や家族に記入してもらうことができ，ASD や ADHD の可能性がどの程度あるかを判断する際の補助ツールとして利用できる．日本で成人に使用できるスクリーニング尺度には，自閉症スペクトル指数（Autism-Spectrum Quotient：AQ）や CAARS（Conners' Adult ADHD Rating Scale）（「Part 3　発達障害データ集／11.　診断・評価ツール／スクリーニングツール／b.　質問紙（AQ，SRS）」〈p.252〉，「同，評価ツール／f.　CAARS 日本語版」〈p.290〉参照）がある．これらツールは外来の待ち時間などに記入を依頼し，診察の際の補助的な情報として活用できる．

発達障害と自己診断して受診する患者について

成人期には発達障害と自己診断して受診をする患者が増えているように感じる．受診者の多くが ASD や ADHD と自己診断をしている．多くの人はインターネットのサイトで自己記入式のスクリーニングツールを使用して自己判断する．また，配偶者などの家族が診断して受診を勧めることも多い．このような自己診断が正しいとは限らないことはいうまでもない．特に ADHD と自己診

5 ●成人期

断する人の一部にメチルフェニデートなどの中枢神経刺激薬の入手を目的としていることがあるので注意が必要である.

支援方法があることの確認

　成人期になって初めて受診する人でも，その人が発達障害であるならば発達期から症状があるはずである．患者のなかには自らの ADHD 症状を強調することもあるが，そのような人のなかには，ADHD 症状よりも ASD 症状のほうが目立つこともあることに注意したい.

　ASD の場合は，統合失調症や気分障害とも，ADHD とも異なり，基本症状をターゲットにした薬物療法は存在しない．しかしながら，ASD には特有の認知特性があり，その特性を周囲が理解するかしないかで彼らの社会適応や生活の質（QOL）には大きな影響がある．ASD や ADHD の特性は，その人の生活場面全般に影響を与えるし，さまざまな支援手段がある．したがって，たとえ成人期であっても発達障害を診断することは重要であり，「手遅れ」だから意味がないということではない.

　発達歴や現在の状態を聴取する際には，DSM や ICD の診断基準のみでなく，日常生活における困難や患者の長所や興味のあり方などを含めた全体像を把握するように努める．家族が同席のうえで聴取するときは家族が知らない学校や会社での出来事が面接場面で明らかになることも多く，問診の過程で家族の患者の状態への理解が深まることも多い.

診断や特性の当事者への説明

　診断については，医師の考えや経験によってある程度意見が分かれるのはやむをえないかもしれない．しかしながら，非常に典型的な ASD の場合も，前景にある「うつ状態」などの精神科的症状のみが診断される事例が少なくなかった．また，当事者が発達障害の可能性について医師に問うと発達障害の概念そのものを否定されたなどといった陳述もあった．診断名は告げられても患者や家族が知りたい障害特性の説明はなかったとか，心気的症状を訴えると今後の受診を拒否されるなどの医師のサービスのあり方に疑問を投げかける当事者や家族が多かった．さらに多くの事例が発達期にスクールカウンセラー，教育相談所などで相談歴があったことから，成人期まで診断が遅れないためには，医師だけでなくスクールカウンセラー，学校関係者の理解を深めることが必要であろう.

支援をめぐる課題

行政サービスの活用

　専門的サービスの不足については，「どの行政サービスが利用可能なのかわからない」「行政の窓口職員の対応に不満で利用したくない」などに加えて，障害基礎年金などの基本的な福祉サービスの存在も知らない人が多いことがわかった．また，行政の窓口のスタッフや専門家が発達障害の知識が不十分であるという不満が聞かれた.

　本書でも詳述されているように（Part 3　発達障害データ集／1．法制度／2．福祉制度（学齢期）／3．福祉制度（成人期）；p.200, 206, 209 参照），十分とはいえないまでも発達障害のサービスはさまざまある．ただ，歴史的な経緯もあり，サービス体制が複雑であり，特定の当事者にどのサービスが利用できるか必ずしも明確でない．また，発達障害の人の多くが，行政の窓口などで自分に

87

必要な支援を説明することが苦手であり，適切な行政サービスを得られないことが多い．専門的サービスについてはサービス機関の利用に必要な行政手続きの段階で断念する人の多いことなどが課題である．行政の窓口でサービスを利用しようとしたら担当者から「あなたが障害があるとは，どうしても思えない」と否定されたとか，就労支援会社のサービスの質の低さを指摘する事例が多くみられた．サービス提供者の知識や技術の向上が求められる．

日常生活の支援の重要性

発達障害の人の困難の多くが，日常の生活のなかで出現する．当事者から語られることが多かったのは，実行機能と感覚過敏の問題であった．実行機能の問題については，掃除・片づけの困難や家賃や光熱費の滞納，買い物の困難，身体不調の際に医療機関を受診することの困難，職場や家庭における対人葛藤などの訴えが高頻度でみられた．特に女性では家事や子育てが難しく，支援が欲しいとのニーズが強かった．感覚過敏については成人期にも多くの困難に関係していた．音過敏，においへの過敏，視線への過敏，触覚過敏などの訴えがしばしばなされた．

日常生活の支援ニーズが高いにもかかわらず，発達障害の人は既存の公的サービスは使えず，民間の掃除会社や便利屋などを利用したり年老いた両親やきょうだいなどに依存している事例が多くみられた．一つの取り組みとして横浜市の自立生活アシスタント制度を活用している事例が多く，このようなサービスが全国で利用できることが好ましい[7]．

社会における障害認知

身体障害とは異なり，見た目でわからないため障害ではなく，わがままな人や変な人という目で見られることへの言及が多かった．障害が見えないゆえの不利益を感じている人は多かった．特に行政の窓口や支援者が理解していないとの不満が多く，関係者の啓発が必要である．

経済的支援と搾取への対策

経済的不安を訴える人は非常に多い．収入が不安定なことや，学歴と不釣り合いな低収入が語られた．お金の使い方に計画性がなくギャンブルやインターネットゲーム，遊興などに無計画に大金を浪費してしまう人がいる．特にインターネットゲームに熱中してしまう人が多く，実生活で評価されることの少ない発達障害者が，ゲームの世界では高得点を獲得するなど周囲から評価されることで承認欲求の満足につながっているようである．経済的不安を訴える人が多いが，生活保護や障害基礎年金制度を知らない人も多い．障害基礎年金を受給している人でも，いつ停止されるか不安を訴えることがある．安定した生活支援制度を確立し，お金の使い方に関する教育を学校などで行う必要がある．

孤立・孤独への対応

孤立・孤独への不安は，すべての年代でみられた．同じ立場の同年代者との交流を求める声が特に20〜30歳代の若年層でみられた．精神障害者や知的障害者対象のサービス機関では発達障害の利用者が少ないことや中年期以降の利用者が多いことへの不満がみられた．インターネットゲームやソーシャルネットワーキングサービス（SNS）への参加，宗教活動への参加で孤独をいやしてい

ると思われる事例が多い．同年代の人と出会う場などを設定することも一法であろう．

中年期以降の問題

中年期を迎えると，親の高齢化や定年退職などに伴い，若年者よりも孤立がより目立ち，孤独感や災害時，病気のときなどの不安を訴える人が多い．収入は若年者よりもさらに不安定になり，きょうだいや公的支援などに経済的に依存している人が多く，不安をもつのが当然と思われる．浪費や搾取などへの懸念から成人期でもお金の管理はきょうだいなどが行っている事例が多くみられた．身体の合併症も増えて，身体疾患や健康管理に関する課題が多かった．グループホームなどの居住サービスを利用していても，サービスの継続性に関する不安を訴える人が多い．

女性特有の問題

性的搾取の対象になること，子育ての負担，家事の負担，月経前緊張症，更年期障害のつらさなどの訴えがみられた．子育て，家事についての負担感は一部の女性で非常に強く，子どもを虐待するリスクの高い事例もあり，虐待防止の観点からも発達障害のある母親への支援が必要な事例もある．

● おわりに

成人期の発達障害者支援については課題が多くあり，現行の支援システムだけでは対応できない．診断が遅れる事例を減らすためには小児科医，スクールカウンセラーなどの児童期の支援者のスキルを高める必要がある．発達障害者の支援には多様な機関・職種が関与するため，支援者間の横のつながりを強化することや，自立生活アシスタントのような日常生活の個別の支援を行える支援者の養成が必要である．年金や居住サービスは期限があることが多く，当事者や家族に不安を与えないような継続的な福祉サービスの必要性が高い．

(内山登紀夫)

● 文献

1) Brugha TS, et al. Epidemiology of autism spectrum disorders in adults in the community in England. Arch Gen Psychiatry 2011；68 (5)：459-465.
2) Balfe M, Tantam D, Campbell M. Possible evidence for a fall in the prevalence of high-functioning pervasive developmental disorder with age? Autism Res Treat 2011；2011：325495.
3) Simon V, et al. Prevalence and correlates of adult attention-deficit hyperactivity disorder：Meta-analysis. Br J Psychiatry 2009；194 (3)：204-211.
4) 内山登紀夫．発達障害の不適応，対応困難ケースの発生予防と危機介入について．日本社会精神医学会雑誌 2017；26 (1)：42-47.
5) 内山登紀夫ほか．支援の谷間にある青年期成人期の発達障害者の支援ニーズに関する調査研究．厚生労働科学研究費補助金（障害者政策総合研究事業）発達障害児者等の地域特性に応じた支援ニーズとサービス利用の実態の把握と支援内容に関する研究（研究代表者　本田秀夫）．2017.
6) 内山登紀夫．成人期に高機能自閉症スペクトラム障害と診断された自験例 10 例の検討．精神神経学雑誌 2013；115 (6)：607-615.
7) 横浜市．横浜市障害者自立生活アシスタント事業要綱制定　平成 22 年 3 月 1 日健障支第 3649 号（局長決裁）．2010.

Part 1 総説編／B. 年代別に発達障害を診る

> **B. 年代別に発達障害を診る**
> # 6. 中年・老年期

　わが国では，65歳以上の高齢化率が4人に1人以上の割合に達し，社会保障費財源の確保が大きな課題になっている．国民一人ひとりにとっても「ゆとりのある老後にどれくらいの費用が必要なのか」といったテーマに対する関心が高く，金融関係機関の資料やマスコミの特集に「○千万円貯める方法」といった見出しをよく目にする．発達障害者，あるいはその家族にとっても，老後の生活に不安を感じている人は少なくないだろう．

　本項では，おおむね50歳以上の発達障害者について，社会保障の仕組みと関連づけながら現状と課題を整理していく．

① 中年・老年期の発達障害の概要

a. 中年・老年期の発達障害とは

　わが国の発達障害に関する歴史を振り返ると，1952年に最初の自閉症の症例報告が学会発表され，1960年に精神薄弱者福祉法が施行され，さらに日本児童精神医学会（現在の一般社団法人日本児童青年精神医学会）が発足している．また，1968年に各地に誕生した親の会が合同で自閉症児・者親の会全国協議会（後の一般社団法人日本自閉症協会）を立ち上げた[1]．正確な資料はないが，わが国の発達障害の黎明期において，いち早く自閉症と診断された人は1940年代後半から1950年代に生まれた人であり，すでに高齢期に差しかかっており，最高年齢は2017年時点で70歳代前半だと推測される．

　高齢期に達している発達障害者の多くは知的能力障害のある自閉症者であり，発達期にAsperger症候群，知的能力障害のない自閉症，特異的学習症，注意欠如・多動症の診断を受けた人で老年期に達している人は，わが国にはほとんどいないのが現状といえる．しかし，最近は中年・老年期に達した段階で，何らかの「生活のしづらさ」が生じ，初めていずれかの発達障害の診断を受けたという人が登場し始めた[2]．

b. 中年・老年期の発達障害者の3つのタイプ

　中年・老年期になった発達障害者について，「診断」と「障害の認定」の時期により，ここでは3つのタイプに分ける（図1参照）．また，診断とは，専門医から初めて確定診断を受けた時期であり，障害の認定とは，療育手帳ないし精神障害者保健福祉手帳の交付を初めて受けた時期を指すこととする．

90

図1　高齢期に至るまでの経過の3タイプ

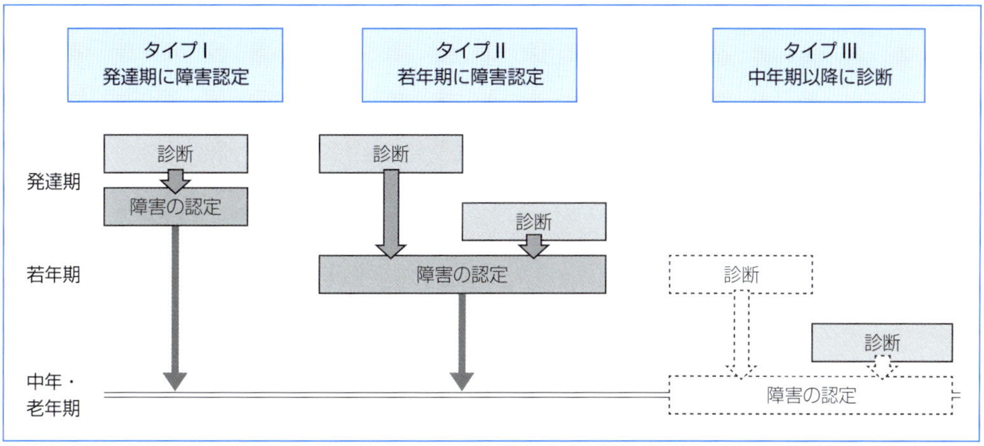

タイプI 発達期に障害認定	タイプII 若年期に障害認定	タイプIII 中年期以降に診断

発達期
　診断 → 障害の認定
　診断

若年期
　障害の認定
　診断
　診断

中年・老年期
　診断
　障害の認定

発達期に障害認定

　図1のタイプIは，18歳以前の発達期に障害の認定を受けて中年・老年期に至ったタイプである．多くは幼児期に，遅くても中等教育の段階で，同年代の子どもたちと比較して，発達上の課題が明らかになった人たちである．通常の教育課程において学習の習熟度や学校生活における適応上の問題が表面化している人もいるが，学校に通った経験のない人もこの年代にはかなり存在する．そして，このタイプのほとんどは知的能力障害があり，療育手帳の交付を受けている人だと考えられる．最近は，知的能力障害がない（身体障害の合併もない）後期中等教育段階の発達障害児に対して，精神障害者保健福祉手帳が交付される事例もあるが，現在50歳以上の人のなかに，このような事例はほとんどいないと思われる．

若年期に障害認定

　タイプIIは，障害の認定が若年期，おおむね18歳から35歳の間に障害者手帳の交付を受けた人である．診断を受けた時期は，発達期の人もいれば，若年期になってからの人もいる．発達障害者支援法の施行後（2005年以降），学校を卒業し，就労や職業生活が安定せず，若年期に初めて診断と障害の認定を受ける人が急激に増えてきた．現在，社会的な支援を求めている成人期の発達障害者の過半数は，このタイプIIだと考えられる．しかし，すでに50歳を超えた人のなかには，このタイプは非常に少ないと思われる．なぜなら，民間企業などが雇用の割当制度で積極的に障害者雇用を始めたのは2000年を過ぎてからであり，精神障害者保健福祉手帳をもつ人が企業などの雇用率にカウントできるようになったのも2006年からである．障害の認定により，若年期の就労や職業生活の安定を得られる仕組みは，現在50歳以上の人が若年期の頃には存在しなかった．想定されるのは，バブル崩壊直後に解雇・リストラにより職を失い，再就職の困難さに直面した軽度あるいは境界域の知的能力障害者である．また，ごくまれだが，発達期に診断を受けていたものの，両親の強い希望で，障害の認定を大人になるまで受けなかった事例も考えられる．

中年期以降に診断

　最近，タイプIIIの事例が，少しずつ増えている．そして，このタイプには特徴の異なる2つの

グループが存在すると考える．

障害の認定を望まないグループ

1つは，中年・老年期に至るまで，経済的・社会的生活に大きなつまずきはなかったものの，人間関係の違和感（例：臨機応変な対人関係の難しさ，突然怒りがこみ上げてくる）や特異な学習能力（例：昔から文章の読みと理解に困難があった）などについて周囲から指摘され，あるいは自ら心配になり，専門機関に訪れ診断を受ける人である．最近行われた調査でも，タイプⅢの存在が明らかになっている．全国の77か所の発達障害者支援センターにおいて，2013年度1年間に継続的に相談支援を行った人数は56,476人であり，そのうち50歳以上で，発達障害の診断を受けている人は84人，診断は受けていないが発達障害の疑いがある人が59人と，合計143人が中年・老年期であった．そして，この143人のうち，障害福祉サービスを利用しているのは10人にすぎず（その他精神科デイケア通所1人，介護保険利用2人），中年・老年期の相談者の大多数は障害の認定を受けていないと想定されている．また，診断を受けている84人のうち，若年期あるいはそれ以前に診断を受けた人は1人もいない．ほとんどが，中年期以降に初めて診断を受けた人である[2]．

親なき後に福祉サービスを求めるグループ

タイプⅢには，もう1つ別のグループが存在する．軽度の知的能力障害があったが，義務教育卒業後，家族と同居し就業あるいは家事手伝いを長年続け，障害者の認定を受けずに中年・老年期に至った人たちである．このような人たちは，長年両親らが親身に生活をサポートしてきており，その両親の死去や要介護状態などにより，公的な福祉サービスの利用を前提に障害の認定手続きを行うことになる．多くは，両親以外の親族や地域の福祉・行政担当者が，障害の認定手続きを勧め，その手続きの途中で診断を受けることになる．更生相談所などでは，このような年代の療育手帳申請が少しずつ増えているといわれている．図2は，神奈川県の療育手帳の年代別交付数を集計したものである[3]．50歳以上の中年・老年期の療育手帳交付数が明らかに少ないことがわかる．障害の認定は受けていない潜在的な知的能力障害者が，一定数存在すると推測できるだろう．

障害の認定を望まないグループ，親亡き後に福祉サービスを求めるグループのどちらにしても，診断や障害の認定プロセスにおいて，発達期の正確な情報を得ることが非常に困難であるといえる．

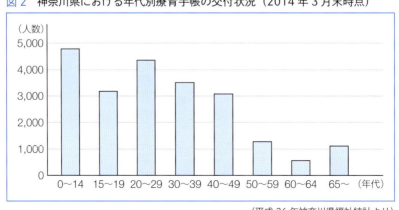

図2 神奈川県における年代別療育手帳の交付状況（2014年3月末時点）

（平成26年神奈川県福祉統計より）

6 ●中年・老年期

② 中年・老年期固有の生活上の課題

a. 今後の研究課題

　現在，中年・老年期の発達障害者のほとんどは知的能力障害をもつ．そして，障害福祉サービスをはじめとした何らかの公的な社会保障を希望する人も，このような知的能力障害のある人である．知的能力障害がなく，最近診断を受け，障害の認定を望まないグループが存在するのは間違いないが，どのような支援のニーズが存在するのか，社会保障としてどのような仕組みが必要なのかは，現段階でははっきりしない．

　また，将来的には（おおむね 10 年少々経過すると），若年期に障害の認定を受けたグループが中年期に到達する．中年・老年期に至る前に，就労や職業生活の安定が難しく，何らかの社会保障の仕組みを求めたグループである．障害の認定を望まない，現在の中年・老年期の発達障害グループとは明らかに異なる，経済的な課題を長期間抱えている人たちである．このグループは，これまでとは比較にならないほど大きな人数が存在する．どちらも引き続き，対策を検討すべき研究課題といえる．

b. 中年・老年期の知的能力障害者の 3 つの課題

　知的能力障害者の中年・老年期の生活上の課題は，現時点で，おおむね以下の 3 つに集約できる．

両親のサポートから社会のサポートに切り替える

　身体障害者や精神障害者と比較すると，大人になった知的能力障害者の居住の場には大きな特徴がある．それは，成人した知的能力障害者の大多数は，その生活を家族が支えているということである[4]．そして，この家族とは，ほとんどが両親であり，子である知的能力障害者が 50 歳を超えると，両親は健康寿命をはるかに超えた年齢に達してしまう．知的能力障害者の生活を，これからも支え続けることは現実的ではない．

　両親が知的能力障害者の支援を長く担っていることは，次の数字からも推測できる．厚生労働省による「平成 23 年生活のしづらさなどに関する調査」では，家族同居の 65 歳未満の知的能力障害児者のうち親と暮らしているのは 90.7 ％であり，明らかに他の障害より高い割合である[5]．また，施設入所の割合も多く，18 歳以上の知的能力障害者 57.8 万人のうち 11.2 万人が施設で暮らしている[6]．施設入所している「わが子の幸せを追求すること」を目的とした，全国知的障害者施設家族会連合会という大きな団体が組織化されている．

　知的能力障害者が中年・老年期に至る前に，両親のサポートから社会のサポートに切り替える方法として，「意思決定支援」をキーワードに，相談支援専門員，障害福祉サービス事業所，医療関係者，成年後見人などが相互牽制の効く関係を保ちながら協力することが求められている．

健康診断と疾病の予防

　知的能力障害の有無にかかわらず，中年・老年期には，誰もが生活習慣病等のリスクが高まる．知的能力障害者にとっては，「小児期から長期的な健康予防に向けての生活習慣が身につきづらい」

Part 1 総説編／B. 年代別に発達障害を診る

「身体的変化や生活習慣病を原因とした病状に自ら気づくことが難しい」「医師に対して現在の病状を適切に情報提供することが難しい」など，そのリスクはさらに高いと推測される．また，十分な定期健康診断を受けられていない可能性も指摘されている[7]．

障害福祉から介護保険へのスムーズな移行

わが国の社会保障制度の原則として，公費負担の制度よりも社会保険制度の給付が優先される．障害福祉はほぼ公費負担，介護保険は地方自治体が運営する社会保険制度である．つまり，原則65歳時点で，障害福祉サービスから介護保険サービスに切り替わる．しかし，この2つのサービスには違いが少なからず存在しており，給付の決定に際しては慎重な取り扱いが必要であるとされている．障害福祉と介護保険の詳細については，「Part 3 発達障害データ集／4. 福祉制度（高齢期：介護保険関係）」（p.212）を参照されたい．

(志賀利一)

● 文献

1) 寺山千代子，東條吉邦. 20世紀の自閉症教育の展開と歴史. 国立特殊教育総合研究所分室（編）. 自閉性障害のある児童生徒の教育に関する研究 第5巻. 国立特殊教育総合研究所；2002. pp4-16.

2) 遠藤 浩ほか. 壮年期及び高齢期の発達障害者の実態に関する基礎的研究―発達障害者支援センターへの実態調査（2013年度利用実績）―. 厚生労働科学研究補助金研究「地域及び施設で生活する高齢知的・発達障害者の実態把握及びニーズ把握と支援マニュアル作成」平成26年度総括・分担研究報告書. 2014. pp9-15.
http://www.nozomi.go.jp/publication/PDF/H26_kouroukaken_3.pdf

3) 独立行政法人国立重度知的障害者総合施設のぞみの園. 高齢知的障害者支援のスタンダードをめざして（素案）. 2014. p9.
http://www.nozomi.go.jp/publication/PDF/H26_kouroukaken_1.pdf

4) 全日本手をつなぐ育成会. 意思決定支援の在り方並びに成年後見制度の利用促進の在り方に関する基礎的調査研究について. 平成25年度障害者総合福祉推進事業. 2014.

5) 厚生労働省. 平成23年生活のしづらさなどに関する調査（全国在宅障害児・者等実態調査）. 2013.
http://www.mhlw.go.jp/toukei/list/seikatsu_chousa.html

6) 内閣府. 平成28年版障害者白書（全体版）. 2016.
http://www8.cao.go.jp/shougai/whitepaper/h28hakusho/zenbun/index-pdf.html

7) 志賀利一，村岡美幸. 障害者支援施設等における健康診断の実施状況について. 国立のぞみの園紀要 2016；9号：1-13.
http://www.nozomi.go.jp/tyosa/kiyou_09_H27_teisei.pdf

Column

親になって

　人生は，音楽と旅と冒険と美味しいものでできている．私はそんなライフスタイルを父から教わった．巷では人間の生活の目的は労働が占めていると思われて，「就労」というキーワードがまことしやかに使われるが，バカバカしい風潮だと思う．働くことは人生の目的ではない．就労は「幸福な生活」を維持する手段でしかないのだ．

　高校生の頃，私は不登校だった．学校という場所は居心地のよい場所ではなく，友人たちと価値観を共有することもできず，気持ちが路頭に迷っていたとき，私にとって「本」だけが大切な指標だった．刺さったのは「文明．それに比べれば死はさしたるものではない．われわれは星にむかって消えた音楽である」というサン＝テグジュペリの言葉だ．

　宇宙・地球・世界・日本・そして私が今いるところ．フォーカスを変えたとき，自分を悩ませている学校という空間はとてもちっぽけで，「集団に馴染めない」「友だちとトラブルを起こす」といった私の問題など，「さしたるものではない」と，ストンと腑に落ちた．くだらない．私はもっと自由に生きてよい．

　息子Tは，私の「自由」の象徴だ．Tが日本社会ではマイノリティだといわれる「ASD（自閉スペクトラム症）」だったことは，私にとってラッキーだった．Tは私の世界を深め拡げてくれた．Tは鉄道が好きだった．Tは魚が好きだった．Tは音楽が大好きだ．私はTのおかげで，地方のローカル線で旅をし，日本中の水族館を訪ね，何千枚ものCDに囲まれて生活している．旅と冒険と音楽は，私たちのささやかな人生を鮮やかに彩ってくれた．

　Tは無鉄砲だといわれる私のスケールのメモリを，さらに大雑把にしたような，めちゃくちゃな行動パターンをもっている．既存の価値観や社会的な想像力にとらわれない彼は，数々の武勇伝を残す．

　中学生になるまで自転車に乗れなかったが，自転車に乗れるようになった次の日に家出をし，世田谷の家から横浜まで行ってしまった．トルコのカッパドキアではホテルの名前を確認しないまま，私が寝ている間にひとりで夜中の散歩に出てしまい，行方不明になった．シンガポールの動物園では入場門を入った途端，興奮のあまりに目指す動物めざして駆けだして，迷子になった．何度も全身の血の気がひくような思いをし，もう一生会えないかもしれないと覚悟を決めた．

　けれども，さまざまなトラブルのおかげで，Tにはサバイバルスキルが身についた．彼は，今どき絶滅危惧種になりつつある，自由な寅さん（もしくは山下清）タイプの放浪型ASDなのだ．Tは今，沖縄のドミトリーに宿泊しながら，現地の学校に通っている．週末には大好きな自転車で，「楽園」を探して，旅しているのだという．

　お財布を落として無一文になってしまったり，深夜の公園で眠りこけたり，トラブルは絶えず，離れていると何もサポートできないもどかしさに，脳みそをかきむしりたくなることもある．彼の行動は，お行儀のいい人たちからは「反社会的だ」と批判されてしまうかもしれない．「心配じゃないの？」と親の責任を問われることもある．

そんなとき，むかし観た「レッツ・ゲッツ・ロスト」というドキュメンタリー映画のワンシーンを想い出す．坂道を転がり落ちていくような人生を送っていたトランペット奏者チェット・ベイカーの母親は，「破滅にむかう彼の人生をどう思うか？」と聴かれ，カメラを見据えてこう答える．「彼の人生よ．好きにさせてあげて」．

　もちろん，いつも落ち着いて，そんなふうに大らかに彼を見守れるわけではない．トラブルがあるたびに動揺し，自分のやり方が間違っているのではないかと葛藤し，時にはＴを責めた．けれどもたくさんの失敗を経てわかったのは，私の不安は彼に伝染し，悪循環をまねくということだ．沖縄の人たちの「なんくるないさ」，インドの人たちが頻繁に使う「ノープロブレム」で，私たちは救われる．

　Ｔは楽しそうに笑いながら，大好きな自転車で走っていく．その先は崖なのかもしれない．もしかしたら海なのかもしれない．それは私にはわからないけれども，全速力で走る快感を奪いたくはない．「楽しい」「気持ちがいい」と心から感じることができる一瞬こそが，生きることの大きなエネルギーになる．
　彼が今も沖縄のどこかで，唄を歌いながら自転車をかっとばしているのだと思うと，私もとても幸福な気分になる．
　子育てで何より大切なのは，子どもの幸福を信じることだ．

(尾崎ミオ)

C. 周辺の問題
1. 女性の発達障害

　発達障害の診断や治療を行ううえで，特に男女の違いがあるわけではない．しかし，小児期の男子に多い傾向にある神経発達症群の特徴は，ともすると女子において見逃されやすく診断が遅れたり，後年に他の症状（うつ病や摂食障害など）の発症によってようやく気づかれる場合がある．本項では，女性の発達障害にみられる臨床的特徴をあげ，診断から援助につなげる一助としたい．なお，この項では，あえて自閉スペクトラム症（autism spectrum disorder：ASD）や注意欠如・多動症（attention-deficit/hyperactivity disorder：ADHD）を区別した項目立てをしない．以前から，臨床的には広汎性発達障害（pervasive developmental disorder：PDD）とADHDのオーバーラップには気づかれていたが，『精神疾患の診断・統計マニュアル第5版』（DSM-5）では神経発達症群の併存診断が認められており，ADHDの子どもの20～50％がASDの診断に合致し，反対にASDの子どもの30～80％がADHDの診断基準に合致するとも指摘されている[1]ことから，実際の支援には，診断にこだわるよりもその特性に応じた援助や工夫が役立つものと思われるからである．つまり，ここでいう発達障害にはASD（DSM-IVまでのPDD，Asperger症候群を含む），ADHD，限局性学習症（specific learning disorder：SLD）を含むものとする．

① 発達障害の有病率にみる性差

　神経発達症群は男子に多く出現することが，これまでの報告で示されてきている．現在までのところ，ADHDの有病率は，学齢期1,000人あたり60（アメリカ），3（イギリス），1以下（ブラジル，中国）と国によって差があるが，男女比は2.8：1と男子に多い[2]．ASDの有病率は，先進国では1％，発展途上国ではそれより少なく，日本と韓国では3％という高い値が示されていることについては，文化的あるいは評価上の問題点を再検討する必要があるかもしれない[3]と指摘されているが，男女比については臨床群では4～6：1，地域調査では2～3：1と示されている[4]．ディスレキシアについては，英語圏の学齢期の子どもの3～10％にみられ[5]，男女比は1.5：1～3：1の間[6]と報告されている．

② 発達障害の女性の特徴

　筆者らは，高機能PDD圏の成人女性にみられる特徴について，7症例（評価時20～36歳）の臨床症状から対人関係の問題，感覚過敏，興味の限局，不器用さや順序立ての困難，衝動性，うつ・希死念慮が生じることを報告した[7]．Bargielaらの研究では，14例の自閉スペクトラムコンディション（autism spectrum condition：ASC）の女性（22～30歳）について，診断が思春期後期から成人期になされており，伝統的な女性的アイデンティティに葛藤してきたこと[8]が示されている．ま

た，ADHD 症状は成人期の機能的予後に関与し，小児期の ADHD の重症度に伴う就労困難の高さは，男子よりも女子により多くみられる[9]とも指摘されている．妊娠中の ADHD 女性の調査では，不注意は職業上，日常生活上，対人関係上の支障を予測する因子であり，衝動性は職業上および対人関係上の支障を予測する因子であったが，多動はいずれにも支障をきたさない[10]というユニークな報告もある．

a. 特性に気づかれる時期の遅れ

　神経発達症があれば，幼少期からその症状の一端を示していることは男女に違いはない．ただ，女子においては，幼児期に人と交わることを好まないとしても，型どおりにせよ笑顔を相手に向けるようなスキルを身につけているケースもある．また，受け身的で非社交的であっても，女児が「内気」であることは男児よりも容認されやすく，他者との関係を積極的に行わないことが特に問題にならないことも多い．あるいは積極奇異な関わり方をしたとしても，一般に男児よりは言語発達が早めに伸びることなどから，これはこれでおしゃまなおしゃべりと受け取られることもしばしばで，特に異常であると思われない．さらに，多弁や多動な女児は「口から先に生まれてきた」とか「お転婆」などとは言われるが，活発な女の子として容認される風潮もある．後片づけができず，身辺の管理ができなくても，幼少期にはあまり問題視されない点は男女とも同様である．また，感覚過敏を幼少期にもつ者は女子にも多いが，嫌悪表現の激しさや強さが男子ほどではないかもしれない．

　その結果，ASD 圏の特性を有する女子で，特に高機能の場合は，実は対人関係上の情緒の読み取りや表現が苦手であっても，幼少期には何ら手立てを講じられないまま思春期に至ることがある．すると，女子同士の複雑化してくる仲間関係のなかで不適応を生じることが多い．特に，小学校高学年から中学生の頃に，女子仲間において通常みられる複数あるいは二者関係のなかで展開する微妙な力動を読み取れず，あるいは字義どおりに解釈してしまい強いストレスを感じている．高機能ASD の女子からは「親友だと言ったのに，校外学習で同じ班にしてもらおうとしたら外されたのは裏切りだ」「A ちゃんは，B ちゃんに"大好き！"って言ってたのに，B ちゃんのいないところで悪口言っているのは信じられない」「先生が"配慮します"って言ったのに，友達と同じクラスにしてくれと言いに行ったら"それは約束できない"と言うのはおかしい」などという台詞がよく聞かれる．彼女たちの思春期年代にはストレスが尽きず，仲間関係から孤立したり，不登校になってはじめて，周囲の者に対人関係の苦手さを気づかれることもある．思春期年代は，周囲の者の社会性の発達がさらに進むために発達障害をもつ者には開きが大きくなり，特に高機能でそこまで気づかれなかったケースにとっても，ようやくその困難さが周囲に示される時期ともいえよう．

b. 一般に求められる女性的役割における困難

　男女がともに働き，ジェンダーアイデンティティの多様性が認知されている今日，性別による役割にこだわる必要はないと思われるものの，現実生活においては，たとえば身だしなみや立ち居振る舞いなど，女性には「女性らしさ」が求められる領域は残存する．また，家族や仲間のなかで調整役を担ったり，母性的な温かさなども「女性らしさ」の一部としてまだまだ求められている役割である．男性に求められる「男性らしさ」に苦しむ男性がいるように，社会が求める「女性らしさ」に悩む女性はおり，そのなかに発達障害の女性が含まれることを念頭におく必要がある．自らも

ASD であるルディ・シモンが著書のなかに引用したステラの言葉は，それをよく表している．「一度にいくつものことをこなす，自分を抑制する，衝突を和らげる，人の気持ちをなだめる．一般的に女性の評価では，こういったことをどれだけ上手にできるかが問われます．男女は平等だと，皆言いながら，知らず知らず，女性には他の者たちの幸福を背負って歩くことを求めています．自閉症スペクトラムの女性にとって，こんなにばかげた話はありません．」[11]

　以下に，一般に女性に求められる日常的なスキルについて，発達障害の女性にとっての困難さと対応の仕方を示す．

身だしなみ

　鏡を見ながら髪をとかす，ドライヤーをかける，髪を結うなどの動作をスムーズに行うことが難しい．短髪にしておけばよいのだが，他人に髪を触られるのも嫌だという感覚過敏の人は美容室にすら行くことができないので必然的にロングヘアとなり，さらに整髪には苦労する．また，化粧品が肌につく感覚や匂いを「耐えられない」と感じる発達障害の女性は多く，化粧水やクリームを顔に塗ろうとしても「液体がこぼれるのではないか」と考えてしまい化粧水を載せた掌に顔を突っ込むなど，化粧をする作業自体が困難なこともある．そのため，髪はぼさぼさ，ノーメイクという姿で街を歩くことになり，他の成人女性の多くが当たり前にしている身だしなみからはかなり離れている姿となる．服装についても，衣類の肌触りや同じパターンへのこだわりから，年齢より幼い服装になったり，社会人になっても学生のような恰好をするなど，状況や年齢的に不相応な服装になることがある．また，ブラジャーの締めつけや生理用品の装着に強い違和感を訴えることも多い．さらに，時間の管理が苦手な場合は，「間に合わずに」髪型や服装が整わないまま，あるいは皺だらけの服や壊れた靴で外出したり，不注意で左右違う履物で外出してしまうこともある．

　対応の仕方は，身だしなみをできるだけシンプルにすることである．清潔さと最小限の TPO を抑えれば，本人の過ごしやすさを優先すべきである．年齢や状況をある程度広くカバーするワンパターン（制服や社会人としての容認されうるブラウスとスカートの組み合わせなど）を季節ごとに数組整えておけばストレスを減じることができるかもしれない．下着や生理用品は装着感のよいものを選び，衛生面の保持を教えていく．

調整役・情緒的役割

　家族や職場の人間関係において，高度な心の理論（Part 3　発達障害データ集／8．発達障害の神経心理学的機構／a．ASD の神経心理学的機構〈p.228〉参照）の発達を要するネゴシエーションや，状況を読み取って仲を取りもつような役割は苦手である．調整的に振る舞わないからといって男性はあまりとがめられないかもしれないが，女性は責めを負うことがある．また，共感的態度や慈愛を示すこと，あるいはしとやかであることが女性らしいと評価されることも多く，そうでないと女性らしくないと非難されてしまうこともある．ASD にしても ADHD にしても，いわゆる女性らしい役割は苦手であることも少なくなく，「どうしてもっと愛想よくできないの？」「女の子は静かにしなさい」などと要求されると，そうしなければならないと感じてストレスになる．

　その苦手さについては，改善させようとするよりもそういう「タイプ」だと周囲の者も本人自身も認めていき，本人の独特さを個性として評価するほうが発達障害の女性を生き生きさせることが

Part 1　総説編／C. 周辺の問題

できる．そのうえで，周囲との協調を妨げるような情緒表現（陰性感情をあらわにしすぎること，怒り，独善的すぎる振る舞いなど）がみられたら，叱らず，その感情に共感を示しつつも，表現の仕方が不適切であることを伝え，さらによりふさわしい表現方法を教えるといった対応が必要である．

家事

　遂行機能障害があれば段取りや最後まで行いきることが苦手であるし，中枢性統合の障害によっては全体を見渡すことができず細部にこだわるあまりなかなか完成しない．これは，掃除，洗濯，炊事など家事全般にわたる苦手さとして現れる．ADHDの人が片づけられないのは大人になっても続き，手順をふめずにどの家事も途中で放り出されたようになってしまうことも少なくなく，さらに散らかるという悪循環はしばしば生じている．特に，料理は同時にいくつもの作業をこなしながら仕上げなくてはならず，最後には片づけもあり，発達障害の人には困難な仕事となる．

　対策は，一つずつこなすことである．発達障害の人が家事を行う際，効率を求めてもかえって最後までやり遂げられないことが増えて乱雑になるため，一見効率が悪いようでも一つずつこなすことで仕事は完成する．なお，この際，時間あるいは範囲を限定しておくことも重要である．さもなければ無限に終わらない作業に陥ってしまいかねない．できれば，家族が家事を分担して，発達障害の女性が担わなくてはならない役割を整理することが望ましい．

育児

　子育てには，同時にさまざまな作業をこなすこと，優先順位を瞬時に判断する臨機応変な対応，子どもの状態や要求を読み取って応じる力，情緒的交流などが複合的に必要であるが，これらはいずれも発達障害の女性には得意とはいえないものが多い．妊娠中から子どもへの愛情はあるのだが，かわいがったり，子どもに合わせて行動することができず，一見ネグレクトのように見える場合すらある．これらは，たとえば自分自身のルーティンを変えられないことや，自分自身の興味や関心に過集中してしまう結果であるのだが，そうとは理解されず，母親として不適切な行動であると非難されるかもしれない．さらに，ほどよい関与をされなかった子どもの側にも，行動や情緒の問題が出現しやすく，難しい育児を招いてしまうという悪循環が生じる．

　このような事態を予防するために，発達障害の女性が子育てをする際には支援者を得るとよい．配偶者，親（特に，発達障害ではない配偶者の親），保育園や地域の支援機関のなかで母親支援のできる人などを活用する．保健師とのつながりを密にもつことも役立つ．支援者は，発達障害の母親に育児の仕方（たとえば抱っこの仕方やあやし方，子どものしつけの仕方など）を具体的に示すことによって，母親役割を子どもの発達時期に応じて教えていくアプローチを行えば，発達障害をもつ女性が育児を行うなかで陥る可能性がある育児困難を予防することにも役立つと考えられる．

　以上，発達障害の女性が困難をきたす点について，気づくことで支援の手がかりとなる臨床的特徴を述べた．

（笠原麻里）

● 文献

1）Rutter M, Thapar A. Genetics of autism spectrum disorders. In：Volkmar FR, et al (eds). Handbook of Autism and Pervasive Developmental Disorders, 4th ed. Vol 1. John Wiley & Sons；2014. pp411-423.

2）Edmund JS, et al. ADHD and hyperkinetic disorder. In：Thapar A, et al (eds). Rutter's Child and Adolescent Psychiatry, 6th ed. John Wiley & Sons；2015. pp738-756.

3）Couteur AL, Szatmari P. Autism spectrum disorder. In：Thapar A, et al (eds). Rutter's Child and Adolescent Psychiatry, 6th ed. John Wiley & Sons；2015. pp665-682.

4）Fombonne E. Epidemiology of autistic disorder and other pervasive developmental disorders. J Clin Psychiatry 2005；66：3-8.

5）Rutter M, Maughan B. Dyslexia：1965-2005. Behav Cogn Psychother 2005；33：389-402.

6）Rutter M, et al. Sex differences in developmental reading disability：New findings from 4 epidemiological studies. JAMA 2004；291：2007-2012.

7）笠原麻里ほか．軽度発達障害者の育児支援に関する検討．厚生労働科学研究費補助金障害者保健福祉総合研究費事業　ライフステージに応じた広汎性発達障害者に対する支援の在り方に関する研究　平成19年度総括・分担研究報告書　主任研究者神尾陽子．2008．pp67-72.

8）Bargiela S, et al. The experiences of late-diagnosed women with autism spectrum conditions：An investigation of female autism phenotype. J Autism Dev Disord 2016；46：3281-3294.

9）Fredriksen M, et al. Childhood and persistent ADHD symptoms associated with educational failure and long-term occupational disability in adult ADHD. ADHD 2014；6：87-99.

10）Eddy LD, et al. Associations between ADHD symptoms and occupational, interpersonal, and daily life impairments among pregnant women. J Atten Disord 2017；1087054716685839.

11）ルディ・シモン／牧野　恵（訳）．アスパーガール　アスペルガーの女性に力を．スペクトラム出版；2011.

Part 1 　総説編／C. 周辺の問題

C. 周辺の問題
2. 養育者への支援

❶ 診療のなかでの養育者への支援

　発達障害の子どもが健康に育っていくためには，その養育者に対してもさまざまな支援が必要となる．養育者への支援はもちろんそのすべてが医療機関で行われるわけではないが，であるからこそ診療のなかで，他の支援機関などの情報提供を含めた必要な支援がなされることが望ましい．

a. 家族の状態のアセスメント

　診療のなかでの家族支援に際しては，当然のことながら家族のおかれている状態に関して，必要なアセスメントがなされていることが前提となる．限られた診療時間のなかであること，また家族自身がアセスメントを受けることに明示的な同意取得がなされることが少ないこと，家族がアセスメントを受けることを必ずしも歓迎しないことなど，考慮が必要な点は多いが，最低限の家族に関する情報収集は子どもの診療においては不可欠である．

健康状態

　精神疾患を含む家族の健康状態は初診時のルーティンの問診項目に含めておくべきである．これは発達障害そのものや併存症の診断の正確さを高めるための家族歴という側面もあるが，家族の余力や介護・看護負担の評価などにもつながる大切な情報でもある．

　また，特に精神疾患に関しては，未診断，未治療の発達障害や抑うつ状態がみられることも多い．問診の様子などからこうした可能性を評価しておくことは有用である．ただし，これに気づいた場合に，闇雲に即座にそれを伝えることは好ましくはなく，対応の緊急性や家族と治療者との関係などを考慮してそれを話題にする必要がある．

経済状態

　家族の経済状態の評価は，診療場面での助言や意思決定に大きく影響する要素である．たとえば学習に関する困難が出現したとき，また高校生年代の進路で迷ったときなど，家族の経済状況を考慮すべき局面は多い．

　家族の就労状況とおおよその所得，居住環境，また他に経済的に大きな影響を与える要因などは，できれば初診時に情報収集しておけるとよい．

周囲からの援助の状況

　主に来院している養育者とそれ以外の家族との関係は非常に重要な情報である．また，家族それぞれの育児への参加状況も聴取しておくとよい．

非同居の家族についても，祖父母，親族の居住地やその関係，近隣に頼れる人がいるかどうか，特に家族の転居歴などは重要な情報である．その他，すでに利用している支援機関や親の会への所属なども聴取しておくとよい．また，困難な状況にある事例では，園や学校などとの連絡の状況なども確認しておくべきである．

価値観・人生観

診療のなかで，直接聴き取ることは多くはないが，初診から診療初期の間に，これが何となく推測できるようになると，その後の診療が進めやすくなる．どのようなことに価値をおいている家族であるのか，両親間で大きな不一致がないのか，ということを推測し，時には治療者のなかで言語化しておけるとよい．

b. 障害に関する知識の伝達

診療のなかでの養育者への支援のうちで，最も基礎となる部分は知識の伝達である．障害の正確な診断と告知がその入り口となる．できれば必ずしも診断に必要ではない部分を含めて，子どもの特性，つまりはその子どものものの見方と感じ方，たどりやすい考えの道筋，得意なことと苦手なこと，好きなものと嫌いなものなどについて，問診と行動観察を通じて，養育者と共有できるとよい．また，そうした子どもの特性についての認識が，子どもの成長や当面の問題解決に役立つものであるという手応えを，養育者にもってもらうことも説明の目的となる．

障害の告知にあたっては，可能であれば発達障害の説明から入るのではなく，その子どもの特性の説明が先に行われ，それがそれぞれの障害の特性，診断基準と重なるのだという確認を行うほうが，受け入れられやすい説明となる．

診療のなかで十分に時間が取れない場合，障害の一般的な知識の伝達は，学習会の開催など集団でのサイコエデュケーションの機会を設ける方法もある．また，最近では養育者向けの質の高い書籍も多く出版されているので，読書習慣のある養育者の場合には，適当なものを紹介してもよい．

c. 関わるスキルの伝達

こうして共有した子どもの見立てに基づいて，必要な場合には何らかの介入を考えていくことになる．発達障害をもつ子どもへの関わり方を伝えていくなかで，診療する側が指針とするのは，やはり行動理論を中心におくのが手堅いと考えられる．

行動理論に基づく具体的な方法としては，発達障害をもつ児童の養育者などを対象として行われるペアレントトレーニングがあり，子どもの適応行動を増やし，不適応行動を減らすことを目的として行われる．

わが国でも注意欠如・多動症（attention-dificit/hyperactivity disorder：ADHD）や自閉症スペクトラムを対象として海外で作成されたプログラムが紹介され[1-3]，国内で開発されたプログラム[4,5]も活用されている．また必ずしも対象を，障害の診断を受けた子どもに限定せず，より広汎に実施できるように開発されたペアレントプログラム[6]も実施されている地域がある．

ペアレントトレーニングは集団で行われることが多いが，集団での実施が適さない養育者も多く，その場合，個別に実施することとなる．またリソースの制約などから実施できないことも多く，そ

の場合には，一般再来のなかでそのエッセンスを伝えていくこととなる．

その際に最低限，伝えておくべき内容としては，子どもの力の見立て方，スモールステップでの目標設定，行動の動機づけの方法などとなる．それぞれの子どもの具体的な課題を取り上げながら，養育者が般化させやすい方法を伝えていけるとよい．

d. リソースの配分と進路の相談

ライフステージをまたいで関わることの多い医療者は，少し先の見通しをもちやすく，今どこに力を入れるべきか，どの課題を後回しにするのか，など子どもや養育者のリソースの配分について，助言しやすい立場であることを意識しておくべきである．子どもの発達の段階，養育者らの余力や価値観などを考慮に入れながら，課題の整理を助けることができるとよい．

発達障害をもつ子どもの養育において，目に入るすべての課題に一度に取り組むことは現実的ではない．医療の立場から，「後回しにしてもよい」課題があることを提示することには大きな意味がある．

また，ライフステージの各段階においても，2ステップ，3ステップ先のステージを漠然と予測しながらの進路相談ができうることが，多数の症例と長くつきあうことができる医療のアドバンテージでもある．

e. 育児観の変化に寄り添う

子どもの特性や介入方法を伝えていくことは大切な支援であるが，それだけでは十分ではないことが多い．障害のある子どもを健康に育てていくためには，多くの場合，養育者のもつ育児観が子どもの実態に合わせて変わっていく必要がある．

医療者からの働きかけでこれを急に変えていこうとする試みは多くの場合失敗に終わるが，日常の診療のなかで，子どもの能力や行動の評価，目標設定についての相談などを積み重ねていくなかで，養育者の姿勢の変化を感じ取れることがある．

このとき，筆者の場合にはいくつかのキーフレーズを共有するようにしている．「今できていることの半歩先，一歩先を目指す」「できることよりもやりたくなることを目指す」「達成よりも挑戦をよろこぶ子どもと大人になる」などである．これが治療者の価値観の押し付けになることは好ましくないが，多くのこじれた事例を診てきたがゆえの医者の手堅い育児観であることを説明するようにしている．

このような養育者の育児観の変化には，障害告知から始まる「喪の仕事」の進展の要素がある．養育者がもともと思い描いていた「健康な子ども」の将来像が失われ，「障害のある子ども」が実感をもって立ち現れてくるプロセスであるといえるかもしれない．その過程を急かすことなく伴走していくことは，難しいが大切な支援となる．

② 養育者のための資源紹介

発達障害をもつ子どもの養育者が利用できる医療以外の資源について，適切に情報提供することも診療の大きな要素となる．利用できる資源は家族や地域の状況によって大きく異なることから，

日頃からできるだけ情報を集めておくことが必要である.

a. 家族のなかでの支援の輪の広げ方

　発達障害をもつ子どもが健康に育つためには，定型発達の子どもの場合よりも，多くの大人の関心と協力が必要になると考えるべきである.

　このために最初に障害の存在に気づき，診断の告知を受けた主養育者（母親であることが多い）は，まず家族のなかに協力者を増やす必要があることが多い．しかし残念ながら，父親や祖父母などは，子どもと接する時間の短さ，他児との比較機会の少なさ，その生育の背景などのため，すぐに母親と足並みをそろえることが難しい場合も多い．初期の診療のなかでは，できれば少し時間を割いて，家族のなかでの理解の拡がりや，それが足踏みしている場合には，家族への伝え方などについても，相談ができるとよい.

　そうした場面では，主養育者の思いや時にはその愚痴を聞きながら，父親や祖父母には前述のようなディスアドバンテージがあること，ソフトディスクロージャーによる段階的な告知の方法もあることなどを伝えていけるとよい．また，両親間の関係が緊張している場合には，子どもへの短期的対応よりも，まず夫婦関係の改善を優先するほうがよい場合も多い.

b. 支援のための資源利用の勧め

　子どもの支援のためには家庭外の資源の利用も必要となる．保健や福祉，教育などの分野の制度の詳細などについては他項に譲るが，多くのマンパワーを活用することが，手堅い養育の基盤になることを診療のなかで確認しておくとよい．また，子どもの発達段階に合わせて，それぞれの支援機関などの利用目的がどこにあるのか，言語化しておくべきである.

　発達障害をもつ子どものいる家庭では，大人のマンパワーの確保のために，家事の簡略化，アウトソーシングなどを積極的に進める必要があることも多い．同居家族や親族がこれを快く受け入れること，積極的に勧めてくれるようになることも一つの目標となる．利用できる家庭外資源は必ずしも福祉，教育などの子どものためのものばかりではないことも意識しておくとよい.

　また，発達障害をもつ子どもの養育には，療育機関の利用や教育コストの上昇などをはじめ，余分な費用がかかることも多く，養育者の経済的な安定を図ることの優先順位は高い．海外の研究などでは自閉症スペクトラムの子どものいる家庭の経済損失の大半は養育者の就労機会が奪われることによる損失であることがわかっている[7]．母子通園や保育所，放課後等デイサービスの利用などに際しては，この点を考慮に入れた相談ができるとよい.

c. ピアサポートの活用

　これまでにあげたような障害についての基本的な知識や対応法について診療などを通じて知ることができ，時にはその実践がうまく始まっている場合でも，養育者には簡単には割り切れない思いが残る．「発達障害について基本的なことはわかった．子どもの特性も以前よりよく見えるようになった．対処の方法もなんとなくわかってきた．でもね…」と.

　もちろん診療のなかでもこうした養育者の気持ちを支えていくことが求められるのだが，医療スタッフはあくまでも子どもの支援者であり，こうした支援者が養育者の「でもね…」の部分を支え

ていくことには本質的な困難があるともいえる．時には子どもの診療がうまくいっているほど，またスタッフが熱心に関わっているほど，養育者にとって表出が難しくなる種類の思いもある．

養育者同士のピアサポートは同じような障害をもった子どもを育てた経験のある人によるフォーマル，インフォーマルなサポートであり，支援を受ける養育者の仲間であり，先輩である立場から，時には相互的に提供される．また，ピアによるサポートは子どもの支援者ではなく，養育者自身の支援者であることが期待される．

同じ立場から行われる支援は，こうした割り切れない親の思いを聞いていくこと，それを支えていくことに大きなアドバンテージがある．これはある意味で知識や支援技法の伝達などによる支援と相補的な関係にあるといえよう．また，養育者によるピアサポート活動は，地域での発達障害者のアドボケイト活動にもつながっており，これを活性化することで，地域全体の支援体制の向上に資することも期待される．

親の会

歴史的にこのようなピアサポートをある程度フォーマルな形で提供してきたのが，各地で結成された親の会である．このような会にはさまざまな活動の形があり，ソーシャルスキルトレーニングなどの子どもへの直接支援も行っていたり，地域の情報提供や資源開発のための運動を大きな目的としている場合もある．

それに加えて例会や茶話会，電話やメールなどによる会員同士の交流のなかで，前記のようなサポートが行われているのが通例であり，これは養育者にとって大きな助けとなることがある．

現在，親の会には全国規模，都道府県規模で活動している大きな団体のほか，市町村など狭い地域で活動する団体も増えている．また世代を超えて活動している会のほか，療育機関の同窓会など，同世代の親を中心にまとまっている小規模な会もある．

医療機関でも地域の親の会などを把握し，養育者の状況に合わせて紹介することができるとよい．一方で親の会を運営していく際の業務の分担や費用などが，家族の負担になることがあることにも留意する必要がある．

ペアレント・メンター

メンターとは，ギリシャ神話を語源とする言葉でよき助言者などを意味している．ペアレント・メンター活動とは，発達障害をもつ子どもを育てた経験のある親が，一定の研修を受け，後輩の親などの支援を行うことを指している．ピアサポート活動には利点も多いが，一定のリスクも伴うため研修を受けて活動に参加することが必要である[8]．

2010年度からは，厚生労働省がペアレント・メンター養成を発達障害者支援体制整備事業のなかに施策として位置づけ，活動を推進している．筆者の知る限りでは，2015年3月時点で全国の少なくとも39都道府県において養成研修が開催されている．また，養成研修が開催されていなくとも，近隣地区で研修を受けたメンターが活動している自治体もみられ，活動は全国に広がりつつあるといえる．2016年に改正された発達障害者支援法では，「家族が互いに支え合うための活動の支援」が都道府県および市町村の努力義務となり，活動の推進が図られている．

メンターの活動は地域によって異なるが，面接や電話による相談，グループでの茶話会，疑似体

験や育児経験の講演，サポートブックの作成会開催などの啓発活動，専門家の研修への協力など幅広い[9]．各地域での活動の状況やメンター活動へのアクセスの方法などは，発達障害者支援センターが把握していることが多く，情報が入手できる．

　こうしたペアレント・メンターの活動は，親だけで維持できるものではない．厚生労働省は2011年度からペアレント・メンターの活動を調整するコーディネーターの配置を予算化し，コーディネーターの業務としては，地域ニーズの調査と活動企画，マッチングとメンターのフォロー，機関連携や報告の取りまとめなどがあげられる．

　また，地域でのメンター活動の展開には地元の専門家による支援が不可欠である．養成研修への協力やスーパーバイズの提供など期待される役割は大きく，医療関係者の積極的な協力が期待されている．都道府県や政令市などにメンター活動に関する運営組織がおかれていることも増えてきており，専門家の関与が求められている．

（吉川　徹）

● 文献

1）Whitham C／上林靖子ほか（訳）．読んで学べる ADHD のペアレントトレーニング．明石書店；2002.
2）岩坂秀巳．ペアレント・トレーニングガイドブック．じほう；2013.
3）北　道子ほか（監）．発達障害のペアレント・トレーニング実践マニュアル．中央法規出版；2009.
4）山上敏子（監）．お母さんの学習室．二瓶社；1998.
5）井上雅彦．自閉症スペクトラムに対するペアレントトレーニング．小児の精神と神経：日本小児精神神経学会機関誌　2012；52（4）：313-316.
6）辻井正次．ペアレント・プログラム入門：発達障害や子育てが難しい時の最初のステップ（第1回）ペアレント・プログラムを始める（特集 シリーズ・発達障害の理解（1）発達障害の理解と支援）．臨床心理学　2014；14（1）：69-71.
7）Horlin C, et al. The Cost of Autism Spectrum Disorders. PLoS ONE 2014；9（9）：e106552. http://doi.org/10.1371/journal.pone.0106552
8）井上雅彦ほか．ペアレント・メンター入門．学苑社；2011.
9）日本ペアレント・メンター研究会．ペアレント・メンター活動ハンドブック．学苑社；2014.

Part 1　総説編／C. 周辺の問題

C. 周辺の問題
3. きょうだいへの支援

❶ はじめに：障害のある同胞がいること

　障害のある家族をもつ兄弟姉妹（以下，きょうだい）は障害のある同胞と関わる時間が両親と同じくらい多く[1]，今後高齢化に伴い，きょうだいが担う役割はますます高まり，生涯にわたり，親亡き後も関わりを強くもつ可能性が高い[2]といわれている．しかし，これまで障害者に関わる支援は，障害者本人に対する支援やその主たる支援者である両親，特に母親に対する支援が中心となって提供されてきている．きょうだいも保護者と同様にきょうだい特有の悩みなどさまざまな問題を抱えやすい立場であるにもかかわらず，支援体制が保障されているとはいいがたい状況である．

　障害のある同胞がいることによるきょうだいへの影響については，これまでにさまざまな研究がなされてきている．きょうだいの心理に関する研究では，障害のある同胞がいることによるストレスについての関心が向けられており，特に発達障害者のきょうだいは，発達障害の特性ゆえに心理社会的影響を受けやすいことが報告されている．たとえば，心理的影響として，障害児との間に正常なきょうだい関係が築けないことや，同胞の興味や感情を共有することが困難なうえに，同胞から予測できないような反応が返ってくることへの負担があり[3]，障害のある同胞に対してどのように対応したらよいのか苦慮することが多い[4]ことが報告されている．また，自分が権利をもつ場面においても自己主張する能力が低い傾向にあるともいわれている[5]．社会的影響としては，自分の身体への攻撃や所有物の破損を被りやすいこと，また家事役割を担ったり，障害のある同胞の面倒を保護者の代わりにみたりするなど，自分の活動より優先して家庭内の役割を果たさなければならない場合が多いことが報告されている．さらに，障害のある同胞に起因する困難から，たとえば公共の交通機関，映画館やプールなどのような社会的な活動に参加することが制限されてしまうことも報告されている[4]．実際，きょうだいで気分障害や不安症などと診断される者も多く存在する[6]．

　一方で，障害のある同胞へのケアの役割など年齢に見合わない経験を通して精神的に成熟しやすい[7]，肯定的な自己概念や高い自尊感情をもつ[8]といった肯定的な側面に関する報告もある．

　きょうだいに起こりうる悩みや不安については，生育環境や出生順位，性別，同胞の障害の状況，保護者が障害のある子どもをどのように理解しているかなどの違いにより，一般化することは難しいと考えられる．きょうだいの立場には個別性があることをふまえたうえで，きょうだい支援の必要性とその支援のあり方について考えたい．

❷ きょうだい支援の必要性

　きょうだいにみられる特徴として，Meyerらの報告[7]を参考にきょうだい特有の不安や悩みとそれへの対応策，および障害のある同胞がいるために体験したことを通して人間的な成長につながる

肯定的な側面についてみていきたい.

a. きょうだいにみられる不安や悩み：きょうだい特有の悩み（unusual concerns）

過剰な同一視（over identification）

「僕はいつ障害者になるの？」「私も特別支援学校に行くの？」といったように自分もいつか同じ障害をもつのではないかという心配をもちやすいということがあげられている. 特に，慢性疾患や発達障害など外見からわかりにくい病気や障害の場合に過剰な同一視が起こりやすいといわれている. これについては，きょうだいの年齢に応じて正確な情報をわかりやすく伝えることが必要であると考えられる.

恥ずかしさ（embarrassment）

障害のある同胞について，周囲の人との違いを感じたときや揶揄されたときに感じやすいということがあげられている. 特に発達障害者の場合には，独語や落ち着きのなさ，常同行動など特有の行動があることから，きょうだいは周囲の視線を敏感に感じやすいといわれている. 恥ずかしさを感じることは子どもの発達段階の一つであることを理解し，共感したうえで，障害のある同胞の行動変容の検討やきょうだいの心理的な逃げ道を作ることが必要であると考えられる.

罪悪感（guilt）

同胞の障害の原因を自分の責任として考えてしまうことがあげられている. これについては，発達障害は先天性の障害であることを説明するなど，正確な情報を提供することが必要であると考えられる. また，障害のある同胞よりも自分の能力が勝ってしまうことや，友人と遊ぶこと，進学，結婚など自分の人生を生き，幸せになることに対する罪悪感を抱きやすいといわれている. これについては，障害のある同胞と自分の人生を切り離して考え，主体的に生きることを肯定化することが必要であると考えられる.

孤立・孤独・喪失感（isolation, loneliness, and loss）

家族のなかで障害のある同胞のことばかり関心が注がれることで孤立感を抱きやすい. それにより，保護者に認めてもらいたいという一心で勉強や部活などを懸命に頑張るきょうだいや，一方で反抗して保護者の注意をひこうとするきょうだいもいる. また，学齢期においては学校での無理解やからかいを怖れ，友人や先生に障害のある同胞のことを話すことが難しく，より孤立感を感じやすいといわれている. これについては，同じ境遇の存在がいることを知ることやきょうだいとの出会いの機会を提供することが考えられる. また，保護者がきょうだいのためだけの時間を作ることで予防的な対応を取ることも有効であると考えられる.

正確な情報の欠如（isolation from information）

「どうして待つことができないの？」「嫌なことがあると奇声をあげるのはどうして？」など障害のある同胞の問題行動にどのように対処したらよいかわからず困りやすい. また，知的発達に遅れがなく，見た目ではわかりにくい発達障害の場合には，何が障害なのかがわかりにくく障害のある

同胞について理解しがたいといわれている．こうした障害のある同胞に関する疑問や，友人などからの質問に答えるために，きょうだいは障害に関する情報を必要としているが，特に子どものきょうだいの場合には，客観的な情報に接する機会がきわめて少ない．これについては，きょうだいが障害のある同胞についていつでもオープンに話せる雰囲気を作り，具体的な質問には年齢に応じてわかりやすく説明することが必要であると考えられる．

将来に関する不安（fears about the future）

保護者が高齢になったときや親亡き後，障害のある同胞を誰が支えるのか，そのなかでの自分の役割はどうなるのかといった将来に関する不安を幼い頃から抱きやすく，進学や就職，結婚を考える際に影響を受けやすい．特に女性のきょうだいは，自分の子どもが病気や障害をもつ可能性を考え，結婚や出産に躊躇することもあるといわれている．そのため，正確な情報提供や障害のある同胞の将来の生活について保護者のみではなく，きょうだいも含めて話し合うことが必要であると考えられる．

憤リ・恨み（resentment）

「どうしてお兄ちゃんは勉強しなくていいの？」「同じことをしても自分ばかり怒られる」など，きょうだいには許されない行動が障害のある同胞には許されるなど，障害のある同胞が過度に甘やかされ保護されすぎているときに感じやすい．また，保護者が将来設計をもたずに障害のある同胞だけを心配し，時間もお金も費やしていると，こうした感情を抱きやすいといわれている．これについては，障害のある同胞の将来の見通しを立て，できるかぎり平等に接することが必要であると考えられる．

増える介護負担（increased responsibilities）

保護者の代わりに障害のある同胞のケアを任せられることがあり，家庭内で子どもとしての立場が保証されない場合がある．特に年上のきょうだいや女性のきょうだいがそれを担うことが多いといわれている．ケアに対する責任が増すほど自分自身の社会的な活動に参加する機会が少なくなり，障害のある同胞との関係の悪化にもつながりやすいといわれているが，これを自分の役割として理解し，力を発揮するきょうだいもいる．介護責任がきょうだいに偏りすぎないようにするためには，きょうだいの発達段階を考慮することが必要であると考えられる．

完璧への圧力（pressure to achieve）

障害のある同胞の足りないところを補おうとする「障害補償動機」をもちやすく，子どもの頃から頼りになる子，完璧な子になろうと努力を続けるきょうだいが多いといわれている．保護者などから直接，障害のある同胞ができないことを求められることもあれば，保護者の気持ちを察して，期待に応えることが自分の役割であると感じているきょうだいもいる．これについては，きょうだいとしての役割への期待に偏らないよう配慮することが必要であると考えられる．

b. きょうだいにみられる肯定的な側面：得がたい経験（unusual opportunities）

- **（精神的な）成熟（maturity）**

  幼い頃より周囲から障害に関する質問を受けることや，障害のある同胞のケアを担う経験を通して，年齢以上の責任を負うことなどにより，精神的に成熟しやすい．

- **洞察力（insight）**

  障害のある同胞の存在が，物事を広くとらえ，幅広い価値観をもつことにつながりやすい．

- **寛容さ（tolerance）**

  障害のある同胞との関係から，「違い」を認め，人をありのままに受け容れるなど，寛容さが養われる．

- **感謝（appreciation）**

  自分が健康であることなど，物事に対して当然のことと思わず深く感謝し，家族に対しても特別な絆があることを感じやすい．

- **職業選択（vocational opportunities）**

  障害のある同胞とともに育ったきょうだいは，同年代と比較しても自分の将来や個人的・職業的目標が明確であり，特に専門援助職に就くことが多い．

- **誇り（pride）**

  多くのきょうだいが，障害のある同胞が達成したことの真価を認め，できることに注目し，特別な資質に気づくことができる．

- **忠誠心（loyalty）**

  障害のある同胞の立場を守り，かばおうとする気持ちをもちやすい．

- **権利擁護（advocacy）**

  障害のある同胞のことを社会に正しく理解してもらおうと努力したり，障害者の権利を守ろうとする気持ちをもちやすい．

❸ きょうだい支援の実際

a. シブショップ（Sibshop）について

シブショップとは，前述したきょうだい特有の悩みを少なくし，得がたい経験を増やすためにアメリカきょうだい支援プロジェクトが開発したきょうだい支援プログラムである．シブショップでは，8〜13歳のきょうだいを対象とし，以下の目的を達成するためにピアサポートの場や遊びの場などさまざまな活動を提供している．

【シブショップの目的】

① 特別なニーズのある子どものきょうだいがリラックスした楽しい雰囲気のなかで仲間と出会う機会を提供する．

② きょうだいに共通した喜びや心配事を話し合う機会を提供する．

③ 特別なニーズのある子どものきょうだいがよく経験する状況に他のきょうだいがどう対処してい

Part 1　総説編／C. 周辺の問題

るかを知る機会を提供する.

④ きょうだいに特別なニーズをもつ子どもがいることで起こるさまざまなことについて知る機会を
きょうだいに提供する.

⑤ きょうだいに共通する心配事について理解を深める機会を保護者やサービス提供者に提供する.

b. わが国におけるきょうだい支援について

きょうだいを支援するうえでは, 自分が主体となってありのままの自分を表現することを保証すること[9]や, 問題が起こってから対処するのではなく, 心理的な支援や障害についての正しい理解の場をつくる予防的な対応[10]の必要性が指摘されており, わが国においても上記のシブショップのように予防的な対応の一つの形としてきょうだい会による支援活動が各地で展開されている.

きょうだい会とは

きょうだいたちが集まり, 障害のある同胞のことを気兼ねなく話したり, 情報交換をする場である. 幼少期の経験を話すことを通してストレスの軽減を図ったり, 将来の不安などを相談するセルフヘルプグループの形式をとった大人向けのきょうだい会や, 大人のきょうだいや親の会などが中心となり, 遊びを通してさまざまな気持ちを表現・発散したり, きょうだい特有の悩みや不安を共有するための活動を行う子ども向けのきょうだい会など, 年齢に応じたプログラムが実践されている.

きょうだい会 SHAMS の実践

筆者がシブショップのプログラムに沿って運営しているきょうだい会の取り組みの一部を紹介する. きょうだい会 SHAMS は, 栃木県宇都宮市を拠点とし, 発達障害者を家族にもつ小学生以上のきょうだいを対象に 2008 年より活動を行っている. 活動目的として, ① 自分と同じ立場のきょうだいと出会う, ② きょうだいとしての思いを分かち合う, ③ 日常の悩みや不安などを軽減する, ④ 普段経験できないことを経験する, ことを掲げている.

参加者は, 小学生 14 人, 中学生 12 人, 高校生 7 人, 合計 33 人（2016 年 12 月現在）が参加しており, 障害のある同胞の診断名は, 自閉症スペクトラムや知的能力障害が中心である. ボランティアは, 大人のきょうだいをはじめ, 大学生や教員, 福祉施設職員など 26 人で構成されている. きょうだいたちが安心感をもち, 家庭内の役割から離れ, ありのままの自分を表現できるよう, きょうだいたちの要求に対し, 個別に応じて丁寧に関わっている.

現在は年 4 回の活動を実施し, 公共交通機関の利用やボーリング場, プールでの活動など, 障害のある同胞がいることにより経験しづらいことを主役となって楽しむことを目的とした余暇活動を行っている. また, 障害のある同胞がいることでの悩みや肯定的な側面などを年齢に応じて話し, きょうだいとしての思いを共有する「きょうだいワーク」（図 1）を実施している. この他にも, しぇいむず新聞（図 2）を作成し, 障害のある同胞に関する日頃の不安や悩みに対し, それぞれの経験やアドバイスを共有している.

参加者からは, 「初めて同じ立場のきょうだいと出会い, 孤独感が解消された」という声や, 「障害のある同胞に対する接し方がわかり, よい関係を結べるようになった」「以前より積極的になれた」など, きょうだいとしての経験が強みに変化し, 安心して自分らしさを表現できたことによる

3 ●きょうだいへの支援

図1　きょうだいワーク

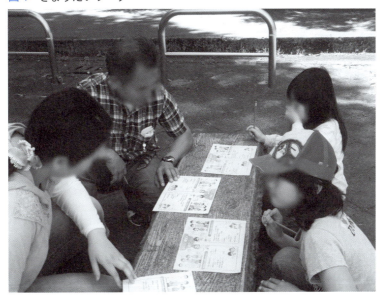

図2　しぇいむず新聞

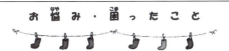

Part 1　総説編／C．周辺の問題

自分自身の変化や障害のある同胞への肯定的な変化があげられており，きょうだい会の存在意義を実感している．

④ きょうだい支援の今後の課題

　きょうだいに対する支援については，きょうだい会をはじめとした予防的な支援が展開され，きょうだいや家族に対する肯定的な成果が報告されている．さらに発達障害者のきょうだいに対する支援については，こうした予防的な支援に加え，障害特性に伴うセルフコントロールの難しさなどからけんかを繰り返す例や，きょうだいが攻撃的な言動を一方的に受け容れることで大きなストレスを抱えることも少なくないことから，治療的なアプローチを含めた包括的なきょうだい支援プログラムの必要性が示唆されている[10]．このことからも，障害のある同胞によるきょうだいへの影響は個別性を伴うことを理解したうえで，家族を包括的にとらえ，支える視点をもち，きょうだいや障害のある同胞，保護者，それぞれの立場を尊重しながらきょうだいへの支援のあり方を考える必要があるのではないだろうか．その結果，きょうだいに対する支援は，きょうだいのみならず，障害のある同胞や保護者，家族全体に肯定的な影響をもたらすことにつながるのではないかと考えられる．

(滝島真優)

● 参考

- Sibling Support Project（アメリカきょうだい支援プロジェクト）
  https://www.siblingsupport.org
- きょうだい支援を広める会
  http://siblingjapan.org

● 文献

1) 柳澤亜希子．障害児・者のきょうだいが抱える諸問題と支援のあり方．特殊教育学研究 2007；45（1）：13-27.
2) Meyer D. Thicker than Water. Essays by adult siblings of people with disabilities. Maryland Woodbine House；2009.
3) 浅井朋子ほか．軽度発達障害児が同胞に及ぼす影響の検討．児童青年精神医学とその近接領域 2004；45（4）：360-371.
4) 柳澤亜希子．障害児・者のきょうだいへの支援の動向と課題—自閉症児・者のきょうだいを中心に．広島大学大学院教育学研究科紀要 2005；（54）：151-159.
5) 帳　学偉．発達障害児のいる同胞の自己主張と親子関係の関連．鹿児島大学医学雑誌 2008；60（1）：1-15.
6) Jokiranta-Olkoniemi E, et al. Risk of psychiatric and neurodevelopmental disorders among siblings of probands with autism spectrum disorders. JAMA Psychiatry 2016：73（6）：622-629.
7) Meyer D, Vadasy PF. Sibshops：Workshops for Siblings of Children with Special Needs. Paul H. Brookes Publishing；2007.
8) Gallagher P, Powell T, Rhodes C. Brothers & Sisters：A Special Part of Exceptional Families. Paul Brookes；2006.
9) 遠矢浩一．障がいをもつこどもの「きょうだい」を支える　お母さん・お父さんのために．ナカニシヤ出版；2009. pp68-77.
10) 井上雅彦．きょうだいへの支援．柘植正義ほか（編）．発達障害の子を育てる家族への支援．金子書房；2007. pp78-84.

C. 周辺の問題
4. 学校・関係機関との連携

❶ 発達障害支援における情報共有と支援連携の必要性

　発達障害の適応困難は多様な形で現れる．その多様性は困難性の程度と様態だけでなく，困難性がライフコースのどの時点で顕著となったかに反映される．実際，発達障害児の保護者を対象とした乳幼児健診のニーズ調査報告[1]が示すように，保護者が育ちの困難さに気づいたときの児の年齢，気づいたきっかけはさまざまであった．気づいたきっかけは，日常の様子，乳幼児健診での指摘，学校の指摘，医師や専門家の指摘，新聞や雑誌の情報と多岐にわたっており，発達障害の把握と支援の始まり，診断の時期がライフコースの広い範囲に広がっていた．16歳以降の生活不適応を契機として自閉症スペクトラム（autism spectrum disorder：ASD）が初めて把握されたケースの生育歴を分析した報告[2]では対象17ケースの約4割で保護者が就学前に子育て不安を抱いていたが，乳幼児健診での把握が低い一方，幼稚園・保育園での指摘が約3割であった．不登校を主訴とする思春期・青年期のASD 47例の臨床実態報告[3]では全例が小中学校の通常学級または全日制普通科・職業科高校に在籍しており，約9割が不登校による医療受診時までASDは未把握である一方，幼児期のASD特性を認めたのは約7割であった．成人期に初めてASDが診断された10例の報告[4]では，幼児期にASD症状を呈していたが，その後の支援にはつながらず，精神科受診に至るも併存症の診断にとどまり，不適応を深めた後に就労の相談や福祉制度に関する相談を契機にASDの診断に至る事例が示されている．

　以上，発達障害の困難性は人生早期に把握しづらいことがあり，その後の経過のなかで適応困難が顕著になったとしても発達障害の視点による理解を得られず，その後の支援が途切れるなかで不適応を深めていく場合がある．こういった問題を解決するためには，発達障害特性の把握に加えて，支援に関連する情報を当事者や家族，支援者が共有し，連携することによって，支援を縦と横につないでいくことが必要である．

❷ 情報共有と支援連携に求められる視点

　発達障害は把握しづらく支援が途切れやすいが，この背景には困難性を「障害の有無」との関連でとらえる旧来の障害観が存在する．しかし，障害者の権利条約が示すように，障害（disability）とは心身機能・構造の障害（impairments）と社会的障壁（impairmentsのある人たちに対する周囲の人々の態度および環境による障壁；attitudinal and environmental barriers）の相互作用の結果として発現するものである．実際，『精神疾患の診断・統計マニュアル第5版』（DSM-5）[5]のASD診断基準Cには「症状は発達早期に存在していなければならない（しかし社会的要求が能力の限界を超えるまでは症状は完全には明らかにならないかもしれないし，その後の生活で学んだ対

応の仕方によって隠されている場合もある）」との記載がある．支援ニーズの把握や支援の構築には環境要因との関連で困難性の実態を検討することが重要であり，この視点が情報共有と支援連携においても求められる．

ところで発達障害支援における連携とは，困難性の把握に始まる支援経過のなかで多様な支援者がつながり合いつつチームが形成され，支援ニーズに応じてチームメンバーが入れ替わっていくものである．たとえば，入園直後の不登園により困難性が把握されて保護者と幼稚園教諭による連携支援がスタートし，その後の児童発達支援利用に際して相談支援専門員と事業所スタッフが参加し，さらに就学を契機に就学先の特別支援教育コーディネーターと担任教諭，そして医療機関への受診を契機に医師や心理士が支援チームに参加するといった形である．また，支援対象児者の状態像によっては，ひきこもり支援の専門職や触法関係の専門職が関わる場合もあり，社会的自立に際しては就労支援の専門職の関わりが必要となる．このように発達障害支援においては時間経過と対象児者の状態像の変化に応じて多職種が入れ替わりつつ情報共有と支援連携が行われていくが，この臨機応変性が支援の途切れをもたらす一因ともなる．家族と当事者は支援チームの中心にあり続けるが，支援の一貫性が途切れることにより翻弄されてしまうことが少なくない．

そこで必要となるのが，職種や立場を超えて一貫した支援を展開していくための共通の視点である．その視点として現在，最も有用なものは世界保健機関（WHO）が 2001 年に提示した ICF（国際生活機能分類）[6] であろう．図 1 は ICF の構成要素とその相互作用を示したものである．本項では概略的な説明にとどめるが，ICF 図式の 3 層構造は「生活機能（心身機能・身体構造，活動，参加）」が「変調または病気（健康状態）」と「背景因子（環境因子，個人因子）」の相互作用の結果であることを示している．たとえば，ASD の確定診断（健康状態）は情報統合機能（心身機能の思考機能）の問題の存在を示し，構造化支援による整理された情報提示がなければ（環境因子），他者とのコミュニケーション（活動）が困難となる．コミュニケーション困難を繰り返し体験していれば対人関係に対する強い苦手意識が醸成され（個人因子），他者と関わり合うことになる場（参加）自体を回避するようになるであろう．また，医学的診断が得られていなくても，他者とのコミュニケー

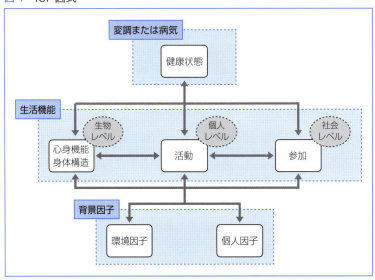

図 1　ICF 図式

ションが良好な環境と困難な環境を把握することによって支援の手がかりを得つつ，その背景にある心身機能の問題を想定することで支援ニーズを把握する視点を広げていける．個人因子の支援への活用も同様に可能である．

情報共有と支援連携における ICF の有用性は，専門性と立場が異なる支援チームの各メンバーにより把握された情報が相互作用しつつ支援対象児者の困難性を作り上げている全体像を共有できることにある．そして，支援を焦点化すべき活動と参加のポイント，医学的診断が示す心身機能の問題の影響，支援を実現するために求められる環境調整の内容，支援の組み立てに考慮すべき個人の強みや弱みを全体として考慮していける．

❸ 情報共有と支援連携のためのツール

ICF の有用性は高いが，その機能分類の範囲は網羅的で，項目数は膨大である．そのため ICF をそのまま実践に活用することは容易ではない．しかし，より簡便な既存のツールであっても支援対象児者の全体像をとらえようとするものであれば，ICF 図式の視点は適用可能である．ここでは，その代表的な例として，サポートブックと支援ファイルを紹介する．なお，これらの支援ツールは保護者による作成が基本となっているが，それは支援連携における共有情報は保護者や本人が認めたものに限られるからである．その点が保証されれば，支援者が作成し保護者が補足する，支援者と保護者が共同作成するといった形もありうる．

a. サポートブック

サポートブック[7]とは，本人の周囲の人たちが本人をよりよく理解するための本人についての支援情報ブックである．サポートブックの形式は自由であるが，はがき大のカード式やシートをファイルに綴じたものなどがあり，本人を理解しサポートするための情報をコンパクトに集約し，参照しやすくしたものである．盛り込まれる項目と内容は，氏名・年齢・住所・緊急連絡先などの基本情報，障害名とその種類，持病・アレルギー・投薬などの医療情報，余暇・遊び，トイレ，食事，着替え・お風呂・洗面，就寝，外出・移動，コミュニケーション，強みと弱み，得意と不得意，感覚特性，こだわり・パニックなど広範にわたるが，本人の状態像やサポートブック活用の目的によって必要な情報を絞り込んで作成することもできる．基本情報を盛り込むのは，迷子など本人が保護者と一緒にいない場合の活用を考慮しているからである．図 2 に示すのは学校用のオープンサンプル[8]の一部であるが，たとえば，＜遊び方＞の項目で，「ダイナミックな遊びを好み，細かな遊びを嫌い，見立て遊びは困難で，介入されるのを嫌う」のであれば，最小限の介入で本人の好むダイナミックな遊びを手伝うことを通じての関わりが可能なことがわかる．また［自分の気持ち］について「書いて伝えることができる」のであれば，書字によるコミュニケーションを保証すべきことがわかる．サポートブック作成に際しては，「～できません」という書き方でなく「…すれば～できます」という肯定的な書き方，そして「援助の仕方は具体的にイメージできるように書いていく」ことに留意する必要がある[7]．

このようにサポートブックに盛り込まれる情報は障害名，障害特性，生活場面での行動特徴，好き嫌いなどの情報，支援に求められる具体的な環境因子が網羅されている．サポートブックの活用

図2　サポートブック（学校用）

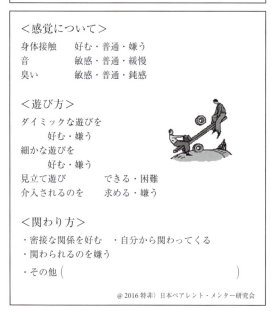

［要求方法］
・言語で要求する　・クレーンでする
・自発的にはしない
・その他（　　　　　　　　　　　　）

［質問に対する答え方］
・言葉で教えてくれる　・指さしで教えてくれる
・示すと動作で答える　・選択することができない
・その他（　　　　　　　　　　　　）

［拒否の方法］
・言葉で表現してくれる
・行動で表現する　・表情でわかる
・なかなかわかりにくい
・その他（　　　　　　　　　　　　）

@ 2016 特非）日本ペアレント・メンター研究会

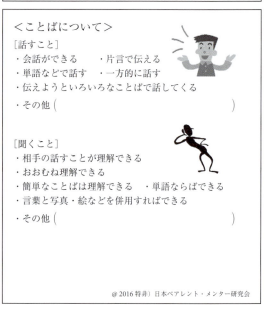

［自分の気持ち］
・言葉で伝えることができる
・書いて伝えることができる
・質問されれば答えることができる
・特定の人にのみ伝えることができる
　→誰に…（　　　　　　　　　　　　）
・その他（　　　　　　　　　　　　）

［その他特記事項］

@ 2016 特非）日本ペアレント・メンター研究会

＜感覚について＞
身体接触　　好む・普通・嫌う
音　　　　　敏感・普通・緩慢
臭い　　　　敏感・普通・鈍感

＜遊び方＞
ダイミックな遊びを
　　　　　好む・嫌う
細かな遊びを
　　　　　好む・嫌う
見立て遊び　　　　できる・困難
介入されるのを　　求める・嫌う

＜関わり方＞
・密接な関係を好む　・自分から関わってくる
・関わられるのを嫌う
・その他（　　　　　　　　　　　　）

@ 2016 特非）日本ペアレント・メンター研究会

＜ことばについて＞
［話すこと］
・会話ができる　　・片言で伝える
・単語などで話す　・一方的に話す
・伝えようといろいろなことばで話してくる
・その他（　　　　　　　　　　　　）

［聞くこと］
・相手の話すことが理解できる
・おおむね理解できる
・簡単なことばは理解できる　・単語ならばできる
・言葉と写真・絵などを併用すればできる
・その他（　　　　　　　　　　　　）

@ 2016 特非）日本ペアレント・メンター研究会

に際しては，個々の項目に沿った支援を保証することが第一であるが，さらにICFの視点で対象児者の全体像を情報共有し支援連携を進めることによって関係者間で一貫した支援を実現することができる．

b. 支援ファイル

支援ファイルとは，ライフコースを通じて途切れのない支援を実現するために対象児者の情報を集約するツールである．厚生労働省の発達障害支援施策にあがっていること，文部科学省の個別の教育支援計画との連動性が求められていることもあり，現在，普及・活用に向けて取り組みがなさ

図3 「すくらむ」の子ども理解シート（就学前）

作成日：　年　月　日　　　　　　　　　　　　　　　　　　　　歳　か月　氏名：

	よさ・できること		気になること	
	本人について	環境について	本人について	環境について
項目	記入内 ～はできている ～が得意 ～なよい状態になってきた	記入内 こんな場所や時ならできる. こんな人や物とならできる. このように関わればできる. その他，子どもの育ちにプラスになることなど.	記入内 ～はできづらい ～は苦手 ～の状態が気にかかる	こんな場所や時にしない，できない. こんな人や物だとしない，できない. 記入内 このように関わるとしない，できない. その他，子どもの育ちにマイナスとなることなど.
生活面	ここに書くことは…睡眠，食事，排泄，衣服の着脱，清潔の習慣，生活時間や行動範囲など，生活全般に関することです.			
行動・性格・感情・感覚	ここに書くことは…行動や性格の特徴，感情の起伏や気持ちのコントロール，敏感さや鈍感さ，などです.			
遊び	ここに書くことは…得意な遊びや苦手な遊びなどです．運動遊びや制作遊び，考える遊びや学習につながる遊びも含みます.			
人との関わりや言葉・場面やルールの理解	ここに書くことは…大人や友達との関係，「ことば」などコミュニケーションの様子，場面やルール，社会的常識の理解などです.			

れている支援ファイルの多くは都道府県あるいは市町村レベルで書式が作成されている．そのためさまざまな支援ファイルが全国各地域に存在している．本項では，ICF の視点と親和的であり，旭川市など23市町村で構成される北海道上川圏域で活用が進められている支援ファイルの共通ひな型である，上川版個別の支援計画「すくらむ～育ちと学びの応援ファイル～」[9] について紹介する.

「すくらむ」は相談支援ファイル形式の子育て支援ファイルであり，主な特徴は，基本シートでは「障害」という言葉を用いていないこと，子どもの現状を環境の観点から把握する機能を有することである．図3は「すくらむ」の子ども理解シート（就学前版）であるが，「2軸（よさ・できること，気になること）×4領域（生活面，行動・性格・感情・感覚，遊び，人との関わりや言葉・場面やルールの理解）×2視点（本人について，環境について）」の情報整理マトリックスに観察エピ

Part 1　総説編／C. 周辺の問題

ソードを記載していく．たとえば，「遊び領域−環境について」では「パズルなら集中して遊べる」といったエピソードが記入される．「すくらむ」による支援連携は，それぞれが把握している情報を子ども理解シートに書き込んでいくことから始まる．支援会議で，別々に書き込んだものをまとめたり，その場で意見交換しながら書き込んだりできる．それぞれが把握した子どもの様子が異なっていれば，把握場面の環境要因の違いをとらえ，対象児に有用な環境条件を共有していける．そして子どものよさが引き出される環境を増やし，気になることが出てくる環境を減らすことで環境調整による支援を簡便に実現していくことができる．

❹ 情報共有と支援連携を実現するために

　情報共有と支援連携が一貫した支援の実現に必要であることは繰り返すまでもない．権利条約が提示する障害観に基づく支援を実現していくためにも多様な場面における支援対象児者の状態を共有し，ICF 図式の視点から支援情報をとらえていくことが重要である．そのうえで，さらに重要なポイントをあげるとすれば，それは，支援者一人ひとりが自らの不完全性を認識することであろう．支援対象児者がそれぞれの育ちのなかでさまざまな場面において示す姿は多様であり，それらをまとまりのある全体像としてとらえるには，情報共有と支援連携が必要不可欠なのである．一人の支援者としてとらえる支援対象児者の姿は，その限られた一面にすぎないことを忘れず，情報共有と支援連携のなかで支援対象児者自身の視点に立ち返ることが，実効性ある支援の実現に必要不可欠であろう．

（安達　潤）

● 文献

1) 安達　潤，田中康雄．育ちの困難さに気づいた時期によって発達障害児の保護者の乳幼児健診に対するニーズは異なるか？ 発達障害研究　2016；38（1）：60-78．
2) 安達　潤，内山登紀夫．青年期以降の生活不適応を契機として ASD が始めて把握されるケースの発達経過に関する調査研究．2013 厚生労働科学研究費補助金 障害者対策総合研究事業『発達障害者に対する長期的な追跡調査を踏まえ，幼児期から成人期に至る診断等の指針を開発する研究（研究代表者：内山登紀夫）』平成 22 年度〜24 年度 総合研究報告書．2013．pp79-92．
3) 武井　明ほか．不登校を呈した高機能広汎性発達障害の臨床的検討．精神医学　2009；51（3）：289-294．
4) 内山登紀夫．成人期に高機能自閉症スペクトラム障害と診断された自験例 10 例の検討．精神経誌　2013；115（6）：607-615．
5) American Psychiatric Association. Diagnostic and Statistical Manual of Mental Disorders, 5th edition（DSM-5）. American Psychiatric Publishing：2013／日本精神神経学会（監），髙橋三郎ほか（訳）．DSM-5 ―精神疾患の診断・統計マニュアル．医学書院；2014．
6) WHO. ICF：International Classification of Functioning, Disability and Health. 2001／厚生労働省（訳）．ICF：国際生活機能分類―国際障害分類改訂版．中央法規；2002．
7) 加藤　香．ペアレントメンター養成講座 サポートブック作成編．井上雅彦ほか（編著）．ペアレントメンター入門講座 発達障害の子どもをもつ親が行なう親支援．学苑社；2011．pp74-80．
8) 加藤　香．サポートブック基本形（学校用）．NPO 日本ペアレントメンター研究会研修資料．2016．
9) 上川版個別の支援計画検討委員会（委員長 安達潤）．すくらむ〜育ちと学びの応援ファイル〜（二訂版）．
http://www.dokyoi.pref.hokkaido.lg.jp/hk/kkk/sukuramunopeji.htm
（参照 2016 年 12 月 20 日）

C. 周辺の問題
5. 就労の支援

　発達障害者の多くは成人期にさまざまな就労の問題に直面する．特に成人期に発達障害に気づき医療機関を受診した人は，その後，障害者手帳を取得するか，障害者雇用を選ぶかなど，生き方の根幹に関わる選択と葛藤が続く．そうした就労にまつわる本人や家族の不安を理解し支えるためには，医療機関のスタッフにも，就労関係の基礎知識や就労支援機関との連携が必要になってきている．そこで以下では，発達障害者が経験することの多い職業的問題を概説し，次に就労相談の留意点および関係機関との連携について述べていく．

❶ 発達障害者の職業的問題

a. 就職活動

　就労に関連して発達障害者が直面する第一のハードルは，就職活動で生じるさまざまな困難である．社会的経験の不足や職業イメージの乏しさなどから，志望する業界や職種を絞り込むことが難しい．就職活動に入ると説明会への参加，企業研究，エントリーシートの提出，面接などがあるが，複数の課題を計画的にこなすことが難しい．企業ニーズに沿った自己アピールが苦手で，長所・短所を真っ正直に表現してしまう．特に面接が課題となり，表情や態度を含めたコミュニケーション面でマイナスの印象を与えてしまう．就職活動で失敗が重なることで心身の調子を崩し，医療機関の受診に至る例も少なくない．

b. 仕事上の問題

　第二のハードルは，就職が決まった後に起こる仕事上の問題である．発達障害者はコミュニケーションや社会性の問題が強調されるが，それ以前に基本的な仕事ができていないことが多い．主な原因は，注意，記憶，情報の組織化などの認知機能の障害である．実際の職場環境で，さまざまな刺激を受けて働くと，認知機能の問題が顕在化する．具体的にはミスが多い，仕事の覚えが遅い，勘違いをする，期限を守れない，メモを取れない，疲れやすいなどさまざまな状態として表れる．一般に発達障害者は職業能力が高いとみられがちなため，ギャップの大きさに周囲は戸惑い，性格や意欲の問題であると誤解してしまう．医療機関での心理学的評価を基礎に，仕事上どのような問題が予測されるか，どのような配慮が必要であるか，職場や就労支援機関と情報を共有しておくことが重要である．

c. コミュニケーションや社会性の問題

　第三はコミュニケーションや社会性の問題である．報告，連絡，相談など業務上のコミュニケーションに関する問題から，上司や外部業者への態度，先輩への気配りなど社会人としてのマナーの

問題までさまざまなレベルがある．上司からミスを指摘されても，「自分ではできているつもりです」と言ってしまう，あるいは周囲と協調せず自分の仕事に没頭する態度などが人間関係の孤立を招く．これらの問題の背景には，他者の気持ちを想像できない，自己評価と他者評価の乖離が大きい，自己防衛が強いなどの要因が考えられる．就職前の就労支援機関におけるソーシャルスキルトレーニング，職場実習における実体験，ジョブコーチによる助言や周囲への説明など，さまざまな支援が必要となる．

d. ストレスへの対応

第四はストレスへの対応の問題である．発達障害者のなかにはストレス耐久性が脆弱で，ストレスの表現が不適切な人が多い．仕事中に泣く，大声を出す，物を叩くなど極端な例から，ため息や表情が周囲を不快にする，確認や質問が多くて雰囲気がピリピリするなどさまざまなレベルの問題が起こる．本人はストレスを意識しなくても身体不調で頻繁に休んでしまう．過剰適応で突然バーンアウトしてしまうなど，徴候がわかりにくい例も少なくない．職場で相談体制を整えても，どのようなときにどのように相談したらよいかわからず，活用できないこともある．就職前に，ストレス要因，ストレスのサイン，解消法などを把握し，職場と医療機関，就労支援機関が共有しておくことが望ましい．医療機関が把握した情報を，職場における配慮や支援につなげることが重要である．

e. 就労意欲

第五は就労意欲の問題である．一般には，収入の必要性，社会的役割，やりがい，仲間意識，その他の理由を総合して折り合いをつけながら働き続ける．しかし，発達障害者の場合には職業的な困難が大きいため，仕事のやりがい，達成感，所属意識，仲間意識，周囲からの承認などを感じる機会が少ない．また，本人のこだわり，価値観や論理，人間関係のもち方などによっては，周囲からの評価や承認のメッセージが伝わりにくいこともある．通常よりも仕事の評価を明確にフィードバックする，会社への貢献度を可視化する，仲間意識や所属感をもてる機会を意図的に設けるなど，職場側の配慮が必要となる．また，就労支援機関や医療機関が仲介役となり，会社側の評価を伝えたり，本人の誤解を解いたりする工夫も必要である．

❷ 就労相談

成人期には発達障害者の多くが「働く」ことを希望するが，その意味するところは「一般企業で正社員として働きたい」から「ひきこもりから脱したい」までさまざまである．就労相談の初期において，本人の「働きたい」の意味を把握することが重要である．最初に意味を誤解すると思わぬ方向に進んでしまうので，主訴の整理は慎重に行いたい．

一口に「働く」といっても，わが国の制度に照らすと次のように整理できる．① 通常の職場で障害を開示せずに働く（通常の雇用），② 通常の職場で障害者手帳を使って働く（障害者雇用），③ 特例子会社で働く（障害者雇用），④ 就労継続支援事業 A 型で働く（A 型は雇用関係がある），⑤ 就労継続支援事業 B 型で働く（B 型は雇用関係がない），⑥ 医療機関のデイケアなどにおいて作業活動を行う．

この他，一般就労を目指すステップとして障害福祉サービスの就労移行支援事業，あるいは一般の能力開発校や障害者能力開発校を利用するという選択肢もある．

a. 通常の雇用か障害者雇用か

発達障害者の就労相談を進める際には，これらの選択肢を念頭に，まずは「通常の雇用」か「障害者雇用」かの方向性を考える．一般に，通常の雇用（正規社員）は採用の門戸が狭く，採用後も仕事の要求水準が高いため職場適応には一定の困難が予想される．また障害者雇用でない場合は，発達障害であることを伝えても障害に対する配慮は限定される．一方，障害者雇用の場合は，通常の雇用に比して採用のハードルは低くなる．障害に対する配慮は得られやすいが，逆に本人が配慮を受け入れられないこともあるため，障害受容との折り合いが重要である．また特例子会社では，障害に対する配慮は厚くなるが，事業所によっては知的能力障害者が中心で雰囲気が合わない，仕事が簡単でやりがいをもてない，親会社と給料体系が異なる，などのマイナス面が出る場合もある．

通常の雇用と障害者雇用の選択は，相談だけで結論を見出すことは難しい．特に成人期に発達障害の診断を受けた人にとっては，障害者雇用を受け入れることは，診断を受けて障害者手帳を取得する以上に心理的な抵抗が強い．したがって支援者が誘導するのではなく，迷いながら自己決定することに伴走する姿勢が必要である．実際の雇用現場の見学や体験実習を行う，いくつかアルバイトを経験してみる，他の発達障害者の経験談を聞くなど，さまざまな機会を設けることが有効である．

b. 障害者雇用か福祉的就労か

次に障害者雇用（前述②，③）か福祉的就労（前述④，⑤）かの選択についてふれておきたい．生活リズムが安定しない，体力に自信がない，通勤のストレスに耐えられそうもない，働く意欲が乏しいなど，職業準備性が不足している人の場合，障害者雇用であったとしても，すぐに就職を目指すことは難しい．安易に就職のステージに上げてうまくいかなかった場合，本人と職場が負うダメージは想像以上に大きい．そのため，一定の準備期間の後に就職を目指したほうがよい人の場合，就労移行支援事業で数か月から最長2年程度，就労に向けた準備訓練を受けることを勧める．最近では，発達障害者を対象にした就労移行支援事業も増えている．就労移行支援事業は，障害者総合支援法に基づく障害福祉サービスであるため，適した事業所を見つけるには地域の市町村や相談支援事業と連携する．また当面，就職は困難と思われる場合は，就労継続支援事業A型で生活リズムや作業習慣の安定を図ることも選択肢となる．障害者雇用よりも賃金は低いが（2014年度の月額平均賃金は66,412円），保護的な環境が必要な人には適した就労形態である．就労継続支援事業A型の利用は，市町村，相談支援事業が連携の窓口となる．

就労移行支援事業や就労継続支援事業A型も負担が大きすぎる場合は，就労というよりも生活リズムなどの安定を目標に，就労継続支援事業B型やデイケアなどの利用を検討する．

❸ 就労支援機関との連携

前項では基本的な方向性の整理について述べたが，実際には医療機関のみで職業的な方向性を見定めることは難しい．方向性を検討するには，求人情報，作業能力の評価場面，実習先の企業など

Part 1　総説編／C. 周辺の問題

の具体性が必要となる．そこで以下では，医療機関が連携すべき労働関係機関，就労支援関係機関について概説する．

a. ハローワーク

ハローワークは職業準備性が整って具体的な求職活動を行う段階で利用する．ハローワークでは，就職の希望などを伝え求職登録をした後，さまざまな職業相談を経て，求人先への職業紹介が行われる．最近ではインターネットを利用して本人単独で就職活動を行う例も多いが，就職後のフォローや関係機関との連携を考えるとハローワークを活用することが無難である．診断を受けていない場合は一般窓口での対応が原則だが，主要ハローワークでは発達障害者支援の就職支援ナビゲーターが配置されているので，事前に照会して利用するとよい．障害者雇用を希望する場合は，専門援助部門での相談となる．障害者求人は専門援助部門に集約されており，障害者雇用専門の相談員が職業相談・職業紹介を行う．必要に応じて，地域障害者職業センターや障害者就業・生活支援センターなど就労支援機関への紹介も行われる．

b. 地域障害者職業センター

地域障害者職業センターは，独立行政法人高齢・障害・求職者雇用支援機構が各都道府県に原則1か所設置する障害者職業リハビリテーションの専門機関である．職業相談のほか，職業能力を把握するための職業評価，職業準備支援，ジョブコーチ支援などが行われている．テストやワークサンプルなどによる職業評価は，発達障害者が自己の能力を理解するのに有用である．発達障害者の就労支援に関して専門性が蓄積された機関であるが，都道府県に原則1か所であるため，高度な専門性が必要なケースは地域障害者職業センターが担当し，地域での支援は障害者就業・生活支援センターが担当する役割分担が一般的である．

c. 障害者就業・生活支援センター

地域に根差した就労支援機関として，複数の市町村から成る障害福祉圏を単位に設置されている．就労相談，ハローワークや就労移行支援事業との連携，就職活動の支援，企業との調整，就職後の定着支援など，就労に関わるさまざまな支援を担当する．通常の雇用か障害者雇用か，一般就労か福祉的就労かなど複雑な相談内容をもつ発達障害者の場合，早目に障害者就業・生活支援センターと連携することを勧める．都市部，政令指定都市などでは，地方自治体が障害者就業・生活支援センターと同様な事業を行っているので，地方自治体の就労支援事業も確認するとよい．

d. 就労移行支援事業

障害福祉サービスの1つで，就労を希望する人を対象に施設内作業や実習などの訓練・評価を通して，原則2年間の有期限で就職につなげることを目的とする．特に都市部においては発達障害者を対象とする就労移行支援事業が増えており，就労を希望する発達障害者が活用しやすい社会資源として期待されている．就労移行支援事業については，地域の区市町村の障害福祉課，または地域の相談支援事業に利用の相談をするとよい．

e. 就労継続支援事業 A 型・B 型

　同じく障害福祉サービスの 1 つだが，就労移行支援事業が雇用就労への移行を目的とするのに対して，就労継続支援事業は保護的な環境のなかで安定して働き，賃金・工賃を得ることを目的とする．雇用就労が困難である場合，長期な準備を経て雇用就労にステップアップしたい場合などに適した社会資源といえる．

f. 地域若者サポートステーション

　ニート対策の機関として厚生労働省が全国に 160 か所（2016 年度現在）設置している．発達障害に特化した事業ではないが，若年不就労者のなかに発達障害者が少なくないことから，近年，発達障害に関わる専門性が向上してきている．プログラムは機関によってさまざまだが，就労に関わる個別相談，映像などによる仕事のイメージ作り，仕事体験，グループワークなど，発達障害者に有用なプログラムも多い．診断を受けていない人，診断を受けていても障害を受け入れにくい人の場合，障害者に特化した機関でないため，地域若者サポートステーションは利用しやすい．

● おわりに

　医療機関と就労支援機関が連携する際，相互に認識しておきたいのは，発達障害者の就労支援は時間がかかるプロセスだということである．個人側の要素を考えても，具体的な職業能力，コミュニケーション能力や社会性，注意，記憶，情報の組織化などの認知特性，自己意識および職業意識などが関係する．さらに職場側の要素では，雇用就労か福祉的就労か，通常の雇用か障害者雇用か，特例子会社か，さらに具体的な仕事内容，要求水準など複雑なマッチングの検討が必要である．したがって，数回の面談や実習で安定した就労につながることはまれであり，数回の離転職の末に自分に合った仕事にたどりつくことも少なくない．したがって，近視眼的には「失敗」と思える就労の結果も，中長期的には，自己意識や職業意識を調整する機会となり，重要な就労支援のプロセスになりうる．数か月，数年，場合によってはゴールのない「自分に合った働き方」を探す道程に，伴走するのが就労支援の役割といえる．

（小川　浩）

● 参考文献

- 小川　浩．発達障害者の就労実態と就労に関わる要因に関する調査．厚生労働科学研究・発達障害（広汎性発達障害，ADHD，LD 等）に係る実態把握と効果的な発達支援手法の開発に関する研究（主任研究者：市川宏伸），平成 18 年度研究報告書．2007．pp84-87.
- 志賀利一．発達障害者支援センターと他の福祉・就労支援分野との連携についての研究．厚生労働科学研究・青年期・成人期の発達障害に対する支援の現状把握と効果的なネットワーク支援についてのガイドライン作成に関する研究（研究代表者：近藤直司），平成 21 年度総括・分担研究報告書．2010．pp9-12.
- 発達障害者の就労相談ハンドブック検討委員会．就労支援ニーズの整理．多様な進路選択の節目．相談の心構え．発達障害者の就労相談ハンドブック．厚生労働省平成 20 年度障害者保健福祉推進事業．NPO 法人ジョブコーチ・ネットワーク；2008．pp7-11.
- 小川　浩ほか．就労移行支援事業の運営に関わる基礎知識．就労移行支援ガイドブック．厚生労働省平成 23 年度障害者総合福祉推進事業．公益社団法人日本フィランソロピー協会；2011．pp69-84.

Part 1　総説編／C. 周辺の問題

C. 周辺の問題
6. 地域生活の支援

　昨今，自閉症スペクトラム（autism spectrum disorder：ASD）のある青年・成人期の人への取り組みにおいては，就労支援などへの関心が高まっている．就労を含めた日中活動は，その人の生活の質を考えるうえでも欠かせない重要なテーマである．一方で安定した日中活動を続けるため，また老後などを考えるうえでは，そもそも生活をどのように安定的で，かつ豊かで充実したものにするかが重要である．本項ではグループホーム（group home：GH）や余暇支援といった日常生活に関連する事柄をテーマに具体例も交え述べていく．

❶ グループホーム（GH）

a. GH の制度的背景

　わが国において，ようやく親亡き後の障害者（ここでは主に知的障害者と ASD などの精神障害者を指す）の支援のあり方について検討される時代になった．これまでの経緯を簡単にたどってみたい．

知的障害者への取り組み

　知的障害のある大人に対し，公的サービスが開始されたのは，精神薄弱者福祉法が施行された1960 年だといわれている．知的障害のある子どもについては，戦後まもなくできた児童福祉法（1947年施行）から対策がとられており，年齢を経て，すでに 18 歳を超えた“子どもたち”を支えることが，当時，社会的な課題になっていた．ただこの当時はいわゆる“全国コロニー網構想”[1] が示すように，リハビリテーション施設を利用し社会参加するか，できなければ施設入所するかという選択肢であった．

　わが国で障害者の地域参加が議論されるようになってきたのは，欧米からのノーマライゼーションの考えの導入や脱施設化の流れを受け 1980 年代になってからである．GH は当初，関係者によって共同ホームとして立ち上げられ，1989 年には国の予算補助事業に，また 1990 年には精神薄弱者地域生活援護事業として法定化された．さらに，最近になって“大人”からさらに高齢期になる人への支援のあり方についても検討されるようになってきた．

精神障害者への取り組み

　他方，精神障害者に対する GH の取り組みがある．1950 年に精神衛生法が施行され，各都道府県に公的な精神病院の設置が義務づけられた．また，強制入院などの仕組みもできた．その後，民間の精神病院の施設整備費・運営費に対して国庫補助が行われるようになり，精神病院の数ととも

に入院患者数も飛躍的に増加した．他方1960年代頃より精神病院からの退院先のない人が問題となり，その対策として共同住宅という形でGHの前身は展開していった．しかし，当時は法的にも経済的にも裏づけのないなか，各病院の取り組みとして行われていた．

1985年の宇都宮事件をきっかけに，精神障害者を取り巻く状況が一変した．人権意識が高まるとともに，1987年精神保健法が制定され，社会復帰が促進されるようになった．そのなかで，援護寮や福祉ホームが制度化され，共同住宅の一部はそれに組み込まれ，一部はそのまま自力での運営を行っていった．1989年の知的障害者のGHに対する予算化のあおりを受け，1992年に精神障害者に対しても精神障害者地域生活援助事業として予算化，1993年には精神保健法改正によりGHが法定化され，知的障害，精神障害ともにGH制度が公的に認められるようになった．

その後現在まで

さらに2000年度からは，障害者個人の自立を基本としその選択を尊重した制度を確立するとともに，地域での生活を総合的に支援するための地域福祉の充実に向けた「社会福祉基礎構造改革」への動きが始まっている．その改革に併せて，知的障害者福祉法や精神保健福祉法が改正され，これらの法律の目的として，障害者の自立と社会経済活動への参加が促進されることになった．また，同年度に高齢者介護サービスの充実を図るために介護保険制度も発足した．高齢知的障害者に対しては同年6月に「知的障害者の高齢化対応検討会」が報告書[2]をとりまとめている．高齢期を迎えるあるいは迎えた障害者について，介護保険制度をはじめとした当時の時代背景と照らし合わせ，60歳あるいは65歳という年齢を想定し，福祉サービス全般について検討された．

さらに2013年より施行された障害者総合支援法には，高齢の障害者に関係する衆参両院の附帯決議[3]がついており，そのなかで障害者の地域生活について，① 障害者の地域生活に対する総合的な支援が計画的に行われるよう配慮すること，② 障害者の高齢化・重度化や「親亡き後」も見据えつつ，障害児・者の地域生活支援をさらに推進する観点から，ケアホームと統合した後のGH，小規模入所施設などを含め，地域における居住の支援などのあり方について早急に検討を行うこと，と述べられている．

なお現行の法律においてGHとは，共同生活援助と呼ばれ，地域で生活を営むのに支障のない障害者につき，主として夜間において，共同生活を営むべき住居において相談その他の日常生活援助を行う場所・サービスを指す．基本理念として，誰もが地域でサービスを利用しながら暮らせる仕組みを構築し，これを持続可能な制度で支えることとなっている．

これまでGHの対象が知的障害者，精神障害者に限定されていたが，2009年10月からは身体障害者も追加され，すべての障害者の暮らしの場となり，2014年からはGHとケアホームの一元化により，介護を必要とする人もしない人もともに分け隔てなく利用できるようになった．

b. 事例提示

次に，GHでの生活を具体的にイメージしていただくため，これまで取り組んできた事例の1つを紹介する．

【事例A】20歳，男性．

● 診断：自閉症，重度知的障害．

Part 1　総説編／C. 周辺の問題

● GH 利用までの経緯

　幼児期から言葉の遅れや多動などがあり，2 歳のとき，療育センターで知的障害のある自閉症と診断された．その後，通園機関，地域の小学校の特別支援学級，中学部からは特別支援学校を利用していた．

　特別支援学校高等部在学中にカタトニアの症状も発症し，自宅の玄関のドアを開けるのに 40 分要するなど一つ一つの行動にかなり時間を要していた．また，不必要な声かけや不意な音に対して激しいパニックを起こしたり，多少の暑い・寒いなどでも奇声や他害がみられていた．

　高等部卒業後は自宅より生活介護事業所に通所していた．しかし，上記の混乱した状態が続き，自宅での生活も難しく，改めて生活を立て直すことが必要と考え，家族とも相談し GH を利用してみることとした．

● GH での取り組み

　GH（2 階建ての一軒家，新築，定員 4 人，短期入所 1 床）での生活が始まった．幸い新しく開所する GH であったこともあり，他に入居予定者はいたが，A の混乱を最小限に抑えるため，GH 利用をまずは A からとした．A が安定して過ごせるようになってから入居者を 1 人ずつ増やし，最終的には 4 人全員そろった状況とした．

　生活環境面での配慮として，なるべく混乱を避け理解して行動ができるようにするために，可能なかぎり今まで過ごしてきた家庭環境に近づけたり，今まで活用してきた支援のアイデアを活用することを試みた．入居までの間に，保護者と衣服の場所など居室の環境や，スケジュールを貼る位置，入浴時などの手順書など必要と思われるものを整えることに多くの時間を費やした．

　また居室を起点に，トイレや浴室・食堂などといった共有スペースなどの動線をシンプルにした．居室については，A を含めたお互いの相性を考え，双方が不快とならないように配置した．気温・湿度の変化にも敏感であったため，24 時間換気ができるように設定を行い，エアコンも設置した．外の明かりが就寝時に影響するため，夜間街灯が少ない場所を選び，遮光カーテンなどの配慮も要した．その他，パニック時にカームダウンできるスペースを設定した．そのスペースは，調光できるようにし，クッション性の高い素材の壁を用いた．また本人の安定できるアイテムを置いた．

　生活の流れにも工夫を要した．GH をイメージしたときにみんなで食事をするなどのイメージをもつ人もいるが，何より本人たちのニーズを大切にし，落ち着いて食事などに臨めることを優先した．GH 全体でというより，個々人のスケジュールで過ごしていくことも，安定した生活を送るうえで大切なポイントとなった．

　共有スペースの配慮についても同様で，どうしても食堂や浴室・洗面所・トイレは共有スペースになり，そこでの対人トラブルが A のみならず問題となることが多い．したがって，できるだけ入居者同士のトラブルを避けるため，共有スペースは，時間差を設け，入居者の特性に応じた時間の配分や順番の調整が重要で，各人に合わせたスケジュールや手順書の設置・配慮が必要となった．

　ただ，最も重要視したことは余暇の保証で，誰にも邪魔をされない空間の設定と，余暇の内容を充実させることであった．現在は，日中活動として，生活介護事業所を利用している．そのほかに月に 2 回は，地域活動支援センター II 型で，買い物や外出などを行っている．また通所後は，行動援護を利用し，週 1 回トランポリン教室，週 2 回体力維持のメニューや，温泉を利用するなどをして過ごしている．

128

6 ●地域生活の支援

●現在

　本人の特性やニーズに合わせた配慮・支援，また余暇の保証により，入居前にみられていたような混乱は解消され，基本的には安定して過ごせている．とはいえ誰にも想定できないことが起こるなどして，日中活動の場で不安定となり，フラストレーションを抱えたまま GH に帰ってくる場合や，気温だったり生理的な事柄に関連してだと思われるようないらいらした状況がある場合，世話人一人では対応が難しいこともある．そうした場合は，必ずバックアップ施設の職員と協力しながら対応をすることとしている．つまり世話人だけで入居者の生活すべてを支えるのではなく，さまざまなサービスと結びつけ，世話人をバックアップしていく体制も構築しながら支援している．

c. GH 利用開始の時期とその準備

　就労など日中活動の支援と同様で，GH の利用においても学童期あたりから，青年・成人期のイメージをもちながら，関係機関との連携を構築していくほうがより好ましいのではないだろうか．現状，ASD のある子どもの家庭の相談で，「保護者が元気なうちは，できるだけ家庭で過ごさせたい」などの希望は多い．とても健全な考えだとは思う．

　ただ，いざ本人が壮年・老年期になり，GH の利用を開始しようと思うと，開始までの準備期間が短期間であるため，本人に合う GH あるいはよき理解者を探すのに難渋したり，保護者にサポートする余裕がなかったりすることがある．また，家庭から GH への段階的な移行が難しいため，いっそう生活パターンの変化が急激とならざるをえず，「なぜ自分がここにいるのか？」「いつまでここにいるのか？」「いつ家に帰れるのか？」「保護者とは会えるのか？」などの疑問を長く抱き続けることもあり，本人の負担も大きくなる場合も少なくない．

　したがって，できれば学童期から，短期入所を利用しながら，そこでの余暇の過ごし方を見つけたり，生活スキルの練習などを行い，"家庭から離れた生活" というものを本人・保護者ともに少しずつイメージしながら，段階的に GH に移行できると，より安定した生活が可能になると考える．したがって，学齢期頃より各種サービスを活用し，生活や余暇などを組み立てることは将来の生活を考えるうえで大きなメリットとなる．

② 余暇支援

a. なぜ余暇支援が重要か

　次に余暇について考えたい．一般に "余暇" といわれると，仕事などがあったうえでの娯楽・お楽しみとして，二の次の問題と考えている人もいるかもしれない．しかし，ことに ASD のある人にとってはもう少し重要な意味合いをもつことも多い．

　たとえば日中活動において仕事や作業はとても得意で高い評価を得ていても，休憩時間に負担を感じる人も少なくない．また不幸にして休憩中に対人的あるいはその他のトラブルに発展し，そこでの活動の継続が困難となる人もいる．さらには日中活動の場のみならず，家庭などでの余暇を建設的に過ごせず，そのことが生活リズムや対人関係などにマイナスの影響を与え，生活の困難さがいっそう深刻になっている人もいる．したがって，適切に余暇を過ごすことは生活全般の質を考え

129

るうえで非常に重要である.

b. 余暇の内容

では実際に余暇の中身について考えてみたい. 通常われわれが考える余暇とは, 自由時間を意味し, そこでゆっくりしたり, 娯楽をしたり, 好きなことを自分で決めて過ごすイメージではないだろうか. ただ同様に ASD のある人にいわゆる"自由時間"を余暇として提供すると, 少し違う認識をもつかもしれない.

つまり「自由時間だから, 自分の好きなことをやってもいいよ」といわれても, 自己選択し, プランニング・実行することが難しい彼らにとってはどう過ごしてよいかわからない苦痛の時間となることがある. ある人は望まない雑談の輪のそばで過ごし, ストレスを感じているかもしれない. また, ある人は自分なりに選択した行動・活動が, 結果として対人トラブルを招いたり, 時間的あるいは経済的に困難な状態へつながったりしているかもしれない.

彼らの行動を観察していると, もっとも個人差はあるものの, 多くの場合むしろやることが明確であったり, 習慣的で定型的な作業・活動を行っているときのほうが, 安定し生き生きとしていることが多い. そういった点で考えると, 自由度の高いものより, 何を・いつまで・どのようにするかなどが明確である活動をあらかじめ定め, 行うほうがよいかもしれない. 実際, 経験上, 人によっては家では家事を余暇として行い, 有意義に時間を過ごしているなどという人も少なくない.

c. 余暇の過ごし方

知的に遅れのない ASD の人で, 日中活動において他者と有意義に過ごしている人であっても, 帰宅後の余暇は独りで過ごすことを希望する人も多い. 独りで好む活動をじっくり行うこともまた建設的な余暇の過ごし方ではないかと考える.

特に幼児期・学童期の子どもたちの余暇をみていると, 集団による余暇活動を求められていることが多く, そのなかで不適応行動がみられるケースも少なくない. どうしても何か企画されたレクリエーションに参加し, さまざまな遊びを通して発達を促す, といったような観点で考えがちではないか.

ASD の人の余暇という視点で考えた場合, もっと個人的な興味や活動に焦点をあてて考えたほうがよい. たとえば, 地図をみたり, お菓子を作ったり, あるいは電車のことを調べるのが好きな人もいる. あるいは写真を撮るのが好きな人もいるかもしれない. 個人的な興味から, 余暇を作り上げていく視点が必要である.

また, たとえ何かに興味があったとしても, それを楽しめるスキルがなければ, 楽しむことはできない. たとえばお菓子を作りたいと思っても, 計量したり, 調理器具を扱うスキルが乏しければ, 楽しみも半減する. しかし, 興味関心が高い活動であればそれが強い動機となり, 関連するいろいろなことを苦に感じず学習することができる, というのは ASD の強みである.

したがって, 本人の興味関心を大切にし, それを育むための場を保証していくこと, つまり独りで過ごせる余暇を作り上げたり・発展させることを支えることが, 余暇を充実させるために必要であり, これは成人期になっても生活を安定させるうえで重要である. もちろんいずれも個人差があり, 個人の意思があるので, 本人のニーズを確認しながら選択する必要があることはいうまでもな

い．よく陥りがちなのは，彼らの余暇を考えるときに，こちらの期待する余暇を，彼らも期待していると勘違いし，押しつけた結果，うまくいかない活動になっているということがあるように思う．

また，なかには余暇がなかなか見つからないケースもある．その場合，余暇活動となりうるさまざまな経験をし，そのなかからやがて自分で選択し，実行できるように手立てを組んでいくことも必要と思われる．ただし経験を増やすといってもやみくもに何でも経験すればよいというのではない．あくまで構造化に基づく支援をしたうえで経験を重ねることである．TEACCH Autism Program のトライアングルエフェクトの考え方が参考になる．

d. "選択する" ということ

余暇やそれ以外のことであっても，選択でき，本人の意思を反映できれば，本人の生活や人生はより豊かなものになるし，言うまでもない本人の権利である．とはいえ先にも述べたとおり，ASDでは「自由に」といわれても選択できない場合が多い．選択するためには，選択する機会があるということは大前提であるが，そのほか，今何が選択できるのか選択肢を想像する必要がある．また選択肢の中身を理解したうえで，それらを選ぶことのメリット・デメリットを知っておく必要がある．さらにはそれを伝えられるコミュニケーションが求められる．特性から選択肢を想像したり，意思を伝達したりすることが苦手な場合が多く，周囲からすると突拍子もない選択をしたり，細部に目が行ってしまい選択肢を選べなかったり，それを伝えられなかったり，あるいは選択するということ自体の意味を理解できていない場合もある．

したがって，選択するという機会を単純に作ればよいというものではなく，個の理解や能力に応じ，選択肢の提供の仕方や提供する数を調整したり，メリット・デメリットをわかりやすくしたり，あるいは選択したものを伝えられるように工夫したりなどといった支援が必要となる場合が多い．余暇支援を考えるうえで，"選択する" ということ，つまり自己選択・自己決定を支援していくことも重要な点となる．

e. 余暇支援のプラン

余暇を教えていく場合，余暇支援を，保護者や学校に任せてしまう傾向がある．しかし保護者が生涯にわたり，彼らの余暇を支えていくことは現実的ではない．ことにたとえば母親が男性の ASDの人の余暇を支えるなどとなると学齢期後半頃より選べる活動も限定されてしまう．また，学校は教育の専門性は高いものの，卒業があるように，生涯にわたる支援を学校のみで組み立てるのは難しい．

他方，福祉サービスは学校などと比べると比較的長期にわたり利用できるし，活動の場の選択性も広い．したがって，福祉サービスも活用し，学校などの場で学習したことを，そのなかで反映させ，できたこと・難しかったことをお互いフィードバックしながら，余暇支援を行うことは有益ではないか．

つまり学習のプランなどと同様，本人への包括的な支援プランの一部分として，本人を中心に据え，家庭・福祉・教育・医療などが密に連携をもち，今あるいは今後どのような余暇支援が必要か検討する必要がある．またそのなかで，彼らを理解してくれる人材を身近に多く作っていくことも重要である．

Part 1　総説編／C. 周辺の問題

f. 事例提示

　関係機関の連携のなかで支援を行った事例をあげてみたい.

【事例B】10歳, 男児（特別支援学級在籍：小学校4年生）.

● 診断：自閉症, 中等度知的障害.

● 本人の様子と福祉サービス利用開始までの経緯

　幼児期よりこだわりが強く, 反面想定外なことや急な予定の変更に対して, かなり強く不安や不快を感じる特徴がある. たとえばスーパーマーケットに行き, 陳列棚の商品のラベルをそろえることに固執し, 乱雑になっている陳列棚があるとパニックを起こすなどである. また, 不安が高じると容易に他害・器物破損の行為に至る.

　コミュニケーションは, 絵カードでのやり取りやタブレットを使用している. 欲しい物を言葉（単語）で伝えようとするときもあるが, イントネーションが独特で, 慣れてないと理解するのは難しい.

　学期最初の個別支援教育計画に, 保護者のニーズで, 買い物時に本人の買いたい物がわからずパニックになることが多いので, 安定して買い物ができるようになってほしいと記載があった.

● 実際の余暇支援

　関係機関で検討したところ, 混乱なく買い物をできるようになることは本人にとってもメリットが大きく, 将来的にも非常に有益であると判断された. また, 家庭の負担からも緊急性があると考えた. 手立てを講じることで欲しい物を伝えたりもできてきているので支援をうまく行うことで買い物もできるようになると考えた.

　役割分担として学校で基礎的なスキルなどを学んだり, シミュレーションし, 実際の買い物は福祉サービスのうちの移動支援を活用し, ヘルパーと実際の体験を行うこととした. 双方が連携を取りつつ, また家庭とも相談をし, 本人の欲しい物などを把握しながら実施できるよう努めた.

　具体的には, 学校の生活単元の時間に, お店屋さんごっこの授業を実施した. その際, 広告を切り抜き, 自分の買いたい物のリストを作成することを教えた. また, 支払いの手順書などがわかるように視覚的なツールを作成し, それに基づいて支払う練習もした. その後, 一連の買い物の動作を実行できるようにした.

　ヘルパーと家庭とでは, 事前準備としてお店の構造図を作成し, 買いたい商品がある所までの移動の手順書を作成した. また, 学校で取り組んだ支払いの手順書をもとに実際利用するスーパーマーケットに即した手順書に作り替えた. さらには買い物をして帰るまでのスケジュール表を作成した.

　取り組み後の評価として, 自分の買いたい物を買い物かごに入れるまでは安定していたものの, レジの支払い時, 財布からお金を出すときにお金を床に落としてしまい, パニックになったということであった. その状況を学校と共有し, 支払いについて, 現段階ではBが独りで行うことは困難であると判断した. そのためお金を財布から出す巧緻性の課題や, 指定された金額を取り出すお金の勉強は中長期的な学校でのプランとし, 当面はお店の方にナチュラルサポートしていただくようにお願いすることとした.

　具体的にはBの財布を透明にし, 財布の中にお金とともに「このお財布から, 必要な金額を取っていただき, お釣りとレシートとを入れてください. よろしくお願いします.」と記載された紙を入れた. つまり店員に財布を見せると, すぐにわかるようにし, 支払うことではなく, 財布を店員に

132

見せることに手順書を修正し，B に教えた．

　学級の生活単元の時間に，再度お店屋さんごっこをし，この手順を再確認した．定着していたためその後，再度ヘルパーとお店の体験をし，つつがなく一連の行動を実行できることを確認した．これらの経過を経て安定して買い物をすることができるようになった．現在は，その手法を応用し，好きなビデオを借りに行くこともできるようになるなど，いっそう自立した活動が広がっている．

おわりに

　主に GH での支援や余暇支援を述べてきた．ASD のある方々の人生をより豊かなものにするためには，日中活動を充実させることとともに，生活を安定的で充実したものにしていく必要がある．そのためには幼児期あるいは学齢期から，青年・成人期やさらにはもっとその先までを見据えた支援というものが必要となる．また，それは本人・家族も含めた関係者が，支援計画を立案するなかで適宜きちんと協力・連携し，計画していくべきことである．ただしこれはもう成人期だから，あるいは壮年・老年期だから今から支援しても遅いというものではない．いつの段階からでも開始することは可能である．

　また，生活を支援していくうえで，支援者は ASD 特性の理解が必要不可欠である．ASD の特性から生じる苦手を補うとともに，強みを活かしながら支援するという発想が必要だと考える．合わせて本人，またその家族のニーズを適宜把握しながら取り組むということが大前提となるということはいうまでもない．

　「平成 23 年生活のしづらさなどに関する調査」[4] では，65 歳未満の知的障害者のうち 20.9％が，精神障害者においては 51.9％が日中家庭内で過ごしていると回答している．また，外出も知的障害者では 40％以上，精神障害者では 50％近くが週 1～2 日以下と回答している．そのうち家庭内で過ごしたいと答えている知的障害者はわずか 9.6％，精神障害者も 14.3％しかいない．つまり多くの人のニーズに十分に応えられていない現状があると思われる．これらの障害者に対するサービスはさらに拡充する必要があると考える．

（草原比呂志，宇野洋太）

文献

1）社会開発懇談会（内閣府）．社会開発懇談会中間報告．1965.
2）知的障害者の高齢化対応検討会（厚生労働省）．知的障害者の高齢化対応検討会報告書．2000.
　http://www1.mhlw.go.jp/shingi/s0008/s0807-1_9.html
3）衆参両院附帯決議．障害者総合支援法．2013.
　http://www.mhlw.go.jp/stf/seisakunitsuite/bunya/hukushi_kaigo/shougaishahukushi/sougoushien/
4）厚生労働省．平成 23 年生活のしづらさなどに関する調査．2011.
　http://www.mhlw.go.jp/toukei/list/seikatsu_chousa.html

Part 1 総説編／C. 周辺の問題

C. 周辺の問題
7. パートナーとの問題

自閉症スペクトラム（autism spectrum disorder：ASD）概念の広がりとともに，高機能ASDの人々の交際（dating）や異性関係（romantic/sexual experience/behavior），結婚適応（marital adaptation）やパートナーシップ（partnership，couple relationship）について関心が高まっている．本項では，青年成人のパートナーシップについて，近年の海外の報告やわが国の現状を述べ，パートナーシップを考える際に取り上げられることの多い問題と具体的方策例についてふれる．

❶ ASDとパートナーシップ

支援ニーズが高いASD成人のパートナーシップ

知的能力障害を伴い支援ニーズの高いASD成人についての性的問題や交際については，主に保護者，支援者，専門家の立場から問題点が論じられることが多い[1]．性的被害者となる危険が高いこと[2]や，不適切な性行動への対応が議論されることが多く，結婚や出産・育児に関する事柄が問題となることはあまり多くない[3]．

その一方で，異性あるいは同性に恋愛感情をもち，長期には至らなくとも交際や異性関係を結ぶこともまれではない．彼らにとって，正しい性的な知識（sexual knowledge）を教わること，必要なときには交際に関しても適切な助言や支援を受けられること（accessibility）は非常に重要である[4]．彼らは，定型発達あるいは高機能ASDの人々に比べて，性的被害を受けやすく，性的な問題行動に間違った対処を受けて問題が複雑化することも少なくない．わが国でも，発達障害者への相談や生活支援サービスの充実とともに，発達障害の専門家・支援者の知識と支援スキルの向上が望まれる．

高機能ASDのパートナーシップ

ASDのパートナーシップに関する過去の研究の多くは，性的な問題行動や保護者を情報提供者とした医学・心理学研究であったために，ASDの人々は交際経験が乏しく，長期間安定したパートナーシップを維持することは難しいとされていた[5]．近年，当事者による交際や結婚についての発信，ASDのパートナーをもつ配偶者による発信が増加し，発達障害についての社会的な認知と関心も高まってきた．比較的社会適応の良好な，知的および精神的問題の少ないASD成人の健全な性生活や結婚についての実態が，オンラインによる当事者回答方式調査などによって明らかになってきた[6-8]．

HénaultとAtwood[6]は，ASD成人28人に対して郵送匿名調査を行い，性的マイノリティが多く，性欲や性的想像は良好に存在する一方で性的不安があり，特に男性に交際・性的接触経験が少

134

ないことを報告し，教育とサポートの重要性に言及した．

その後，ベルギーの Renty と Roeyers[8,9] は，58 人の高機能 ASD 成人のうち 19％が交際中，8.6％が婚姻継続あるいは同棲中であったと報告し，Byers ら[10] は 141 人の高機能 ASD 成人のうち 60％は交際中で，40％は 3 か月以上の交際経験があったと述べ，交際について高機能 ASD 成人の多くが関心をもって関わっていることが明らかとなった．Gotham ら[3] は，インターネット調査にて，ASD 当事者 255 人のうち 47％が配偶者かパートナーと同居し，32％は子どもとも暮らしていたと述べ，社会適応のよい ASD 成人におけるパートナーや親としての側面に対する支援もまた大切であることを示した．ドイツの Strunz ら[11] は，高機能 ASD の外来患者 31 人とオンライン調査 198 人に自己記入式アンケート（男性 4 割，平均年齢 35 歳）を行い，73％が恋愛関係を経験し，恋愛をしたいと思わないと回答したのは 7％だけであったと述べた．交際経験のない ASD 成人のうち 2 割強の人々は交際相手のいないことを不満には思っていなかった．交際中であった 100 人のうち交際相手も ASD であったのは 20％だったが，双方が ASD であったときに交際は長期間安定し，満足度も高かったと報告した．

Byers ら[10] はさらに，性的な知識や性に関連する不安，性機能（sexual functioning）との関連を調べ，女性および年長者（平均 38 歳）に交際経験者が多く，学歴・就労状況・性的関心度・ASD 症候の強さなどは交際の有無と関係がなかったと述べている．性的な知識が少ないと性に関連する不安や性的問題は増加し，交際経験のない ASD の人では性への肯定的認識が低く，性に関連する不安が高い傾向にあったと述べた．

ASD と性的マイノリティ

Hénault と Atwood 以降の研究でも，定型発達者と比較し，ASD では性的アイデンティティとして性的マイノリティ（性同一性や性的指向）の割合が高かった．高機能 ASD 成人の一部には，交際や性的な関心をほとんどもたない人々も存在していた[2,6,7,10]．

性的な知識と性的被害

性的な知識や交際についての知識は，高機能 ASD や社会的適応の良好な ASD においても定型発達の人々とは異なる特徴がある．Brown-Lavoie ら[4] は，定型発達群との比較研究において，高機能 ASD の成人では性的な知識を友人や両親・教師など社会的な関わりのなかから学ぶことが少なく，テレビ・インターネットなどから受動的に得ることが多いことを示し，そういった受動的な性的知識の偏りと性的被害者となりやすいことに相関があると述べた．高機能 ASD の人が性的接触やレイプなどの性的被害に遭うリスクは，定型発達者の約 2.4〜3 倍であったと算出されている．

❷ わが国における高機能 ASD とパートナーシップ

ASD や発達障害の当事者が体験として語る講演集[12] やエッセイ，解説を伴うコミックは数多く出版され，オンライン上の発信は年々増加している．その一方で，国内において ASD とパートナーシップや交際についての研究報告は少なく，実用的な専門書は多くない．ASD 当事者の恋愛やパートナーシップについての欧米の専門書[6,13] や優れたガイドブックの一部が和訳出版されている[13-15]．

Part 1　総説編／C. 周辺の問題

❸ パートナーシップを考える際に取り上げられることの多い問題とその具体的方策例

　発達障害の当事者から交際や結婚生活について相談されたり，ASD の子どもの診療中に親（主に母）から配偶者（つまり父）の ASD 特性について相談されることは日常臨床でよくある光景である．高機能 ASD の成人カップルや家庭の問題はより複雑であり，発達障害の基本特性の理解に基づいた包括的なアプローチが必要である．パートナーの一方あるいは双方が ASD 特性をもつ場合の問題にはどのようなことがあり，具体的方略にはどのようなものがありうるだろうか．

カップルが診断を受けるということ

　一般に，パートナー（夫婦あるいはカップル）両者は相互に対等であり，互いに尊敬と譲歩が必要である．もしパートナーの一方が ASD などの発達障害であった場合，発達障害の診断を受けることによって，よりよい相互理解とカップルの抱えている問題の解決が促進されることが期待されるであろう．しかし，時には発達障害の診断のために，ASD 当事者がすべてのトラブルの原因であるとみなされたり，反対に非 ASD（ASD ではない）パートナーが支援と忍耐の役割を押しつけられたりすることもありうる．パートナー間の関係は，両者が相互に対等である点で，子と保護者の関係とは決定的に異なることを，専門家・支援者は常に念頭におく必要がある．パートナーの一人が発達障害かどうかで受診する際には，二人は診断を受けることのメリットや危惧について十分に話し合うべきである．

カップルのそれぞれの特徴

　非 ASD の人は，感情的共感的な関わりを重視し，最も重要なことは非言語的に表現する．互いの日常を親しく分かち合い，大切に思っていることを伝え合いたい．多くの非 ASD パートナーは，自分の一日を一緒に振り返ったり，自分の気持ちに共感していることを示してほしいと感じている．しかし，パートナー間では，一方的に非 ASD パートナーが被害者，ASD 当事者が加害者ではない．非 ASD パートナーは，母性本能が強く世話好きで優しい人が多く，自分こそがこの人を理解し支えたいと感じて交際が始まることがあると，Aston は述べている[13-15]．

　ASD の人は，論理的問題解決的なアプローチに注目しやすく，最も重要なことは目の前の衝突回避である場合が多い．仕事のストレスをいやすために自分だけの時間やいつもどおりのルーティンが必要で，「やっと家に帰ってくつろごうとすると，すぐ批判される．反撃しないために閉じこもると追いかけてくる」などと感じている．しかし，パートナー間では，ASD 当事者が被害者，非 ASD パートナーが加害者というわけでもない．Aston は，ASD の青年の魅力は，知的あるいは美的な外見，ガツガツしたところがなく物静かで紳士的，ピュアで無垢といった点にあり，高収入や年長/年下といった特徴がみられることもあると述べている[14-15]．

診療と相談におけるポイント

　ASD の人々の発言や行動を発達障害の視点から理解することは，発達障害臨床の基本である．ASD の人の問題は，基本特性である社会性やコミュニケーション，柔軟性とともに，実行機能障害

や感覚の問題が関係していることも少なくない．パートナー双方の意見や立場を各人から聞くことも必要である．ASD 当事者の立場を尊重しつつ，ASD 当事者の側に立つばかりでなく，パートナー双方がうまく暮らすための現実的な提案が望まれる．

具体的な提案の例

時間の過ごし方

　カップルがそれぞれの時間を過ごし，別々の活動や友人をもつことは互いの関係を安定させる工夫の一つである．ASD 当事者が仕事から疲弊して帰宅した直後の 30 分を，クールダウンの時間として確保し，その一方でクールダウンの後は非 ASD パートナー（主に家庭や子ども担当者）の話を聞き，定期的に二人の時間や家のことを話し合う時間を確保することは，多くのケースで検討するに値する．

互いの気持ちの伝え方と対話

　非 ASD の人にとっては相手の気持ちや共感が重要だが，ASD の人には事実や行動が重要である．ASD 当事者が自分の考えをパートナーに伝えるよう努力し，まじめに働くことで家族への愛情を示すだけではなく，相手への愛情をことばで示す（カウンセラーの関与が望まれる）ことはパートナーとの関係を円滑にする．何についていつ話すかをあらかじめスケジュールすることで，言い争いの頻発している家庭状況を改善できる可能性もある．

家庭内の活動

　ASD の女性は，仕事では能力を発揮しているにもかかわらず，より柔軟な実行機能を要求される家事や片づけに苦労している．生活のルーティンの工夫や家事の視覚化やアウトソーシング（週 1 回の宅配，自立支援の家事援助など）を検討する．ASD の男性は，物のため込みや清潔の問題，あるいは手順や配置が論理的かつ厳密すぎる（細かいルールを家族に強いるなど）が問題となる．これらの問題が自分の ASD 特性と関連していると認識することが，解決への一歩となるだろう．

子どもを育てる

　子どもをもつことについては，事前の検討が不可欠である．子育てにおいて，女性あるいは非 ASD パートナーが子どもの状況や能力，ニーズを把握する能力に優れ，柔軟かつマルチタスクな対応ができる，ということを ASD 当事者あるいは男性は認識すべきである．男性や ASD 当事者は，子育てにおいて自分の果たすべき役割についてパートナーに確認し，話し合うことが必要である．

（蜂矢百合子）

● 文献

1）Gerland G. Autism：Relationer och sexualitet. Cura Forlag och utbildning AB；2004／熊谷孝之（監），石井バークマン麻子（訳）．自閉症者が語る人間関係と性．東京書籍；2007.
2）Koller R. Sexuality and adolescents with autism. Sex Disabil 2000；18：125-135.
3）Gotham K, et al. Characterizing the daily life, needs, and priorities of adults with ASD from Interactive Autism Network data. Autism 2015；19：794-804.

4) Brown-Lavoie SM, et al. Sexual knowledge and victimization in adults with autism spectrum disorders. J Autism Dev Disord 2014；44：2185-2196.

5) Howlin P. Outcome in adult life for more able individuals with autism or Asperger syndrome. Autism 2000；4：63-83.

6) Hénault I, Atwood T. Asperger's syndrome and sexuality：From adolescence through adulthood. Jessica Kingsley；2005.

7) Hellemans H, et al. Sexual behavior in high-functioning male adolescents and young adults with autism spectrum disorder. J Autism Dev Disord 2007；37：260-269.

8) Renty J, Roeyers H. Quality of life in high-functioning adults with autism spectrum disorder：The predictive value of disability and support characteristics. Autism 2006；10：511-524.

9) Renty J, Roeyers H. Individual and marital adaptation in men with autism spectrum disorder and their spouses：The role of social support and coping strategies. J Autism Dev Disord 2007；37：1247-1255.

10) Byers ES, et al. Sexual well-being of a community sample of high-functioning adults on the autism spectrum who have been in a romantic relationship. Autism 2013；17：418-433.

11) Strunz S, et al. Romantic relationships and relationship satisfaction among adults with Asperger syndrome and high-functioning autism. J Clin Psychol 2017；73：113-125.

12) 服巻智子（編著）. 当事者が語る結婚・子育て・家庭生活―自閉症スペクトラム 青年期・成人期のサクセスガイド 3（Autism Retreat Japan）. クリエイツかもがわ；2009.

13) Aston M. The Other Half of Asperger Syndrome (autism spectrum disorder)：A guide to living in an intimate relationship with a partner who is on the autism spectrum, 2nd edition. Jessica Kingsley；2014／黒川由美（訳）. アスペルガーのパートナーと暮らすあなたへ：親密な関係を保ちながら生きていくためのガイドブック. スペクトラム出版；2016.

14) Aston M. What Men With Asperger Syndrome Want to Know About Women, Dating and Relationships. Jessica Kingsley；2012／テーラー幸恵（訳）. アスペルガーの男性が女性について知っておきたいこと. 東京書籍；2013.

15) Aston M. Aspergers in Love：Couple relationships and family affairs. Jessica Kingsley；2003／宮尾益知（監），テーラー幸恵（監訳）. アスペルガーと愛：AS のパートナーと幸せに生きていくために. 東京書籍；2015.

C. 周辺の問題
8. 非行・触法への取り組み

　まずはじめに，発達障害と非行・触法の問題を考えるにあたって，明確にしておかねばならないことがある．後述することにもなるが，それは「発達障害を抱えていることが非行や触法に直結するわけではない」ということである．発達障害と非行・触法の加害行為については，世界的にも見解はさまざまであり知見として確立されていない．なぜこのことを文頭にあげたかという理由は偏見・スティグマ・差別といった問題に直結するリスクが高いからである．2000年に愛知県豊川市で発生した主婦殺害事件でセンセーショナルな報道とともに少年が「アスペルガー症候群」であると報道されて以降，自閉症スペクトラム（autism spectrum disorder：ASD）と犯罪・非行の関係がわが国で社会的耳目を集め，その後も発達障害者の惹起した事件のセンセーショナルな報道が続いた結果，発達障害に対しての誤解やスティグマの増大が生じた．発達障害と非行・触法，そしてその支援については関心も高く，現実にさまざまな分野で対応に苦慮しているケースも少なくない．本項では誤解やスティグマの惹起が起こらぬよう解説を試みたい．

1 発達障害と反社会的行動の疫学的知見

a. ASD

　ASDと反社会的行動との関係性について着目した大規模な疫学調査は，現在まで行われていない．Scraggらはイギリスの高度保安病院において男性患者の約2.3％がAsperger症候群およびその可能性が高いと報告した[1]．Siponmaaらは126人の若年犯罪者の約15％が広汎性発達障害であったと報告している[2]．これらのような報告の一方，Ghaziuddinらは症例報告されたAsperger症候群132人中，明らかな暴力行為に至ったケースは3人（2.27％）にすぎなかったことを報告している[3]．この発生率は同年齢の一般集団における暴力犯罪の発生率（7％）に比べて低い．また，Newmanらは暴力犯罪を犯したAsperger症候群の54％が本件犯行時に他の精神疾患も併存していたと指摘し，Asperger症候群そのものが決して直接的に犯罪につながるわけではないことを指摘した[4]．つまりASDと反社会的行動との関連性については一貫したエビデンスはなく，現状で世界的に統一された見解はない．

b. ADHD

　Moffitらは，ニュージーランドで実施されている大規模前向きコホート調査をもとに，3歳時点でADD（attention dificit disorder：DSM-IIIによる診断．現在の注意欠如・多動症〈attention-dificit/hyperactivity disorder：ADHD〉との重複度は高い）と診断された者の約半数が15歳時点で非行化したと報告した[5]．また，前述のSiponmaaらの報告[2]では126人の若年犯罪者の調査で

ADHD 罹患者が約 15％存在したとされている．齊藤は複数の疫学的調査研究を検討した結果，ADHD →反抗挑発症→素行症→反社会性パーソナリティ障害へと進行していく一群の存在を DBD マーチ（破壊的行動障害マーチ：disruptive behavior disorder march）として提唱した[6]．

こういった知見の一方で，齊藤は DBD マーチについて，ADHD の破壊的行動のリスクよりも，いかに ADHD 者が適切な支援を受けられていないか，適切な支援を受けられれば DBD への進展がなかったはずの ADHD 者が不適切な対応を取られることで二次的に破壊的行動を呈さざるをえなかったという事象に注目すべきことも主張している．また，十一は ADHD の反社会的行動について，併存障害や極端に不遇であったり不利であったりする環境要因（虐待など）がないかぎり，深刻な非行化はしないのではないかと自験例をもとに推測している[7]．アメリカ Public Health Service の報告においても反社会的行動への発達的問題の統計的な主効果（他の要因の影響を無視した場合の，ある要因の効果が全体的に与える影響）は小さいことが判明している[8]．

これらの知見が意味するところは，ADHD があることのみが攻撃的行動や反社会的行動の危険因子となるわけではないものの，ADHD がある子どもたちの障害特性，おかれた環境や周囲の関わりの不適切さ，そういった多因子の内容次第では，比較的高率に攻撃的行動や反社会的行動が発露するリスクが存在していることを示唆している．

❷ 発達障害者に反社会的行動が生じる背景

a. Mills の考察

イギリス自閉症協会の Mills はこれまでの ASD と反社会的行動・犯罪に関する複数の報告を総合的に考察し，ASD 者による反社会的行動を含む問題行動を 3 つの因子（準備因子，誘発因子，永続因子）から論じた[9]．このとらえ方は他の発達障害と反社会的行動を考える際にも当てはまる．

準備因子

準備因子とは，その因子自体は問題行動に直結しているわけではなく，その因子のみで問題行動が惹起されるわけではないものの，問題行動につながりうる可能性をもった因子である．準備因子に含まれる因子は，たとえば「行動に伴う結果を予測できない」「他者の感情や反応を予測できない」「社会のルールを誤解したり，社会のルールにとらわれすぎる」「字義通り解釈」「硬直性」「こだわりや強迫」「衝動統制不良」「感覚過敏」「他の精神疾患の併存」などであり，障害特性を中心とした因子といえよう．

誘発因子と二次障害

そして準備因子が基盤として存在するなかで次の誘発因子が生じてくると反社会的行動を含む問題行動が惹起されると考えられる．誘発因子としてあげられている例は，「社会的な孤立や情緒的なつながりの欠如」「家族からの虐待や過度の叱責」「いじめ」などのいわゆる二次障害を惹起すると考えられている因子や「ルーチンの破壊や感覚過敏などから生じる強い不安やパニック」「犯罪やその効果への興味関心の発生」「本人の障害特性を利用して悪事を企む他者の存在」などの偶発的要素

を含んだ因子である.

　ここで改めて二次障害について考えると，発達障害自体は本来，社会的評価とは無関係であるが，実際にはさまざまな社会的評価と結びつき，社会的評価の低下を招きやすい．その結果，「いじめ」「虐待」「理不尽で過度な叱責」などが生じ，それらが続くと本人の自尊心や自己肯定感は毀損し，他者や社会を信頼できなくなる．基本的信頼感が損なわれ，本人は大きな生きづらさを抱え，反応性にさまざまな症状が出現してくる．これがいわゆる二次障害であるが，抑うつや不安のように内在化していく症状もあれば，暴力や反社会的行動，不登校，ひきこもりなどのように外在化していく症状もある．発達障害の存在が早期に発見され，早期から正しい支援を受けられれば二次障害は生じにくいが，正しい支援がなかった場合，二次障害リスクが高まる．厄介なのは，二次障害が顕著になると周囲の耳目はそれらに集中し，結果的に基盤として存在する一次障害（発達障害）にいっそう気づけなくなってしまうことである．その帰結として社会的評価がいっそう低下し，周囲の不適切対応が増強し，二次障害もより増悪するという悪循環が生じる．問題行動増悪時には，このような背景が存在することが多く，矯正にはこのような状況への適切な介入が必要である．発達障害の一次障害特性が，準備因子として反社会行動の惹起やその内容に影響する可能性は確かにありえるが，犯罪や非行に至る危険因子となるのは，むしろ発達障害者に対する周囲の不適切な対応や支援であって，それらが二次障害を引き起こし，外在化症状としての犯罪や非行を惹起していることが多いのである．また，偶発的要素を含む因子があげられていることも重要で，ASD者の惹起した犯罪や非行のなかにはパニックを起こすような偶発的要因が重なって起こったり，たまたま反社会的行動につながる興味や関心をもってしまったために生じたと考えられるケースも多い．

永続因子

　最後の永続因子とは反社会的行動を含む問題行動が繰り返されるようになるための因子である．これには「計画的で正しい介入がなされない」「誘発因子が継続している」「併存する精神障害の治療がなされない」などがあげられているほかに，「誤った内的スキーマの確立」があげられている．この誤った内的スキーマとは，ASD者などがもちうる，ある誤った思考パターンで，たとえば「他人や警察に知られなければ犯罪は認識されないのだから，捕まることもなく，やってよい」「社会に迷惑をかけたりする人は社会にとって重要でない人であるから，ひどい目にあわせてもよい」「社会に迷惑をかける人をやっつけるのは社会から感謝されるはずだから，やっつけてよい」などである．これらが確立・固定化すると反社会的行動は繰り返されるため，周囲が早期に誤ったスキーマの存在に気づき，こまめで地道な修正介入をするかが重要となる．Millsは永続因子について，「反社会的行動に対して単に罰するだけの対応を取ることは最も強い永続因子になりうる」と指摘している．

発達障害への応用

　これら3因子でのアセスメントは発達障害者の問題行動全般のアセスメントにも応用でき，正しい介入ポイントを明確化できる．特に誘発因子や永続因子は介入可能な因子が多く，これら介入可能な因子を明らかにすることは正しい支援や矯正につながる．

b. 犯罪や非行に至る危険因子

　さまざまな知見を総合すると，世界的には，発達障害そのものは非行や犯罪の危険因子ではないものの「適切な支援を受けていない発達障害」は非行や犯罪の危険因子となりうるという見解が主流となりつつある．この「適切な支援を受けていない」という内容は，虐待やいじめ，理不尽な叱責といった明らかな不適切対応にとどまらない．前述したように ASD 者が社会的に不適切な興味や関心に固執したりすることがあるが，そういった不適切な興味・関心・行動などへの放置や誤った指導も不適切な対応に含まれる．

❸ 触法発達障害者の矯正や支援アプローチ

a. アセスメントの重要性

　筆者が知るかぎり，反社会的行動を呈する発達障害者に特化した矯正プログラムで世界的にエビデンスの得られているものは現時点では存在しない．したがって，現状で可能な最善の支援や介入は障害特性や背景を精密にアセスメントし，それに最大限の配慮をしたうえで，エビデンスのある，既存の矯正のための支援や介入の方法を応用していくことと考えられる．アセスメントの重要性については，たとえば反社会的行動の背景にバイオロジカルな要因や精神障害が隠れている場合もあり，これらの要因を見逃すと適切な介入・支援につながらない．WHO は疾患のあるべき治療モデルとして「バイオサイコソーシャルモデル」を提唱しているが，触法支援においても本モデルは当てはまる．反社会的行動をわれわれはサイコロジカルな視点やソーシャルな視点でみてしまいがちになるが，バイオロジカルな視点も忘れてはならず，視点のバランスを保たねばならない．たとえば「キレやすい」対象者がいた場合，その対象者を，発達の視点からのみ「衝動統制不良な人」とみなすのと，積み重なった暴力などのトラウマティックな体験への反応として過覚醒や回避が生じて「やられる前にキレてしまう人」とみなすのと，「その両方が存在するかもしれない人」とみなすのでは，支援アプローチはまったく異なってくる．つまり，間違った判断は支援を誤らせる可能性がある．しかも，こういった判断を単一の職種や単一の機関で行うことは非常に困難である．また，反社会的行動は社会的行動障害の一種とみなせ，その対応にも高度に社会的な対応が必要となる場合が多い．つまり単一分野にて解決しうるケースは少数派であり，福祉・教育・行政・司法・心理・医療などの分野が連携・協力する必要が生じる．そのような観点からも，非行や触法ケースの支援にあたる場合は，多職種の支援チームの構築を目指すべきであろう．

b. 多職種支援チーム

　多職種支援チームというと大規模で非常に組織だったものを想像してしまいがちだが，そのようなチームを常に作ることは困難であるし不可能な場合も多々ある．だから，必要な職種・必要な機関を「よい意味で」徐々に巻き込んで，緩やかな支援チームの構築を目指すべきと筆者は考えている．場合によっては対象者の家族にチームに加わってもらう必要もあるし，また，できるだけ各種の専門家が参加することが望ましい．専門家が常にチーム員としてアセスメントや支援に携わる必

要はなく，必要に応じて判断や提案をするだけでも十分に有効である．そしてチームメンバーは互いに尊重し，「専門家が言ったから無条件で正しい」といった先入観はもたず，各メンバーがもてる情報と知識と経験をもち寄って，「正確な情報共有」「アセスメントの妥当性の検討」「有効な支援策の検討」「役割分担と直接支援を行う支援者へのバックアップ体制」等々を十分に行ったうえで支援内容を決定し，各支援者が「ちぐはぐにならない一貫した支援」を実施していくことが重要となる．そしてその支援の結果や影響についての責任は直接の支援者ではなくチームで負う必要がある．そうすることで，直接の支援者が安心して，心おきなく支援に取り組めたり分担できる体制作りをすることが，たらい回しを起こさず，結果的には支援を受ける子どもたちや保護者の利益につながっていく．支援チームのモデルとしては長澤らが提唱した「COMPAS（Collaboration Model with Teachers and Parents for Support to Children with Disabilities）」[10] が参考になる．

c. SPELL

イギリス自閉症協会は，ASD支援の基本理念として，SPELL（Structure：構造化，Positive：肯定，Empathy：共感，Low arousal：興奮させない，Links：連携）（本章「A．総論／3．支援の原則」〈p.47〉参照）をあげている[11]．この理念はASD以外の発達障害者にも応用でき非行や触法支援にも重要である．発達障害者はその障害特性ゆえに定型発達者と認知のずれが生じており，それが時として周囲の誤解を生んで状況を悪化させてしまう．たとえば「悪いと思わない」「謝るつもりはない」などと発言して批判を受けることがあるが，実は彼らなりの「反省」や「謝意」の念をもっていることも多い．ところが彼らの認知，言語処理のなかでは謝罪の言葉につながらないのである．こういった独特の認知のずれを理解し，共感できなければ，彼らを正しく理解・支援することはできない．

d. 既存の再犯防止モデルの応用

現在，世界的に犯罪矯正の技法として認知行動療法を基盤にしたプログラム（リラプスプリベンションモデル[12] など）が多く採用されている．本項では詳述できないが，これらは発達障害者に特化したものではないものの，実施にあたって対象者の発達障害特性を十分に配慮すれば，発達障害者への矯正にも活用できるものが多い．

● おわりに

非行や犯罪を呈した発達障害者支援に単一の正解はない．特化した支援方法が確立されているわけでもない．支援チームを構築し，対象者や家族とよく話し合い，さまざまなアセスメントを綿密に行い，対象者の障害特性や背景，生きづらさなどを正しく理解し，彼らの今後のgood life実現のため必要な支援（「グッドライブスモデル」アプローチ）[13]，つまり対象者や対象者の家族がモチベーションをもって支援者とともに取り組める支援が何かを支援チーム内で検討し，地道に提供していくしかない．こういった問題の支援は，往々にして長期にわたって多様な支援が必要となる．焦らず時間をかける必要があることも留意しておくべきと考える．

（桝屋二郎）

Part 1 総説編／C. 周辺の問題

● 文献

1) Scragg P, et al. Prevalence of Asperger's syndrome in a secure hospital. Br J Psychiatry 1994；161：679-682.

2) Siponmaa L, et al. Juvenile and young adult mentally disordered offenders：The role of child neuropsychiatric disorders. J Am Acad Psychiatry Law 2001；29 (4)：420-426.

3) Ghaziuddin M, et al. Brief report：Violence in Asperger syndrome, A critique. J Autism Dev Disord 1991；21：349-354.

4) Newman S, Ghaziuddin M. Violent crime in Asperger syndrome：The role of psychiatric comorbidity. J Autism Dev Disord 2008；38：1848-1852.

5) Moffit TE. Juvenile delinquency and attention deficit disorder：Boys' developmental trajectories from age 3 to age 15. Child Dev 1990；61 (3)：893-910.

6) 齊藤万比古ほか. 反抗挑戦性障害. 精神科治療学 1999；14：153-159.

7) 十一元三. 発達障害と反社会的行動. 齊藤万比古（総編集）. 子どもの心の診療シリーズ 2 発達障害とその周辺の問題. 中山書店；2008. pp133-143.

8) United States. Public Health Service. Office of the Surgeon General. Youth violence：A report of the Surgeon General：executive summary. University of Michigan Library；2001.

9) Mills R. ASD and offending. 特集発達障害の世界 イギリスとわが国の「発達障害者と触法」を考える. PandA-J 2011；No13.

10) 長澤正樹ほか. こうすればできる問題行動対応マニュアル. 川島書店；2005.

11) The National Autistic Society. Autism Spectrum Disorders. The National Autistic Society；2011.

12) Pithers WD, et al. Relapse prevention：A self-control model of treatment and maintenance of change for sexual aggressives. In：Greer J, Stuart IR (eds). The Sexual Aggressor：Current perspective on treatment. Van Nostrand Reinhold；1983. pp214-239.

13) Ward T, et al. The treatment of sex offenders：Risk management and good lives. Prof Psychol Res Pr 2003；34：353-360.

C. 周辺の問題
9. 災害時の反応と対応

① 災害と発達障害─論点整理

　発達障害の子どもや成人が災害時にどのような反応をみせるのか，どのような支援が有効なのかについては十分な検討がなされていない．

　2011年3月11日に発生した東日本大震災後にさまざまな支援活動が行われ，多くの報告や調査がなされたが，発達障害に焦点をあてた研究や報告は予想外に少ない．以下に代表的な報告を紹介する．

　障害児・知的障害・発達障害者関係団体災害対策連絡協議会（2012）は，知的障害，発達障害の災害時の支援について多方面から検討している．特に災害発生時の課題として，① 障害児者の被災状況の把握，② 物的支援，③ 人的支援，④ 災害に対する障害児者施設の備え，⑤ 障害児者の避難所や避難先での生活の必要性を訴えている．

　日本弁護士連合会・高齢社会対策本部（2012）は，障害者の権利保護の観点から障害特性を十分考慮した避難先・住まいを容易に確保し，これらの人々が安心して生活できるようにすることを提案した．

　北村[1,2]は災害時要援護者のうち対策が遅れている知的・発達障害（児）者を中心に，身体障害者（肢体不自由，視覚障害，聴覚障害，盲ろう）に対する災害準備と急性期・復旧期・復興期における情報提供と心理的支援を含めた福祉的避難支援のあり方を4つの側面から調査した．その結果，震災直後から「場所」「情報」「物資」「理解」の不足がストレスの原因になっていたこと，時間が経過しても「場所」と「理解」をめぐる問題は軽減されず，「理解」に伴う「ケア」の不足は強くなったことを指摘した．

② 発達障害の子どもや成人は災害時にどのような反応をするか？

　現在報告されている多くの知見は災害後の支援者や支援チームによる実践経験からの報告であり，体系的に多数例を解析した報告は乏しい．このことは災害での混乱した状況を考慮すれば当然のことである．多くの報告の要点は一致している．発達障害の子どもや成人が災害後に生じる反応は，災害前に潜在していた特徴が災害後に顕在することが特徴である．

　震災後のスクールカウンセラー活動の報告によると，被災後の発達障害の子どもの支援ニーズは，それまでもあったであろう発達障害などによる現象が被災によって表面化したための対応であることが多かった[3]．同様に福島県の沿岸部で診療を行っている蟻塚らは，発達障害や自閉症スペクトラム（autism spectrum disorder：ASD）を有する人は震災によって著しく能力が損傷されている可能性を提示し，震災の後から言葉をうまく構成できなくなった者や，発達障害であるものの何とか適応してきた成人が震災後に他人との会話の受け答えが難しくなった例を報告し，被災地でこの

Part 1 総説編／C. 周辺の問題

ような認知機能や運動機能の低下がみられた場合，震災との関連を疑われることを指摘している[4]．Valenti らも同様に，イタリアのラクーア地震の後に ASD の人の社会適応能力が長期にわたって低下したことを報告している[5]．

われわれが高機能 ASD の人を対象に行った調査[6]でも，発達障害の人の反応はさまざまである．職場や移動途中だったが，落ち着いて対処し，自力で帰宅したとの回答がある一方で，「子どものパニックが原因で自分もパニックになった」「その場に居合わせた見ず知らずの人に助けてもらった」との回答もあった．発災直後に示す反応は，一般の人と同様に，発達障害の人の反応もさまざまである．

発達障害の子どもの反応についても調査[7,8]が行われている．筆者らは東日本大震災後，浜通り，あるいは原発で避難した子どものうち，発達障害の疑いのある子どもを診断・評価し支援方針をたてる事業を行っているが，多くが ASD と診断される幼児であり，両親の協力を得て，震災後の子どもたちの様子についてのアンケート調査を行った．その結果の要点は以下のとおりである．全般的な状態は震災後に「変わらなかった」が約半分，「よくなった」が 33％．19％は「悪くなった」「非常に悪くなった」という結果だった．「よくなった」というのは，子どもたちが年齢とともに発達していった結果だと思われる．

上記の調査のうち，ASD に関しては，被災直後に悪化し，2, 3 年後も悪化した状態が続きやすい項目が「人との関係」や「固執傾向」「感覚の過敏」「興奮」「多動」などであった．一方，「活動低下」や「無気力状態」は被災後悪化しやすいが，比較的の回復が早いといえよう．

❸ 災害への備え

岩手県自閉症協会の小川らは，被災後の自閉症の支援について報告した．発災直後は安否確認が優先されたが，確認は困難を極めた[9]．熊本地震でも同様に安否確認に難渋した．その理由の一つは名簿の連絡先に携帯電話や携帯メールのアドレスの記載がなかったことによる．

避難所への不安を示す親子が多く，自閉症の人のための避難所や服薬中の人には薬物を確保することの重要性を多くの人が指摘している[10,11]．

Boon ら[12]は，オーストラリアの学校において知的障害を含む障害児全般への災害時の統一した支援方針がないことを指摘し，エビデンスに基づいた緊急時支援体制やプランの作成の必要性を強調しているが，日本でも学校によってまちまちであるのが現状であろう．

災害時のマニュアル

災害時の支援について，発達障害に特化した簡潔なマニュアルと日本自閉症協会が発行した防災支援ハンドブック[13,14]が参考になる．国土交通省は，発達障害も対象に災害時にも有用なコミュニケーションハンドブックを作成した．このような試みが，今後も拡大していくことが期待される[15]．ただし，行政の配布する災害時マニュアルは抽象的で使えない，より具体的なマニュアルが必要との当事者の声もある．

薬物と薬物情報の確保

東日本大震災と熊本地震の支援の経験からは，薬物療法中の人の処方継続に対するニーズが非常

に高かった．特に薬手帳がなく処方内容が確認できないと支援する医師や薬剤師も難渋する．処方内容を自分や家族あてのメールやクラウドに保存しておくことが望まれる．

4 避難所と福祉避難所について

避難先

　被災後には多くの人が一時的に避難所に避難することになるが，発達障害の子どもや成人については避難所の利用が難しいことが多い．内閣府が作成した避難所運営ガイドラインには，障害者についての記述は乏しく，発達障害への配慮については何も記載されていない[16]．

　筆者らが東日本大震災と熊本地震で被災した発達障害の当事者・家族に行った調査では，避難所を活用できたという発達障害の子どもや成人は少なかった．「避難所を利用した人」はいたが，多くが1，2泊利用した程度で，周囲に迷惑をかけるのを恐れて車中や親戚宅などに避難した．車中で避難生活をした家族も少なくなかったが，「車中の避難生活」と「子どもの暴言・暴力が増えた」ということが，有意に相関していた．避難生活のストレスなのか，あるいは車中で避難生活をしなければならなかった環境の要因なのかはわからない．当事者へのインタビューでも多くの人が体育館などで避難所生活（集団）は難しいと回答しており，避難所生活が可能と回答した人は少なかった．理由は，人の存在や感覚刺激がつらい，不潔であるなどであった．

　福祉避難所についての検討もされてはいるが[17]，主な対象は身体障害者や老人であり，発達障害への配慮はあまりされていない．福祉避難所を活用できた発達障害の子どもや成人は少ないと思われる．

　ニューオリンズでのカトリーナハリケーンの際の避難において，ASDの子どもをもつ家族がトレーラーハウスやキャンピングカーを使うことが多かったというが，避難所よりは発達障害の子どもや成人に適した環境であろう．

発達障害の理解と避難所の運営

　避難所でASDを理解した支援者がいないと，ちぐはぐなことが起こる．たとえば避難所で，Asperger症候群の子どもが一生懸命気持ちを落ち着かせようと辞典を黙読していると周囲の避難者から叱責されたり，また支援物資に構造化のための「衝立」が届き，刺激を軽減するためにASDの子どもをもつ家族が使用しようとすると，運営者が「障害児だからって隔離はしない」と断わられたなどの例は多数ある．ASDについての啓発は普段から必要である．

5 自己開示とヘルプカード

　要支援者であることを示す方法に「ヘルプカード」や「たすけてねカード」[18]がある．これらは「みえない障害」である発達障害の子どもや成人が要支援者であることを周囲に知らせる手段である．このようなカードの使用については「サポートを受けたいが相手にどのように伝えてよいかわからなかったので便利」と肯定的な意見がある一方で，「悪用されるのではないか」「トラブルに巻

147

き込まれるのではないか」という慎重な意見もみられた.

⑥ 必要な支援

急性期

　発災時から数日間は避難所生活をする家族が多いが，ASD の場合は落ち着きのなさや感覚面の過敏さなどがあり，周囲からの理解を得にくく，車中泊や半壊した自宅で過ごすことを選択せざるをえない家族が多かった.

　物資については，食品や衣類だけでなく，子どもが過ごせるグッズ（玩具や iPad，ゲームなど）のニーズや，グッズを活用するための「充電」について配慮も必要であるが，「公平」「平等」という意見で充電ができず，結局パニックをきたし子どもも家族も疲弊することもあった. 支援者となる自治体職員に日常から発達障害に関する理解を深めてほしいとの声もあった.

中長期

　災害直後はメディアや専門家の関心も高く多くの支援活動がなされるが，1, 2 年たつと関心は低下し，支援活動も減少する. しかしながら，被災の影響は長期にわたることが多い.

　Sawa らは，原発事故の後に避難を余儀なくされた知的障害者の親の心理的負担が大きく，精神科的問題をもちやすく，長期の心理的支援が必要であることを報告した[19].

　われわれが福島県で発達障害の保護者を対象に行った調査[20] からは，被災直後に余震などの不安によって日常生活の変化があったと回答した保護者は，震災からおよそ 3 年を経ても保護者自身に心的外傷後ストレス障害（posttraumatic stress disorder：PTSD）様症状がみられる傾向があり，長期の支援ニーズがあることがうかがえた. また情緒・心理面に心配のある発達障害の子どもとその母親は，いらいらや気分の落ち込み，震災時の記憶を思い出す，疲れやすさなどにおいて有意に相関する結果が示された.

　一方，震災後の子どもの状態が改善したと回答した保護者の生活の質（quality of life：QOL）の高さは，人間関係や友人などによる社会的支援といった社会的関係の満足度の高さと相関を示していた. 急性期を過ぎると同じ境遇の人が集まる居場所のニーズが高まるようである. 同じ障害をもち，同じ出身地の人たちが集まり，お互いを理解しやすい仲間でコミュニティを作ることが心身の安定につながるようである. 支援者らとの良好な関係の構築や同じ立場にある保護者などとのピアサポートが有効であると考えられ，そうした関係性が身近な場所で築かれ維持できるよう専門家がバックアップをする支援は有効であろう.

　福島の場合は大規模自然災害は原発災害による長期の低線量放射線被曝への不安が重なっているため，やや特殊であることを考慮しなければならない. しかしながら，発災後，時間の経過とともに経時的に回復を示す子どもがいる一方で，3 年経過時においても集中困難やいらいら，フラッシュバックが疑われる行動などのストレス症状を示す子どもがいることが確認された. また，ASD 特性が強いほど，ストレス症状が継続しやすい傾向があった.

● おわりに

　筆者らは，東日本大震災後から執筆時点まで7年間にわたり発達障害の子どもや成人の支援活動を行ってきた．発達障害の子どもや成人の支援ニーズは本人，家族の特性や地域により多様であり，個別の支援ニーズをアセスメントし，個別の支援プランをたてる必要がある．このことは被災後に限らず，発達障害支援の基本であるが，被災後の混乱状態では基本に忠実な支援が難しい．発達障害の場合は親子で特性が似ている場合も多く，子どもだけ，親だけというより親子をセットにして考えることが大事である．そのためには地域ですでに活動する保健師や保育士，教師，福祉機関のスタッフと連携し，長期的な見通しのなかで支援を行うことが望まれる．

（内山登紀夫，川島慶子，鈴木さとみ）

● 文献

1）北村弥生．障害者の防災対策とまちづくりに関する研究　平成24年度　総括研究報告書（厚生労働科学研究費補助金　障害者対策総合研究事業〈身体・知的等障害分野〉）．2013．p289.

2）北村弥生．障害者の防災対策とまちづくりに関する研究　平成24～26年度　総合研究報告書（厚生労働科学研究費補助金　障害者対策総合研究事業〈身体・知的等障害分野〉）．2015．p119.

3）東京臨床心理士会．東日本大震災支援活動報告書—平成23・24年度，2年間の活動を振り返って—．2013．p138.

4）蟻塚亮二，須藤康宏．3・11と心の災害：福島にみるストレス症候群．大月書店；2016.

5）Valenti M, et al. Adaptive response of children and adolescents with autism to the 2009 earthquake in L'Aquila, Italy. J Autism Dev Disord 2012；42（6）：954-960.

6）内山登紀夫ほか．支援の谷間にある青年期成人期の発達障害者の支援ニーズに関する調査研究．厚生労働科学研究費補助金（障害者政策総合研究事業），発達障害児者等の地域特性に応じた支援ニーズとサービス利用の実態の把握と支援内容に関する研究（研究代表者　本田秀夫）．2017.

7）金子　健ほか．災害時における知的・発達障害を中心とした障害者の福祉サービス・障害福祉施設等の活用と役割に関する研究（厚生労働科学研究費補助金　障害者対策総合研究事業）．2013．p1-183.

8）内山登紀夫，川島慶子，鈴木さとみ．福島の乳幼児のメンタルヘルス．発達障害医学の進歩　2015；27：1-8.

9）小川博敬．自閉症スペクトラムの人たちの避難とケア．藤野好美，細田重憲（編）．3.11東日本大震災と「災害弱者」：避難とケアの経験を共有するために．生活書院；2016.

10）小川博敬．3.11における福祉・介護情報の混乱と活用　復興に向けて検証する　自閉症支援において．福祉情報研究　2014；10：74-79.

11）藤野好美，細田重憲（編）．3.11東日本大震災と「災害弱者」：避難とケアの経験を共有するために．生活書院；2016.

12）Boon HJ, et al. An assessment of policies guiding school emergency disaster management for students with disabilities in Australia. J Policy Pract Intellect Disabil 2012；9（1）：17-26.

13）日本自閉症協会．防災・支援ハンドブック（本人・家族用）．2012.

14）日本自閉症協会．防災・支援ハンドブック（支援者用）．2012.

15）国土交通省総合政策局安心生活政策課．知的障害，発達障害，精神障害のある方とのコミュニケーションハンドブック改訂・検討ワーキング編．2017.

16）内閣府（防災担当）．避難所運営ガイドライン．2016.

17）江原勝幸．福祉避難所における災害時要援護者の支援に関する考察．静岡県立大学短期大学部研究紀要　2006；20：1-22.

18）東京都社会福祉協議会．災害時要援護者支援ブックレット③　災害時要援護者支援活動　事例集．2014.

19）Sawa M, Osaki Y, Koishikawa H. Delayed recovery of caregivers from social dysfunction and psychological distress after the Great East Japan Earthquake. J Affect Disord 2013；148（2-3）：413-417.

20）内山登紀夫ほか．厚生労働科学研究費補助金：障害者対策総合研究事業　精神神経分野：青年期・成人期発達障がいの対応困難ケースへの危機介入と治療・支援に関する研究：平成25年度総括・分担研究報告書．福島大学大学院人間発達文化研究科；2014.

Part 1 　総説編／C. 周辺の問題

> **COLUMN**

当事者団体の活動——日本発達障害ネットワークの活動を中心に

　発達障害者支援法が成立する以前，公的支援は知的能力障害に限定されていた．知的能力障害を伴う自閉スペクトラム症は支援の対象であったが，伴わない自閉スペクトラム症は対象でなかった．発達障害者支援法が成立するきっかけは，1998 年前後から，東海地区のアスペ・エルデの会などが「知的障害のない発達障害も社会適応上の困難を抱えており，支援が必要だ」と，国会議員らに働きかけた際に遡る．野田聖子衆議院議員らが，議員立法で法律を作る方向を考えて，国会で取り上げた．議員立法は超党派で作るものであり，各政党に議員立法を作る機運が盛り上がる必要があった．福島 豊元衆議院議員が事務局長となり，さまざまな会派に働きかけを行い，2004 年 2 月から 10 月まで厚生労働省で発達障害の検討会が開かれた．ここには，文部科学省も参加し，国会議員以外に，医療，教育，福祉などの関係者も顔を出し，全国で先進的に行っている取り組みなどが紹介された．国会では発達障害者支援法の審議が行われ，各政党間の調整が行われ，2004 年 12 月 3 日に参議院を通過した．

　この夜に，当事者 5 団体（日本自閉症協会，全国 LD 親の会，えじそんくらぶ，アスペ・エルデの会，EDGE）が厚生労働省の記者クラブで会見を行い，日本発達障害ネットワーク（JDDnet）を作って，この法律を意義あるものにしていくことを決めた．ほぼ同じ頃に，「発達障害の支援を考える議員連盟」（初代会長は故 橋本龍太郎元総理）が立ち上がり，さまざまな場面で発達障害のバックアップをしてくれることになった．現在も約 190 人の国会議員が参加しており，この法律が成立した際の厚生労働大臣であった尾辻秀久参議院議員が会長を務めている．その後，当事者団体である日本トゥレット協会，つみきの会が加わり，支援者団体である日本臨床心理士会，日本臨床発達心理士会，日本作業療法士協会，日本言語聴覚士協会，特別支援教育士資格認定協会，日本精神保健福祉士会，日本学校心理士会，および学会（研究会）などとして日本 LD 学会，日本感覚統合学会，日本自閉症スペクトラム学会，TEACCH プログラム研究会，星槎教育研究所の 18 団体が全国団体として加盟している．さらに地域で活躍する団体としては 43 団体が加盟している．これらの団体に加盟する会員を単純に加えると約 16 万人になる．

　JDDnet は，厚生労働省，文部科学省，国土交通省，総務省，経済産業省，法務省，内閣府，警察庁をはじめとする各省庁に働きかけ，国の施策などに反映するように努めている．これ以外に各都道府県に働きかけを行う都道府県ネットワークが結成されつつあり，北海道，岩手，長野，福井，滋賀，大阪，愛媛，鹿児島など 12 が結成されている．最近の臨床的経験では，一人ひとりの発達障害児者は，いくつかの発達障害を抱えており，各障害としてよりは発達障害として支援していくことが有意義と思われる．2011 年からの福島支援を各支援団体が一緒に行ったことを契機に，支援する多職種の連携も密になっている．2016 年度には発達障害支援法の改正が議員連盟の先生方によって行われ，保護者への支援や地域連携協議会の設置が付け加えられた．

（市川宏伸）

Part 2
症例編

Part 2　症例編／幼児期

[幼児期]
1. 知的能力障害を伴う自閉症児における早期支援

ケースの ポイント	●早期の特性評価・診断と具体的な支援方針を共有することにより，母親の抱える自責や不安を和らげ，子育ての孤立を防ぐことにつながった. ●両親が支援者として知識やスキルを学び，医療や支援者との協同関係を築くことは，家庭でも一貫した療育的アプローチを可能とした. ●成長に伴う環境の変化にも対応する切れ目のない地域支援と相互連携の重要性.		
初診時年齢	3歳4か月	性別	男児
主訴・受診理由	言葉が出ない（母親）.		
受診までの経緯	1歳半健診で言葉の遅れを母親が心配し，保健師に相談した. 地域の親子教室を経て，療育機関への通園を開始した. 両親は本人の診断および相談場所を求め，当院児童精神科を受診した.		
家族歴	精神疾患・発達障害の家族歴はなし.		
既往歴	特記すべきことなし.		
生活歴	両親との3人暮らし. 児のほかに同胞なし. 父親は会社員，母親は主婦. 双方の祖父母はともに遠方におり，長期休暇での関わり程度.		
発達歴・現病歴	正期産で出生し，妊娠中や出産時に母子ともに問題はなかった. 乳児期より昼夜問わずよく寝ており，大きな物音にも動じなかった. おむつが濡れたり授乳の時間になったりしても，あまり泣くことがなかった. ベビージムや部屋の明かりを眺めて一人で遊んでいることも多く，手のかからない静かな子という印象があった. 喃語は少なく，母親へ語りかけるような様子ではなかった. 人見知りや後追いはほとんどみられず，いつもニコニコしていた. 欲しい物を伝える指さし（要求の指さし），本などで聞かれた物を答える指さし（応答の指さし），興味のある物を示して大人と感情を共有するような指さし（叙述の指さし）はいずれもみられなかった. また，運動発達の遅れは目立たなかった. 　1歳半健診で母親から保健師へ言葉が出ないことを相談し，週1回の親子教室に参加した. 数人の母子参加で，おのおのが好きな遊びをして過ごしたが，他児には興味を示さず，常にお気に入りのおもちゃで遊んでいた. 車のタイ		

152

ヤを回転させたり，目の前でおもちゃをスライドさせて見たり，口におもちゃを入れたりするような感覚遊びを好んだ．大人とのやり取り遊びや模倣はみられなかった．次第に，他児の泣き声を嫌がり，その場から逃げ出すようになった．

　2歳半頃，保健師から療育機関の通園を勧められた．その頃，外出の際に帽子や靴を見せるとスムーズに行動するものの，手をつなぐことを嫌がり興味のある方へ行ってしまうため，危険を伴った．また，いつもと異なる道を通ると，泣き叫んで動こうとしなかった．母親も対応のたいへんさからそれらを避けるようになり，自宅で過ごすことが中心となった．母方祖父母宅へ訪問した際には泣き叫んで抵抗し，落ち着くまでに1時間以上かかった．その後は静かに遊んでおり，祖母からは「男の子は言葉が遅いもの」と言われるが，母親の不安は募っていった．

　2歳10か月時より，療育機関での未就園児対象の療育プレグループに母子同伴で参加した．診断および定期的な相談を希望して，3歳4か月時に両親とともに当院児童精神科を初診した．

初診時所見	両親と来院した．待合室から診察室への移動には拒否を示すも，おもちゃを見せるとスムーズに行動する．呼名や質問に対しての反応は乏しく，視線は合いにくい．3歳過ぎより「ガタンゴトン」「ウーカンカン」と話すようになったが，人に向かって発する有意味語はみられず，診察時にはその他に「デデデ…」「リロリロ…」などの音の繰り返しがみられた． 　食事は，特定の色や温度による好みが決まっていた．排泄は，昼夜おむつを使用しており，排便や排尿を教える様子はなかった．夜間の睡眠は良好であった．
検査とその結果	「心理教育プロフィール　三訂版」（Psychoeducational Profile-3rd edition：PEP-3）を施行した．検査時には，何をすればよいか見てわかるものではよく取り組めており，言葉や写真カードでは注目したり応じたりすることは難しかった．初対面の検査者に対し身体接触がみられるものの，それ以上関係性を発展させるやり取りとはならず，また遊びや楽しさなどを共有しようとする様子はなかった．光って回るおもちゃを眺めたりゴムの伸びるおもちゃを触ったり，感覚おもちゃでの一人遊びがほとんどであった．エアコンや外の足音など物音に敏感に反応していたが，呼名やベル音への反応は一定しなかった．欲しい物の要求や手伝いなどを求める援助要請は，直接物に手を伸ばすこと，もしくは検査者の手を取って促すこと（クレーン行動）が中心であった． 　検査結果では，認知／前言語は，1歳前半水準の発達年齢であった．丸，三角，四角の3片の型はめやポーカーチップと2種類の積木を分けて容器に入れることができた．表出言語は1歳水準の発達年齢と評価された．欲しい物

Part 2 症例編／幼児期

があるときに自分から手を伸ばしたり，手伝ってほしいときに検査者の手を引いて援助を求めてきたりしたことは，芽生え反応（Part 3 発達障害データ集／11. 診断・評価ツール／評価ツール／b. PEP-3；p.277 参照）と評価された．理解言語は1歳前半水準の発達年齢と評価された．日常使われる品物の名前を聞いて，正しく手渡すことができた．身振りでの指示を理解して従うことや，名前の呼びかけに対する反応は一定ではなく，注目したり指示に従ったりすることが難しいこともあったため，芽生え反応と評価された．微細運動は2歳前半水準の発達年齢と評価され，積木を容器に入れたり，自発的になぐり書きをしたりすることができた．積木を積み上げる課題では，全部を積み切ろうとはせず途中までのため，芽生え反応と評価された．粗大運動は2歳前半水準で，両足でジャンプをしたり，ボールを転がしたり投げたりすることができた．視覚-運動の模倣は1歳後半水準であった．粘土で紐を作ったり，くぼみを作ったりすることができた．人形を使っての動作の模倣や粘土でケーキに見立ててろうそくを吹き消したりすることはできなかった．コップを見て飲む真似をしたり，スプーンで食べる真似をしたりすることができており，いくつかの品物について使い方を実演することができたことは，芽生え反応と評価された．

診断およびその後の方針	発達歴・現病歴，所見，発達検査の結果などより，自閉症スペクトラム（Kanner タイプ），知的能力障害（重度～中等度レベル）と診断した．診断説明の際には，詳細な評価レポートとともに，自閉症の背景にある3つ組行動特性のとらえ方や支援の方向性に関しても書面で共有した．診断に関して両親は了解し，母親は「育て方のせいではないとわかり，ほっとしたところもある」と話す一方で，「どうしたら言葉が出るか」「周囲からの目が気になる」と苦しい心情を吐露した．それらの不安に対し，十分に傾聴共感するとともに，現段階で本人が確実に理解し，有用性が実感できる実物や具体物を用いた方法による有意味なコミュニケーションの確立が関係性を向上させ，やり取りできる安心感の獲得により，コミュニケーションスキルが伸びていくことを説明した．さらに，本人が理解できるよう見通しを伝えることで，お互いの生活がより過ごしやすくなることを確認した．また，本人の行動の背景を両親が特性の視点からとらえられるよう氷山モデル*に基づいて説明し，特性に基づく工夫や対応へとつながるよう心がけた． 　引き続き，療育機関での療育を勧め，年少時より週5日の通園が開始となった．加えて，療育手帳の申請手続きを行った． ＊：海面下に大部分が隠れている氷山のように，表面上の言動にとらわれずに隠された背景を特性の視点からとらえる手法．
その後の経過	定期的に両親とともに外来を受診し，支援や対応の工夫について具体的な相談を進めていった．初診後しばらく，両親からは不安の表出が続いていたが，

療育機関および当院の方針が統一されていたこともあり，次第に TEACCH（Treatment and Education of Autistic and related Communication handicapped Children）に基づいた方法を実践し，その有効性を実感していった．並行して両親は，各種勉強会やセミナーにも参加し，特性のとらえ方や支援の具体的な方法についても見解を深めた．

本人が確実に理解できた実物やシンボルを提示して次の活動を伝える方法を診察で確認し，療育機関で取り組むとともに，両親はそれを家庭生活でも実践した．そして，そのつど評価をしながら，写真も理解できる現在においては写真カードを用いたスケジュールの提示を双方で行っている．表出のコミュニケーション方法も同様に，具体物を相手に手渡すことによる要求の表出から導入した．また，必要時にはイヤマフを使用し聴覚過敏による苦痛を取り除くことや，好みの感覚おもちゃを遊びに取り入れることで，穏やかに過ごす時間も増えていった．さらに，療育機関で取り組む自立課題（意味や手順を理解し一人でできる課題）や身辺自立に関しても，家庭生活に合わせて設定することで，自立的な活動を増やしていった．これら生活全体への構造化支援により混乱は減り，両親も余裕をもって対応することができるようになった．

小学校は，特別支援学校を両親が選択し入学した．その際の連携においても療育機関からの引き継ぎがあり，加えて医療機関からは診断書や評価レポートの提出を行った．それにより，見通しの伝え方やコミュニケーションの方法，課題の設定など，経過に基づき一貫した支援を入学時より取り入れることが可能となり，環境の変化にも大きな不安を抱かずに登校することができた．

| 考察 | このケースのように，家庭と療育・教育機関，医療機関が同じ方向性をもって，幼少期早期の段階から本人に携わることができたことは，支援の基盤を築くうえでたいへん重要であった．母親の抱える自責や不安を和らげ，そして子育てが孤立することを防ぐ役割をも，早期支援は担っていた．さらに，両親が支援者としての知識およびスキルを早い段階で身につけたことで，家庭内への支援をスムーズに導入することができ，その有用性を実感することができた．家庭および療育機関での本人の状態の安定やスキルの伸びは，目に見える結果として，両親も支援方針や対応に自信をもつことができ，それにより療育機関や医療などの関係機関との信頼関係を構築するに至った．今後も家庭と支援機関間での協同関係を維持していくことで，成長の過程で本人に合った環境や支援を選択し，道筋をつけることが可能と思われる．そして，本人の自己肯定感の向上，さらには生涯にわたる支援に基づいた自立的生活へとつながっていくことが望まれる． |

(髙梨淑子)

Part 2　症例編／幼児期

［幼児期］
2. 自閉症スペクトラム児における家庭への包括的支援

ケースのポイント	● 評価に基づく強みを生かした具体的な助言を得て，実際に困っていた問題が解決したことにより，有益性を実感し，継続した相談につながった. ● 発達特性による得手・不得手に対して共感できたことで，母親の対応に余裕が生じた. ● 幼稚園と療育機関，医療機関の連携により，包括的なサポートが可能となった.

初診時年齢	5歳7か月（年中）	性別	男児

主訴・受診理由	集団行動がとれないことで，幼稚園から受診を勧められた（母親）.
受診までの経緯	集団行動が困難なため，幼稚園からの勧めで地域の発達相談や療育機関を受診するも，定期的な相談にはつながらなかった. 次第に家庭でも暴言暴力がみられるようになったため，再度園より専門機関を勧められ，当院児童精神科を受診した. 父親は診断されるということ自体を否認し，母親は対応に苦慮しているものの相談する必要性を感じていない.
家族歴	特記すべきことなし.
既往歴	特記すべきことなし.
生活歴	両親と2歳下の妹との4人暮らし. 父親は会社員で，母親はパート勤務をしている. 父方祖父母が近隣に住み，頻繁に交流がある.
発達歴・現病歴	正期産で出生し，妊娠中や出産時に問題はなかった. 乳児期より，抱くと反り返るため授乳しにくかった. 昼寝中も少しの物音で目を覚ましてしまうので，静かに気を遣って過ごしていた. 視線の合いにくさを両親は感じたことはなく，表情も豊かな印象を抱いていた. 始語は1歳前頃で特に英語にふれる環境ではなかったが「アップル（apple）」，その後も英単語や数字が多く，内容には偏りがあった. 1歳半頃には「ママ」「パパ」も聞かれ，二語文もみられた. 一方で，CMのフレーズや幼児番組のセリフを繰り返し口ずさむ遅延のエコラリアが目立っていた. 始歩は1歳前で，1歳半および3歳児健診での指摘はなかった. 人見知りや後追いはみられず，祖父母に預けられた際にも母親との分離はスムーズで，母親が帰宅した際にも淡々と遊びに没頭していた. 怖いもの知らずの行動が多く，気になる物があると母親の居場所を確認せずに一人で行ってしまうため，最近までよく迷子になっていた.

156

2 ●自閉症スペクトラム児における家庭への包括的支援

　1歳頃からは欲しい物を要求する指さしができ，1歳半頃からは質問された物を答える応答の指さしがみられた．一方で，叙述の指さしなどの感情を共有するような行動はみられず，興味のある車を見つけては一人で車種を言って嬉しそうにしていた．ミニカーを駐車場に入れたり，一列に渋滞を作ったりして並べる遊びに夢中になっていた．また，工事現場の誘導員になり，大人や妹に指示通りに動いてもらう遊びも好んだ．離乳食の頃より偏食が強く，食自体へ興味が薄かった．3歳頃よりトイレの洗浄音を怖がるようになり，特に慣れない場所や自動で流れるトイレでは耳を塞ぐようになった．一人でその場で回転することを好み，親にも抱っこで回してもらう遊びを要求した．

　幼稚園では，教室での活動中に園庭から道路を眺めていたり，遊具で遊んでいたりするなどの行動がみられ，園生活全体でも集団行動がとれずにいた．また，次の活動へ移れずにたびたびかんしゃくを繰り返し，教諭も対応に苦慮していた．そのため，園からの勧めで4歳2か月（年少）時に地域の発達相談を受けた．行動観察や新版K式発達検査が行われ，保健師からは「発達のアンバランスさがある」という説明で，専門機関の受診を勧められた．しかし，両親は相談する必要性を感じておらず，その後受診することはなかった．一方で父方祖母からは，母親の関わり方を責められるため，身内へも母親が相談することはなくなっていった．徐々に，母親や妹への暴言暴力がみられるようになった．特に遊びに夢中になっているところから次の行動へ急かされた際に，それらの行動がみられた．また，こだわりが強まり，本人の思い通りに周囲の人が行動しないことでのかんしゃくも悪化した．幼稚園でも同様の場面で，他児に対し押したり物を投げたりすることが頻発した．そのため再度受診を勧められ，4歳10か月（年中）時に療育機関を受診した．田中ビネー知能検査Vで知的な遅れはなく，「広汎性発達障害」と診断され，月2回の療育を勧められたが，診断は否認し通所も断った．

　しかし，その後も家庭や園での状況は変わらず，さらに母親の疲弊も募っていった．そのため園から再び受診の勧めがあり，5歳7か月（年中）時に母親とともに当院児童精神科を初診した．

初診時所見	母親に促されて着席し，名前や年齢などの質問には端的に答える．車の話題では一方的に話し続け，相手の興味や理解を気にする様子はない．母親との面接のあいだ別室で待つことを伝えると，「あと30分だね」と確認して退室する．母親からは，幼稚園の対応への不信感とともに，かんしゃくによる疲弊や叱るしかない対応への葛藤が語られた．発達歴の聴取では，「普通だった」との表現が目立つため，より具体的なエピソードを予測しながら聞き取る必要があった．
検査とその結果	発達評価をWISC-IVで施行した．検査結果は，全検査IQ（FSIQ）114，言語理解（VCI）124，知覚推理（PRI）110，ワーキングメモリー（WMI）86，処理

速度（PSI）115であった．言語理解とワーキングメモリー指標間，下位検査間にはおのおの大きな差がみられた．検査は，休憩やおやつも含めた予定表を提示し，課題が終わるごとにシールを貼り見通しをもって取り組めるようにした．シールを貼るルールやタイマーでの休憩時間の区切りなど，明確なルールを守ることができた．一方で，検査用具が気になって触るなど，明示されていないルールは具体的に伝える必要があった．また，何か欲しいとき（要求）や手伝ってほしいとき（援助要請）の自発的な表出はなく，黙って検査者のほうをうかがっていた．そのため，「わかりません」「もう1回言ってください」と伝達してもよいことを紙に書いておくと，そのカード（リマインダー）を手がかりに，読み上げて伝えることができた．

　言語理解指標は最も得意な領域であり，学習した知識や社会的なルールをよく習得していた．しかし，自分の経験や視覚的な特徴に注目した過度に具体的な表現となりやすく，全体的な概念や要点をとらえることが不得手であった．知覚推理指標では，絵や図を見ると吟味せずに部分に注目して答えてしまい，あとから修正することが目立った．一方で，見本図に指で線を引きながら組み合わせ方を考えるといった工夫ができていた．ワーキングメモリー指標は，最も不得手な領域であった．耳からの情報の保持や頭のなかでの作業が苦手なため，机に伏せてしまうなど落ち着きのない様子がみられた．処理速度指標の課題では，鉛筆を1つ1つに当てて見比べたり，複数の行が目に入らないように手を添えて着目する箇所を絞ったりしていた．自ら多くの刺激のなかから必要なものを探し出すことの不得手さを補う工夫を取り入れていた．

| 診断およびその後の方針 | 以上より，発達経過および現在において3つ組の特性を認め，自閉症スペクトラムと診断した．両親へ発達検査の結果を詳細なレポートで報告するとともに，3つ組特性のとらえ方に関して書面も用いて共有した．その際には，本人の発達特性の長所・得意としての側面を具体的に伝え，また苦手に対しても工夫を取り入れる努力家であることを十分に説明した．

　実際に母親が対応に苦慮していた暴言暴力の背景として，社会的イマジネーションの偏りの特性に由来し，見通しがもちにくいために生じる不安や混乱がうかがえた．その特性の強みを生かして，まず本人の得意なパターン化を日常生活に取り入れ，時計やメモを用いて視覚的に事前の予告をし，見通しの明確化を心がける方針となった．

　父親は本人と関わる時間も少なく，言動を目の当たりにすることもなかったため実感がもてずにいた．しかしその後，父親が急いでいても構わずに，ルーチンの遊びを延々と求める本人に対し，叩いてしまいそうになることが続いた．父親は虐待につながる危機感を抱き，次第に特性というとらえ方に理解を示すようになった． |

	また，幼稚園での現状を確認する必要があると考え，本人と両親の同意を得たうえで幼稚園および療育機関との連携を図った．園での切り替えの問題や他児トラブルも，見通しのもちにくい場面で起きていることが推測された．しかし，園では情報を両親と共有できておらず，具体的な支援の方略ももち合わせていない状況であった．そのため，両親同席で関係者会議を設定し，対応や工夫を具体的に話し合った．さらに，療育機関のソーシャルワーカーによる幼稚園への訪問相談を利用することとなった．
その後の経過	外来には定期的に母親とともに来院した．本人との面接では，外来の流れを視覚的に提示し，見通しの立て方の例を母親とも共有した．母親とは，行動の背景に隠された発達特性をともに考えながら，実際に導入可能な強みを用いた工夫を相談した．徐々にそれらを実践し，本人の発達特性による得意と苦手を実感するにつれて，母親は本人への理解や共感を抱き，その気づきに伴い対応に余裕が生じた．そして同時期より，家庭での暴言暴力はみられなくなった． 幼稚園側も，両親や療育機関と話し合いを重ねた．視覚的な提示を中心とし，園生活の見通しを明確にすることで，納得して行動しやすくなった．また，加配の先生による個別的な時間を確保することができ，情緒的な安定も得られた．このように，家庭および幼稚園での理解や支援が進むにつれ，本人のこだわりにも柔軟性がみられ，かんしゃくも減っていった．
考察	保護者が支援機関での相談や診断を受けることに抵抗がある場合は，決して少なくない．今回，診断は，本人の行動の背景を解き明かすための手がかりとして提示した．両親の気持ちに寄り添い，良好な治療関係を築くことを重視し，そして発達特性の長所と苦手，得意と不得手は表裏一体の関係であることをもとに，個別的な評価に基づいた発達特性の肯定的な側面を見出し，強みを利用した具体的な支援の方向性を共有した．継続的な相談に結びついたのは，それらにより実際に困っていた事柄が解決し，有益性を実感できたことが大きいと思われた． また，支援機関の相互連携を行い，おのおのの役割を明確化するとともに保護者および支援者間での離齬や孤立を防ぎ，強固な支援チームを構築することが欠かせなかった．このように，関係機関での方針の統一を図り，家庭への支援を強化することで，虐待への発展を回避するとともに，結果的により本人への包括的なサポートを得ることができ，生活環境全体において自己効力感の獲得へつながると思われた．

（髙梨淑子）

Part 2　症例編／学齢期

［学齢期］
3. 知的能力障害を伴う
自閉症スペクトラムの例

ケースの ポイント	● 就学後に不適応行動がみられた場合には，背景に発達障害や知的能力障害がないかを検討する必要がある．就学前には気づかれていない知的能力障害のあるケースも存在する． ● 不適応行動を解決するには，障害特性や知的水準についての正確な評価のもと，その特性に応じた支援を行う必要がある． ● 学齢期の児童では，学校との連携を必要とすることが多い．児童にとって適切な教育環境となるよう情報共有を行う．		
初診時の年齢	9 歳（小学校 3 年生）	性別	男児
主訴・受診理由	学校に行きたがらず，朝から大泣きして暴れる．学校の活動に参加できない（母親）．		
受診までの経緯	小学校入学後，徐々に朝の準備に時間がかかるようになり，学校に行き渋る日もあったが，両親は強引に連れて行っていた．3 年生になって担任が変わると，ますますその様子は強くなり，朝から暴れることもあった．学校では隙を見て家に帰ろうとするため，教諭が一人つきりで対応しなければならなくなった．担任から勧められてスクールソーシャルワーカーと家族が面談し，医療機関受診を勧められたため X 年 7 月当院を受診した．		
家族歴	母方の親戚にうつ病と診断されている人がいる．		
既往歴	特記すべきことなし．		
生活歴	両親，本人（A 君），4 歳年下の弟との 4 人暮らし．		
発達歴・現病歴	妊娠，分娩には特記事項はなし．乳児期はあやしても反応が乏しく，人見知りはなかった．「マンマ」「ワンワン」などの単語を 1 歳半頃に話したがあまり増えなかった．ミニカーを並べたりして一人で遊ぶことが多く，興味を他者と共有する行動はなかった．枕カバーの角を触りながら寝るという習慣がしばらく続いた．花火や掃除機の音を極端に怖がって泣いた． 　1 歳過ぎから保育園に通った．小規模な保育園であり，保育士から問題を指摘されたことは特になかった．保育園では活動には参加したが，周囲を見て動くことが多く，動きはゆっくりだった．自分から友達の輪に入ることはなく，一人の仲良しの子とだけ遊んだ．2, 3 歳の頃は運動会などの行事のときに		

160

3 ●知的能力障害を伴う自閉症スペクトラムの例

固まって何もできないことがあった．保育園の出来事を自分から話すことは
なく，尋ねると「知らない」といつも返答していた．寝る前に必ず乳酸飲料
を飲むなどのこだわりがいくつかあり，それができないと激しく泣いたり，要
求が通るまで訴え続けたりした．靴下を嫌がる，粘土を手に持つことができ
ないなど，感覚に敏感な様子があった．

　1歳半健診や3歳児健診では特に指摘を受けたことはなかった．4歳時に弟
が生まれ，その頃半年ほど夜泣きが続いた．就学時健診時には人の多さに驚
いて，一言もしゃべらなかった．両親は学校生活に少し不安も感じたが，学
校に入れば本人も成長するかもと考え，特に相談はしていなかった．

　X−3年，小学校通常学級に入学した．入学した当初から準備や宿題をした
がらない，学習の定着に時間がかかる，行事になると嫌がって参加できない
などのことはあった．

　X年4月，小学校3年生になってクラス替えがあり，厳しい指導をする担
任となった．両親がつきっきりでないと宿題を終わらせられず，また内容もよ
く理解できていなかった．5月頃から朝になると玄関から動かず，大声を出し
たり両親を叩いたりするようになった．学校まで母親が付き添って登校した
が，離れるのを嫌がり大泣きした．授業のときには教室に入りたがらず，保
健室で過ごすことが多くなった．休み時間に自宅に無断で帰ったこともあっ
た．家庭では些細なことで泣き，弟とのけんかも増えた．母親もいらいらし
てしまい，厳しく叱っていた．X年5月のスクールソーシャルワーカーとの
相談を経て，7月当院を受診した．

初診時所見	体格はよく，待合室ではうろうろしていた．医師が挨拶をすると視線を合わせず返答もしないまま，両親に伴われて診察室に入った．好きな食べ物などの簡単な問いには短く返答できたが，「どんなところが好き？」とオープンな質問をすると黙り込んだ．無関係な声を出したり，「質問，多すぎ！」と率直に述べたりした．休み時間の遊び方を尋ねると「誰が？」と質問し返すことがあり，話の前後の文脈から内容を汲み取れない様子だった． 両親から離れてプレイルームで心理士と遊ぶときには母親に「ついてきて」と頼み，初めての場所は不安そうで，好きなキャラクターの人形を持っていくと主張した．複雑なボードゲームではルールが理解できず，途中で「やめた」と相手の様子に構わず中断してしまった．終わりの時間となると「もうちょっとやる」と言ってなかなか片づけが始められず，両親から促されてしぶしぶ帰宅することとなった．
検査とその結果	WISC−IVを当院で実施し，また学校担任に状態記入表を送付し，学校での様子について情報提供を依頼した． WISC−IVの結果のまとめを図1に示す．全検査IQは68であったが，各合成得点は言語理解60，知覚推理78，ワーキングメモリー68，処理速度91

とばらつきを認めた．検査時の様子，各下位検査の特徴的な言動の様子は下記のとおりであった．

図1　A君のWISC-IV検査結果

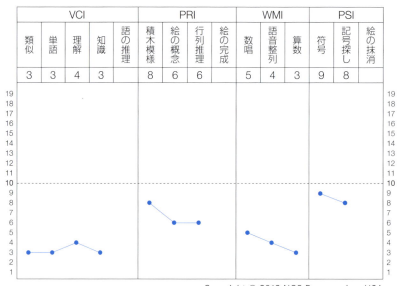

Copyright © 2013 NCS Pearson, Inc. USA

検査時の様子

　2回目の来院時に検査を実施したが，検査室に入る際には初診時と同様に人形を手から離さなかった．検査の途中から「まだ？」と発言したり，部屋を飛び出して待合室の家族のところに行ったりした．心理士は予定を①，②…と

文字にしてスケジュールで提示し，検査の進み具合や検査の残り数を示しながら進めるようにしたところ，「面倒くさい」と言いながらも最後まで取り組めた．できたことをほめると照れくさそうに笑顔を見せた．

各下位検査の主な取り組みの様子

言語理解：【類似】では第一問目から「わからない」と答えた．本当にわからないというよりも，自信のないことに対して取り組みにくさが感じられた．【単語】では「時計は時計」と答えるなど，言葉の表現の仕方がわからない様子だった．

知覚推理：【積木模様】では問題が難しくなってくると，手をつけることなく「しない」と答えたり，間違いが続くと積木で遊びだすなど，わからないことやミスが続くと取り組みへの意欲が低下した．「合ってる？」と間違いがないかを心配する様子もあった．

ワーキングメモリー：【数唱】では逆唱が苦手で「長くなるとわからない」と，自分でも聴覚的な指示だけでは多くを聞き取れないことを自覚していた．

処理速度：一見して多くのことが書いてあると「こんなにできない」とやりたがらなかったが，練習をしていったん何をすればよいかがわかると取り組みはよかった．

学校からの情報提供内容

保育園のときからの友達と遊ぶことが多いが，ついて回っているという感じである．遊びのなかで勝手な行動をしてしまい友達が困っているが，A君は気づいていない．自分から発言することは少なく，すぐに「わからない」と言う．うまく口で言えないためにかっとなって手が出たり，泣いたりする．勝敗へのこだわりがあり，負けるとかんしゃくを起こすことがある．苦手だと思うとやりたがらない．一度泣き出すと気持ちの立て直しに時間を要する．偏食が強く，最近では別室で教諭と食べている．算数では簡単な計算問題はできるが文章題は苦手である．感想文など自分の意見を書く課題はまったく手をつけない．

| 診断およびその後の方針 | 両親から得られた発達歴，直接観察の様子，検査結果，学校からの情報を総合的に判断し，「自閉症スペクトラム，知的能力障害（軽度）」と診断した．診断の根拠は，自閉症スペクトラムの3つ組の特性が生来性に現在に至るまであること，知能検査からIQが70未満であり社会生活での適応の困難があることである．

両親に対して「学校に行き渋る，学校の活動に参加できない」という本児の状態の背景にはこれらの障害特性が影響していることを説明した．すなわち，言語的な指示の理解が難しいA君にとって学校では自分がすべきことがわからず見通しがもてないために不安が強くなり活動に参加しにくいこと，A君の学び方はゆっくりであり学習のスピードについていけずにきつさが増し |

Part 2　症例編／学齢期

	ていること，A君は言葉でうまく気持ちを表現できないために行動や態度で困り感を表していること，などについて説明した．これらの問題を解決していくために，特性に配慮した関わりや環境調整が必要であるとお話しした．両親は診断を聞き涙を流したが，「本人がきつくないようにしてやりたい」と述べ，対応の仕方を学ぶ姿勢をみせた．
その後の経過	家庭，学校，医療機関で連携しながら，A君が安心できる環境を作り，できることからスモールステップで取り組んでいくことを確認した．学校では見通しがもてるように，登校したら一日の予定を教諭と予定表を見て確認する，学習課題の難易度や量を調整する，などA君の状態に応じた対応をしてもらった．X+1年4月からは特別支援学級に在籍することとなった．時々かんしゃくを起こすことはあるが，新しい友達ができて学校への登校渋りはなくなった．両親は療育手帳を申請し，放課後等デイサービス事業も利用し始めたことで，学校以外の場でもA君の楽しみが見つかった．両親も相談できる支援者や同じ立場の保護者と知り合え，気持ちも安定して過ごせるようになった．
考察	学校入学後に不適応行動を示すことを契機に，発達障害，知的能力障害と診断される症例がある．子どもの発達障害特性や知的な能力のために対応困難な問題が生じたり，環境との不適合があると，登校渋り，乱暴な言動，身体の不調，不眠や起床困難などのさまざまな不適応行動が現れることがある．ただ厳しく注意するなどのやり方はうまくいかないだけでなく，事態を悪化させることもある．不適応行動は子どもの困り感のサインであると考え，その背景にある問題を把握し，子どもの発達特性に配慮した対応が必要である． 　知的能力障害も軽度（時には中等度）の場合は就学前には気づかれずに，学年が上がるにつれて明らかになることもある．将来の進路や福祉サービスの利用を検討するうえでも，知的能力障害の有無やその程度について確認しておくことは重要である．学齢期にある児童の場合は，学校での生活の様子や学力についても情報を集めながら診断を行うことが望ましい．学校と連携しながら，子どもの能力や発達特性に応じた学校環境を整えることが大切である．

（田中恭子）

4 ●知的発達に遅れのない複数の発達特性をもつ児の対応と学校との連携

［学齢期］
4. 知的発達に遅れのない複数の発達特性をもつ児の対応と学校との連携

ケースの ポイント	●困難性への気づき ●学校のなかでの支援 ●自己理解		
初診時年齢	医療機関初診時年齢 2 歳 5 か月 筆者初診時年齢 9 歳 2 か月	性別	男児
主訴・受診理由	医療機関初診理由：言葉の遅れ. 筆者初診時主訴：（本人）学校へ行くとイライラして死にたくなる. 　　　　　　　　　（母親）苦しそう. 宿題を始めると怒り出し鉛筆を折る.		
受診までの経緯	前医受診まで：2 歳でも言葉が少なく近医から A 病院小児科を紹介された. 筆者受診まで：言語聴覚士および心理士から筆者へ診察依頼があった.		
家族歴	姉が自閉症スペクトラム.		
既往歴	特記すべきことなし.		
生活歴	両親と 1 歳年上の姉, 本人の 4 人暮らし.		
発達・現病歴	周産期の異常なし. 人見知りなし. 人への関心が芽生えるのが遅く, 一人遊びが多かった. 　ざわめきは嫌がるが電子音は好み, ビデオの早送りを見て楽しんだ. 1 歳 9 か月で発語がなく, 乳幼児健診で言葉の遅れと抱っこを嫌がることを指摘された. 2 歳 5 か月時 A 病院を受診し, 発達評価を受け経過観察となった. 2 年後, 幼稚園に入園したが集団適応が悪く, 構音障害もあり再受診した. A 病院で言語訓練を開始し, 就学直前に B 病院へ転院し言語訓練を継続した. 　就学前に A 病院で広汎性発達障害と診断され, 特別支援学級を希望したが, 通常学級適と判断され通常学級に在籍した. 睡眠時間を削って宿題をこなそうとし, テストで 100 点が取れないと包丁を手にして「僕はダメな子だ」「死んだほうがいい」と悔しさを訴えた. また偏食が強かったが,「完食をしましょう」という指導を忠実に守ろうと努力し, 完食できなかった日は深く落ち込んだ. また, 始業式数日前には頭痛, 胸痛, 息切れの訴えが出現した. しかし, 学業成績はよく, 担任からはよく頑張る子と評価されており, 1〜2 年生時はイヤマフを使用していたが 3 年生になり用いなくなったことから担任		

Part 2　症例編／学齢期

	は聴覚過敏の問題も解決したと考えた．3年生2学期に本人が「死にたい」と言ったのを聞いたクラスメイトが保護者に伝えたことから問題になった．3年生秋から参加していたB病院での集団心理療法後も母親が個人心理療法を希望したことがきっかけで，同年秋に赴任した筆者に診察依頼があった．
初診時所見	診察室へ一人で入った．表情は笑顔であるが日常生活の苦しさを訴え，表情と感情が一致していなかった．丁寧な言葉遣いで早口にしゃべり，離席はしないが水筒をいじったり時間を気にしたり落ち着かなかった．しばしば注意がそれ，聞き間違えも多く，話題は飛躍しやすかった．具体的な説明を求めると言葉に詰まることもあるが，連想したことを流暢に話す様子もあった．学習面では回路や仕組みの勉強が得意で，長い文章を読むことは苦手で計算ミスや勘違いがあり，体育は好きだが縄跳びは苦手であった．また，算数の授業は進行が遅いと感じ，教室はうるさく，気を散らさせる子にイライラしていた．母親からは宿題を始めると怒り出すことや，食事や着替えなど手伝ってもらいたがるようになったことが語られた． 本人の知的能力は高く，学習面では興味の偏りや注意集中時間の短さ，協調運動障害，聴覚など感覚過敏に起因する困難さを自覚しており，家庭では興奮や退行という形でストレスを表出していると考えた．
検査とその結果	小学校3年生時 WISC-IV：全検査（FSIQ）99，言語理解（VCI）105，知能推理（PRI）124，ワーキングメモリー（WMI）82，処理速度（PSI）76．
その後の経過	発達歴および経過，初診時の様子などから自閉症スペクトラム（autism spectrum disorder：ASD）と注意欠如・多動症（attention-deficit/hyperactivity disorder：ADHD）と診断し，母親には特性と現在の状態の説明を行うとともに薬物療法の可能性も伝えた．また就学時から書字の困難さを認め，描画の様子や運動のエピソードから書字障害と協調運動障害も併存すると考えた．就学後は学校生活に適応できない状態が持続し，初診時は身体化症状が2か月間続いており，抑うつ気分を認めたため，学校を休んで休息をとるように勧めた．以後の面接で本人の特性の視点から不適応の背景を整理し，対応策をともに考えて実践していくと同時に学校と連携を図り環境調整を目指した． その後しばらく学校を休み，自宅で鉄道ゲームや読書をして穏やかに過ごす時間が増加した．また，初めて幼稚園年少時～小学校2年生までの嫌な記憶を母親に語った．担任が同席した面接で，学校では問題行動は認められず，むしろ他の児童に手がかかり，特別支援学級は在籍児童が多く本児の対応は難しい現状が報告された．筆者から通常学級でできる具体的な支援を提案し，後に本人と担任でつらいときは筆箱を右に置くという合図を決めた．1か月休んだ後，放課後に登校することから開始したが，授業に参加し始めるとイライラが再燃した．診察室では苦しさを言語化できず，「死ぬ」という文字を母親の携帯に無数に打ち込み，頭を壁に打ちつけようとする行動でつらさを表

現した．部分登校を提案したが，途中参加や途中退席を嫌がり，登校した日はすべての活動に参加した．合図は活用できず，本人が「限界」と発言しても次の活動へ参加を勧められると断れず，結果的に疲労した．週2日ほど登校したが，登校日前日や当日は普段5分で寝つくところ1時間かかった．また，朝と夜に腹痛の訴えが増加した．引き続き生活しやすくなる具体的な工夫を探りつつ，イライラの軽減と寝つきの改善を期待して，この頃よりリスペリドンの投薬を0.1 mg/日から開始し徐々に増量し0.5 mg/日で継続した．

　初診から3か月頃，イライラを教科書やノートを折るなど行動で表現することも続いていたが，友達と遊びたい，鼓笛をやりたいなど希望を表出するようになり具体的にどう参加するかを話し合った．また，授業に参加する時間が増加するに従い，学業面での困難さが具体的にみえてきた．筆算はマス目がないと形が崩れやすく，繰り上がりで混乱する様子があった．工夫として方眼ノートの利用と文字を書きやすい大きさで書くことを勧めた．

4年生時

　春休みは穏やかに過ごしたが，新学期が近づくと頭痛が出現し，新学期が始まると腹痛や胸痛，呼吸困難感を母親に訴えるようになった．進級でクラス替えはなく，担任が替わった．板書量が増え，書き写しが間に合わず，好きな社会を「面白くない」と話すようになった．家庭から連絡帳や家庭訪問で担任に説明し理解を求めた．それに応じ，担任が本人と話す時間を設け傾聴に努めたため本人も話せることが増加した．一方，担任を介してスクールカウンセラーから受けた「席を囲う」「宿題を半分にする」という提案に対しては「自分が否定されている」と感じ，本人は拒否した．

　その後も本人と担任が相談して苦痛をきたす場面で場所を変えるなど個別の対応を工夫していった．また，本人の強みを生かした役割が与えられ，達成感を得られる体験が増加していた．しかし，言語化できることは限られ，イライラのしやすさ，聴覚的過敏性の増強，動悸や頭痛などの身体症状で表現されることが多かった．この頃，本人からADHD治療薬の希望がありメチルフェニデートの投薬を追加した．軽度の食欲不振が出現したが，集中力が向上しイライラも軽減するなど効果もあったため，18～36 mg/日の量で調整しながら平日のみ内服した．

　4年生時は本人と担任の相互的なやり取りがあり，その関係は良好に感じた．書字の苦手さに対しても筆記量を減らし，プリントを用意するなどの配慮がなされ，個人の学習における負担は軽減した．一方，グループ学習では複数の意見を取り入れながらまとめるなど苦手な作業が多く，本人は困惑した．母親と担任が同席した場で，特性を確認し理解を求め，本人が支援を肯定的にとれる関わり方を具体的に伝えた．さらに，教師の立場から具体的なアドバイスをもらえる県の特別支援教育センターを紹介した．

4年生3学期，筆者が本人と関わってから初めて「学校が楽しい」という言葉を聞いた．クラスメイトとも楽しい時間を共有でき喜んでいた．診察間隔も1週から2〜3週間と長くなった．

5年生時

5年生になり，クラスと担任が替わった．4月上旬の診察で本人から「疲れた」と発言があった．さらに書字量が増え，宿題量も増加したことから疲労がうかがえた．担任は宿題量を減らすなどの対応は可能であるが，皆と違う対応は皆の前で説明するという方針であったため，本人は困惑し必死で宿題をやろうとした．また，担任は「高校入試を見据えての学習」と説明したため，本人は課題をこなさないと高校へ行けないととらえ，さらに不安が増大した．本人は学習が遅れることや早退を皆に伝えられることを嫌がって受診しなくなり，母親だけの受診が続いた．

6月，担任，特別支援教育センター相談員（教師），母親，筆者で面談を行った．担任からは学年が上がり指導すべき内容も増加し，学年全体のさまざまな指導を兼任しており4年生時のような個別面談や指導の時間は取れないことが告げられた．また，「他の生徒で効果のあった対応を試みても本人が拒否し支援が行えない」「本人が支援を受け入れることが必要だ」と意見が述べられた．筆者からは改めて本人の発達特性と学習面の困難性について説明し，必要な支援は個々で異なることの理解を促しながら板書時にできる工夫など具体的に提案した．学習面の具体的な配慮は家庭と医療から提案すれば考慮してもらえることになった．

その後，ビジョントレーニングのワークやタブレット学習を自主勉強として提出することを認めてもらえ，それまで母親が宿題を行い提出していたが，本人が行ったものを提出できるようになった．しかしノートを開いて提出することを要求され，苦痛を感じていた．毎日，授業時間内に行う作文の課題は苦痛が大きく，行事の感想文も書きたい内容を口頭でしゃべれるが書くことができず，教室で何も書けないまま3時間過ごすことがあった．本人は他児との違いを強調される対応を拒み，担任とすれ違いが強まった．以前より病名を伝える時期について母親と相談をしていたが，診察場面で本人から質問してきたときに本人が抱く違和感について文書を用いて診断名を告知し説明した．ASDの脳のタイプについては「天才の脳」という肯定的印象をもっており，告知後の様子は穏やかであった．

学校での様子を知るためにB病院の精神保健福祉士に連絡調整をお願いし，母親や心理士とともに教室を訪れる機会をもらった．授業では必死に努力して一見何も問題なくふるまっていた．休み時間も課題の直しや鼓笛の練習などで生徒たちはせわしなく動き，本人も鍵盤ハーモニカを出して練習していた．日頃から「分刻みで行動する」ことや「自ら考え行動する」ことを指導

されており，本人の困惑は容易に想像できた．教室内の掲示物のなかには「成果表」があり，宿題の直しを提出できない本人は成果シールの空欄が目立った．後日，母親，担任，特別支援教育コーディネーター，特別支援教育センター相談員，B病院心理士，精神保健福祉士，筆者でケース会議を行った．学校側からは「本人が変わること」を求められ，特別支援教育コーディネーターから特別支援学級の利用を促された．現在，本人は特別支援学級へ行くことを強く拒んでおり，現在の学級で過ごしたいと希望している．筆者からは本人がどんな場面で自信を失っているのか，何を恐れて「皆と同じこと」にこだわっているのかを説明した．また，現在の学級でできる具体的な支援案として，宿題を内容が見えないようにノートを閉じて提出することや，黒板をデジカメで撮り書字量を減らすことなどを伝えた．心理士からも自尊心を傷つけない伝え方を具体的に説明した．しかし後日，時間の余裕がないなどの理由で先にあげた工夫は実行できないと担任から母親へ告げられた．

　それでもなお，本人は「学校へ行きたい」「友達と一緒に過ごしたい」という思いをもっている．本人の精神的成長を促しながら，学校のなかに本人の力を発揮しやすい環境をどのように作るか模索中である．

| 考察 | 知的発達に遅れのない，複数の発達特性をもつ11歳男児の症例である．発達特性のため困難性は高いが，学業成績はよく表面的には穏やかに見えるため，学校では本人の苦痛が理解されず支援につながりにくかった． |

　ASDの特性は早期に気づかれており，就学後はADHDと書字障害（learning disorder：LD）も併存すると考えた．筆者初診前に，言語療法と集団心理療法を受け，母親もペアレントトレーニングに参加しており，担当後は個人心理療法，薬物療法を併用した．メチルフェニデートは感情コントロールや集中力の向上に一定の効果はあった．書字に関しては，罫線やマスの大きさの配慮や集中力の向上で書ける量は増加したが，苦痛は持続している．通常学級内でのICT（information and communication technology）の導入を考えているがまだできていない．また，縄跳びや雲梯が苦手なことから協調運動の問題は推測された．眼球運動は輻輳視の苦手さが確認できた．家庭でできるビジョントレーニングは紹介したが，より専門的な評価とアドバイスが必要であると感じている．

　特性のある子どもが楽しく学校生活を送るためには特性に合った環境作りが重要になる．しかし，本症例では毎年担任が替わり，その度に環境が変化し，本人の適応も大きく変化した．本症例はすでに失敗体験を重ね自己効力感が低下しており，「皆と違う」ことが強調される対応は受け入れられず苦しんでいた．自己理解を促すため診断名を告知し，これまで感じていた違和感が理解できた様子だった．しかし，学校の場では教師の指導方針に沿うことを要求され，「皆と違う」ことが否定的印象を与える雰囲気のなかでは支援を

肯定的にとらえることはできなかった.

　筆者は前思春期までに自己効力感を高めることはその後の成長に影響すると考えている.　知的な遅れのない発達障害児は就学前でも自分の特性に気づき悩んでいることがあり,　本人たちの疑問に答えるために時機をみて診断を伝え自己理解を促し,　周囲が支援を継続できるよう環境を整える努力をしている.　学齢期において学校生活は生活の中心になる.　教師の設定したペースに合わせられない生徒が劣等感を感じるような学校環境ではなく,　自分に合った学習方法を知り,　自分のペースで学習した経験ができ自己効力感を高められる学校環境が望ましい.　家庭－教育－医療－福祉などが連携を図り,　本人が魅力を発揮しながら成長できるように支援していきたい.

（伊瀬陽子）

5 ●カタトニアを伴った症例への対応

［思春期・青年期］
5. カタトニアを伴った症例への対応

ケースの ポイント	● 青年期になってから，自閉症に併存したカタトニア症状が出現した症例である．カタトニア症状はよくみられる症状であり，本人と家族の生活の質を大きく損なうことが少なくない．しかし，カタトニアであることに気づかれないまま周囲から誤った対応をされることが少なくない．		
	● 発達障害には，思春期・青年期以降に併存発症することの多い症状があり，注意が必要である．睡眠障害，チック症群，てんかん，うつ病・不安症などの精神科的症状などがあげられる．		
受診時年齢	20 歳	性別	女性
主訴・受診理由	障害基礎年金申請のために受診，「作業所から帰りたがらない」（母親）．		
受診までの経緯	初診は学童期で，知的能力障害を伴う自閉症と診断された．障害基礎年金申請のため，9 年ぶりに受診した．その際，母親から，最近の作業所スタッフとの面談で，作業所から帰りたがらないと言われたと報告があった．		
家族歴	母方の祖母に Parkinson 病あり．		
既往歴	アトピー性皮膚炎にて，皮膚科通院中．てんかんはなく，これまでの脳波検査は異常なし．		
生活歴	両親との 3 人暮らし．2 名同胞の第 2 子．姉は結婚し，近所に住んでいる．幼児期に発達の遅れに気づかれ，4 歳から地域の療育機関を利用した．小学校支援学級から，特別支援学校中等部，高等部に通学した． 　現在は，親の送迎にて作業所に通い，受注作業の袋詰めや箱折りをしている．週末はガイドヘルパーや父親と外出や外食，月 1 回のショートステイが習慣になっている．自宅では，タオルを畳むことと，布団の上げ下ろしをすることがまかされている．		
発達歴	妊娠分娩経過に特に問題はなし．定頸 4 か月，はいはいをほとんどせずに，1 歳過ぎに歩き始めた．赤ちゃんのときはおとなしく，自分から大人にかまってもらうことを要求したり，抱っこを身ぶりで要求するような働きかけをすることはなかった．興味共有の指さしはせず，人の動きを模倣することがなかった．大人なら誰にでも人見知りせず，外出先で迷子になっても平気だった．大人の介入に拒否はないが，自発的に相手を求める言動は乏しくおとなしかった．3 歳まで意味のある言葉は話さず，やりとりになるようになったの		

171

は5歳頃だった。1歳からお気に入りのタオルケットをいつも持ち歩き、水遊びや絵本を並べることが好きだった。走ることや食べることに大きな問題はなく、筋力が弱く姿勢は崩れやすかった。

4歳から地域の療育機関を利用し、小学校2年生のときに児童精神科医から自閉症と診断された。

小学生以降も、単語やフレーズで話し、知的な遅れは明確だった。同じやり方にこだわって、いつもと違うことに混乱することが増えた。その一方で、着席できるようになり、大人の具体的な指示に応じられるようになった。母親は、状況がわからなくてもじっと指示を待ち、促しがないと何もできないことを心配したが、学校からは偏食や根気がないことを指導されることが多かった。

現病歴	特別支援学校高等部を卒業後、作業所に通所していた。障害基礎年金申請のための受診をした際、母親より「作業所から帰りたがらない」と作業所から言われているが、どうしたいいのかと相談があった。 「作業所から帰りたがらない」ことについて詳しく聞いてみると、作業室のある2階から1階に降りる階段の手前で立ち止まり、スタッフが声をかけても動かない。何か家庭に嫌なことがあるのではないかと言われているという。カタトニア症状を疑って聞き取りをしたところ、特別支援学校高等部の頃から、浴室の敷居や、朝食の途中で動作が止まることが始まっていた。作業所に通い始めた頃から、食事の途中で何度か「どうぞ」と声をかけないといけなかったり、浴室に入るときに何回もやり直すようなことがあり、歩いているときに立ち止まることも増え、歩くように促したときに突然バネのように突進することもあるとのことであった。ただ、動けないために食事ができなかったり、トイレを失敗することはないようである。
診察時所見	待合室で呼ばれると、立ち上がる動作をしてから立ち上がって歩き始めるまでに時間を要する。歩き方は早足で、ふらつきはない。意識は清明で、全身状態は良好。皮膚はアトピー性皮膚炎があるが、異常な色素斑や脱色素斑はなし。振戦などの不随意運動はない。単語や二語文であいさつをしたり、エコラリアで返答したりする。「なまえ」欄を見せて筆記具を渡すと自分の名前をさっと書き、自分からうさぎのイラストを描き加えた。
検査とその結果	田中ビネー知能検査では、IQ 36。特に見てわかる課題には積極的に応じたが、指示や状況がわからないときには、検査者をじーっと見たり、落ち着きなく動き回ったり、言われたことをそのまま言い返した（エコラリア）。検査開始時には、動きがフリーズするような動作の停止があり、用具を使った課題で2,3回動作を繰り返す動きがみられた。家族の希望もあり、神経内科を紹介受診し、頭部CTも施行されたが、異常は見つからなかった。

診断および その後の方針	青年期後半に発症した自閉症に伴うカタトニア症状（カタトニア様退行）と判断した．保護者にカタトニア症状について説明した．また，作業所スタッフへも，自分でやろうとしない，嫌がって止まっている，などと誤解しないこと，早く動くように本人を説得したり強制したりしても本人の混乱を強めて症状を悪化させてしまうこと，カタトニア症状の最低限の促しは保証しつつ自閉症支援の強化が必要なこと，を書面にて伝えた（表1）．

表1　カタトニア症状説明の例

Aさんの診断
　　自閉症
　　知的能力障害
　　自閉症に伴うカタトニア症状

Aさんの特徴
【コミュニケーション】
●場所，人，物（道具）を見て，理解しています．
●慣れた場所では，経験した記憶と見えた物で行動します．
●わからないときは
　1. オウム返し
　2. ソワソワする（揺れる，動き回る，何かしようとする）
　3. 人を見る（じーっと見る，何度も見る）
●ことばで，理由，予定，禁止を伝えることは，困難です．
【行動】
●ゆっくりですが，わかっていれば確実に行います．
●手順が決まっていると，確実に行います．
●手順は，物の配置・ひらがなのリスト式スケジュールなどの見てわかるやり方が，適しています．

自閉症に伴うカタトニア症状について
【症状】
　行動開始の遅延と困難，自発性の低下，奇妙な歩行や硬直姿勢，動作途中のフリーズや境界線を越える動作の困難，活動の終了困難，著明な発話の減少などがあります．「パソコンがフリーズするような」「ロボットが同じ動きを繰り返して次の動作に進めないような」と表現したりされることがあります．
【出現時期】
　思春期以降に始まることが多いために，「自分でやろうとしない」「嫌がって止まっている」などと誤解されることがあります．
【症状の程度】
　症状の程度には差があります．重篤な場合には，食事や排泄などに困難をきたすこともあります．
【理解と対応】
●カタトニア様退行の症状に対して，早く動くように説得したり強制しても，本人の混乱を強めて症状を悪化させてしまいます．
●カタトニア様退行への対応の基本は，自閉症支援の強化であり，具体的には，次のようなことがあげられています．
　1. 自閉症特性とカタトニア様退行についての評価
　2. ストレスファクターの改善
　3. 必要最低限の促し
　　（適切なタイミングで促す，そっと触る，穏やかに声をかけるなど）
　4. 本人にとって意味があり動機のある活動や運動をとりいれる
　5. 構造化と適切なルーチンスケジュール
●ストレスの原因を検討し，同時に，本人の特性評価が適切であるか，目標や環境が合っているかを再検討する必要があるでしょう．

　自閉症に伴うカタトニア症状は，まだ，あまり知られていません．まずは，カタトニア様の症状ではないかと，周囲が気づくことが大切です．ご不明の点がありましたら，ご連絡ください．

その後の経過	カタトニア症状に気づかれたことで，早く階段を降りるように叱責されることはなくなった．階段を降りるときには誰かが先導したほうがスムーズなこと，急がせるとかえってうまくいかないことをスタッフが実感するようになった．5年経った現在も，歩行中のフリーズや，敷居や階段での足踏みがみられている．両親は，「もうすぐ駅だね」と次の見通しを伝えたり，入浴の手順書を掲示したりしながら，見守りとサポートを続けている．
考察	自閉症に伴うカタトニア症状の合併頻度は，自閉症全体の12～18％と報告されている．実際には，気がつかれていないケースも少なくないため，専門家はカタトニアを疑う症状を知っておく必要がある． 【カタトニア発症を疑う症状】 ●行動が遅くなる ●動作が途中で止まる ●常同行動やためらい行動の増加 ●敷居や複雑な動作ができなくなる ●発話減少や緘黙 ●動作の開始や切り上げの困難 ●声かけなどの促しへの依存増加 ●儀式的行為・手順の増加 ●固まった姿勢 　治療については，環境調整を含む支援の見直しや投薬調整減量検討のほかに，電気けいれん療法や薬物ロラゼパム投与などの症例報告がある．しかし，効果や副作用の点で，コンセンサスの得られた薬物や侵襲的な治療法はない．

(蜂矢百合子)

● 参考文献

• Wing L, Shah A. Catatonia in autistic spectrum disorders. Br J Psychiatry 2000；176：357-362.

6 ●自己理解への支援

[思春期・青年期]
6. 自己理解への支援

ケースの ポイント	●本人には実感がないままに，周囲の意向で発達障害だろうかと受診することが少なくない．また，二次的な問題などを抱えている場合も多い． ●受診に至った背景や本人がどう考えているかについて配慮する必要がある． ●診断名を伝えるだけでなく，診断や特性を，ケースにふさわしい方法で説明し，今後の方針を具体的に伝える必要がある．		
初診時年齢	24 歳	性別	男性
主訴・受診理由	Asperger 症候群疑いと 2 年前に言われた．障害を抱えているのかどうかを，はっきりさせたい．これから先どうしたらいいのか（本人・母親）．		
家族歴	兄が知的能力障害，自閉症と診断されている．また母は潰瘍性大腸炎で通院加療中である．		
既往歴	特記すべきことなし．		
生活歴	定年退職した父，専業主婦の母との 3 人暮らし．兄はグループホームに入居している．		
発達歴・現病歴	幼児期の詳細やこれまでの様子，また家庭などでの客観的状況を把握するため，母親にも同行をお願いした．合わせて小学校時代の通知表も持参してもらった．詳細な発達に関しても兄よりは何でも早かった程度の記憶であった．本人が生まれた時期，兄の養育に手がかかったこともあり，2 歳から保育園に通った． 　保育園では一人で遊んでいることが多く，自由時間などは「うるさい」と言っていることが多かった．また他の子が楽しんでいるものを本人は理解していなかったり，興味を示さず，一緒に盛り上がることは少なかった．ただ入れなくてもそのことを苦痛に感じることも少なかったようである．ごっこ遊びをしたかどうかは覚えていないが，ブロックやゲームが好きで，10 歳頃からは特定の SF 映画にはまり，そのシーンをブロックでよく再現し，一人で遊んでいた． 　持参した小学校の通知表では，2 年生で「まだまだケンカもするが幾分少なくなった．自制心が働くようになった」，3 年生は「忘れ物もだんだんへってきています」と教師の欄にコメントが書かれていた．6 年生の通知表では，生活の内容欄の「忘れ物」のところに△がつけられていたが，マラソンなどのコツコツと努力を要することは，その姿勢が高く評価されていた．		

175

Part 2　症例編／思春期・青年期

	中学校のとき，部活でいじめられたことを契機に，2年生次不登校となり教育委員会の心理相談に通っていた．小・中学校を通じて学業成績は中程度であった．単位制高校に進学した． 卒業時の就職活動に苦労し，なんとか印刷会社に就職したが1年余で退職，パソコン教室講師などのバイトも続かず，2年ほど自宅にひきこもっていた．家族の強い働きかけもあり，またインターネット上のトラブルをきっかけに，再度，就職活動を始めた．まず，地域にある若者サポートステーションでの2か月間の研修を受け，プログラム終了後も毎月個別の相談を継続していた． その相談のなかで，発達障害についてもう一度受診してみることを勧められ，当診療所を受診した．ひきこもっていた時期に，母親の勧めでメンタルクリニックを受診しAsperger症候群の疑いがあると言われて，抗不安薬を処方されたことがあったが，通院は2回で中断していた．
初診時所見	「2年前にAspergerとか言われたけど，どうなんでしょう」と述べる．就職したがひきこもってしまったこと，いつまでも家にいるわけにもいかないことを話すが，今後についての具体的なプランを尋ねると考え込んでしまう．受診の動機などについてもいまひとつ不明確であった． 対人緊張が強い一方で，場にそぐわないタイミングで笑顔を見せる．質問に返答するまでに時間がかかり，その間に強く目を閉じて頭を抱える様子が何回かみられた．会話スピードは緩慢で，説明は過度に具体的で詳細なため，伝えたいことが判然としにくい．医師の言ったことを「それは～ということでしょうか」と一つひとつ聞き返して確認する．着席やドアの開閉などの動作は非常に丁寧に行う． 親子関係は良好のようだが，慢性疾患で通院中の母親の病状や，家庭の経済状況はまったく知らない．インターネット上で趣味を通じた友人がいるが，連絡を取り合うような友人や彼女はいない． また支援機関からの紹介状には，就労研修に非常にまじめに参加する一方で，一般的な指示では作業に取りかかれずに具体的に詳細に伝える必要があること，研修生同士の共同作業が不得手で集団作業にストレスが高いことが記されていた．さらに，前医の通院中断について，本人は「発達障害かもしれないとは言われたが具体的な指示がなかったので，診察には行かなかった．なぜ診断されたのかといろいろ聞きたかったが，質問はありませんか，と聞かれなかったので質問もしなかった．これからぼくはどうしたらいいのか」と相談員に尋ねていたということであった．
検査とその結果	WAIS–III検査では，全検査知能指数（FIQ）111（言語性IQ 106，動作性IQ 103）（「類似」および「算数」評価点14と言語性の下位検査は高得点な一方で，「組合せ」評価点15，「符号」評価点7まで動作性下位検査間のばらつきは大きい）．直観的には，その場で何を優先することが求められているの

かに気がつきにくく，速さを求められる処理速度課題でも自分のペースを守って急ぐことなく取り組む．「算数」「数唱」などの聞き取りに苦労した課題について，「人の話が長いと理解しながら覚えておかないといけないのが大変，どうやって応答しようかと思ってしまう」と話した．

コミュニケーションについて，「これ，それなどの指示語がわからない」「質問すると失礼にあたるのではないかと思って尋ねられない」という．また，「自宅に電話しますと言われると，何日間も終日自宅で電話の近くに待機してしまう」といった社会的対人行動の困難さが語られた．

診断および その後の方針	診察および検査時の行動特性から社会的交流，社会的コミュニケーション，社会的イマジネーションの特性が明らかで，発達歴もこれに矛盾せず，自閉症スペクトラムと診断した．就職への希望もあり，現在も支援機関の研修後，定期的に同機関に通っている状況であるため，今後は同機関などと連携し，本人・家族と特性や必要な支援に関して共有するとともに，就労および生活面での支援の強化を図っていくことが必要と考えた．その後の経過および考察や，診断特性，今後のプランなどの説明については，視覚的方略を用いて行った．

本人・家族への説明は，書面上に診断名や本人の特性について記載しながら行った．特性については，基本症状を長所と短所を併記して書き出した．この際，これらの基本特性は，コインの両面のように長所と苦手が存在し，治療で消し去るべきものではないこと，不便な点は具体的な方策で対応していくことができることをまず伝えた．記載したものは診療後，本人に渡した．

実際には，本症例の場合，次のような内容であった．

① 社会性の特性：マナーや約束を守る，上下の意識で人を差別しない（長所）⇄常識が足りないと言われることがある，相手の気持ちが推察できなくて困る（短所）．

② コミュニケーション：より正確な表現を，論理的に伝えようと努力する（長所）⇄相手の言っていることがわからなくなることがある，自分の言いたいことを誤解されることがある（短所）．

③ 秩序を大切にする（長所）⇄目標達成できない自分に失望する，他者のルール違反が気になる（短所）．

また自分自身の診断特性の情報公開については，「診断・特性を，誰に，いつ，どうやって伝えるか」という書面を用意し，本人の周囲の人を例にあげて具体的に話し合った．

支援体制を構築するため，本人・家族の同意のもと，すでに利用していたサポートステーションと協議のうえ，地域の就労支援機関，障害者生活就労支援センター，ハローワークの専門援助部門と診察同行や電話などにて連携しつつ，実際の就職活動を行った．就職先の選考や応募書類作成の援助，面接同行，契約同席などはこれらのスタッフがサポートした．

Part 2 症例編／思春期・青年期

　また就職面接では，どんなことに配慮を希望するか，どんなことができるか，と聞かれる場面も多く，特性を理解し他者に説明する能力が要求された．援助付きでの職場実習なども経験し，そのことを診察や支援機関と相談のなかで扱うことで，自身の特性や必要な支援を整理したり，説明の仕方を検討し，対応することができた．書類審査，面接，実習を経て，本人の最も希望する特例子会社に就職した．支援機関のスタッフは，就労後も定期面談と職場訪問を継続している．特性による困難（休憩時間にリフレッシュできる場所がない，定型業務中にイレギュラーな仕事が入ることの混乱，見学者や来客者がいると緊張して手汗でびっしょりになる）や，会社同僚からのストレス（勤務態度の悪い同僚が注意されていることが過剰に気にかかる，過度に馴れ馴れしく話しかけてくる後輩がいる）は続いているが，その都度，本人，職場，支援機関，医療機関で検討し対応している．なお職場からは本人の就労スキルや勤務態度は高く評価されている．

(蜂矢百合子)

● 参考文献

● 吉田友子（著）．ローナ・ウイング（監）．あなたがあなたであるために一自分らしく生きるためのアスペルガー症候群ガイド．中央法規出版；2005.
● テンプル・グランディン，ショーン・バロン（著）／門脇陽子（訳）．自閉症スペクトラム障害のある人が才能をいかすための人間関係10のルール．明石書店；2009.

7 ●対応困難だったケースが，安定した地域生活につながるまで

［青年・成人期］
7. 対応困難だったケースが，安定した地域生活につながるまで

ケースのポイント	●幼児期から特別支援学校高等部卒業まで，安定して過ごした時期が少なく，対応困難なため，施設入所しか選択肢がないとされてきたケースが，地域の作業所とグループホーム（GH）にて安定した地域生活を送れるようになるまでの支援をまとめた． ●障害特性を評価し，本人の特性に配慮した環境調整と工夫を行うこと，そして，それを家族と関係者が情報共有をしながら連携を図り，支援の連続性と一貫性が担保されることが安定した生活につながる． ●青年期・成人期以降の生活を考えていくうえでは，家族以外の，地域社会との安定した関係を構築していくことも重要なテーマの一つである．		
初診時年齢	16 歳	性別	男性
主訴・受診理由	不適応行動（登校しぶり，パニック，奇声，こだわり）や生活面での困難さへの対応の相談（母親）．		
受診までの経緯	3歳時に地域の療育センターで中度精神遅滞を伴う自閉症と診断された．その後小学校（特別支援学級）時期より混乱，他害が頻発し，9歳時には精神科クリニックを受診，薬物療法が開始された．しかしその後も同状態が継続し，さらに不登校となった．中学校（特別支援学校）頃からは家庭内での他害も著しく，中学校2年生時より1か月間，児童精神科病棟での薬物などの加療を受けた．退院後，前述主訴のため当院を受診した．		
家族歴	精神疾患・発達障害の家族歴はなし．		
既往歴	特記すべきことなし．		
生活歴	2人同胞の第2子で，両親，兄との4人暮らし．		
発達歴・現病歴	正期産で出生し，妊娠経過中，出産時に特記すべき異常はなかった．初語が1歳6か月，二語文が5歳と言葉の遅れがみられた．睡眠パターンは不安定で，ベッドに寝かせようとすると大声で泣くことが多かった．抱っこをされたり，あやされたりすると微笑むこともあったが，対人関心は乏しく，自分から相手に働きかけることはなかった．玩具を並べる，車のタイヤを回して遊ぶことに強い関心を示していた．1歳代になっても，保護者が指さしたほうをみることはなく，自分の興味関心のある物を大人と共有しようとする指さしもな		

Part 2 症例編／青年・成人期

かった．自分の食べたい物を指さすようになったのは，3歳になってからであった．外出時には同じ人形を持って出かける，物の置き場所が変わると気にするなどの行動もみられた．

　発達の遅れなどを心配し，3歳時に相談に行った地域の療育センターで精神遅滞を伴う自閉症と診断された．その後6歳まで療育指導を受けていた．小学校は特別支援学級に入学したが言語指示や予定の変更で混乱することが目立った．繰り返しの嘔吐，見知らぬ児童を叩くなどの行動がみられるようになり，9歳時に精神科クリニックを受診，薬物療法が開始された．しかし状況の改善にはつながらず，10歳より不登校となった．中学からは特別支援学校へ進学した．入学当初は穏やかに通学していた．しかし，徐々に家族に対する暴力，外出時にすれ違う小さい子どもへの他害行為，奇声，些細な出来事での爆発的なかんしゃくが頻発するようになり，安定した学校・家庭生活は困難であった．たびたびの入院と薬物調整を試みたが，学校での行事参加やその練習，本人のこだわりに対して注意を繰り返されるなどの要因は継続し，テレビの音を嫌う，子どもの声に敏感に反応するなどの聴覚過敏が強まった．家族への暴力行為など状態が増悪した．また，自宅での奇声，物をトイレに流す，2階から物を投げるなどの行動がエスカレートし，登校を促すと大きな混乱につながる状態となっていた．

初診時所見	両親と来院した．対人関心は乏しく，自分から対人交流を求めることはなかった．挨拶や簡単な質問に応じることはできるが，相互的なコミュニケーションを取ることは困難で，アニメのセリフなどのエコラリアが発話の中心であった．決められた予定に忠実に従う一方で，予定の変更で容易に混乱し，加えて，特定の音に対する敏感さ，服のタグを嫌がる，偏食など感覚の過敏さもみられた．
検査とその結果	Diagnostic Interview for Social and Communication Disorders（DISCO）に基づく発達歴の聞き取りと，TEACCH Transition Assessment Profile（TTAP）を実施した．検査結果を表1に示す．直接観察尺度のほうが，家庭尺度よりも高くなっており，直接観察場面は余分な刺激が少ないことや，するべき活動が明確だったためではないかと推察される．検査全体を通して，手順がわかりやすく，何をすればよいかが，見て明確にわかる課題では，非常に意欲的に課題に取り組むことができていた．検査時には，指示に応じて，休憩から課題に活動を切り替えることや，最後まで指示に応じて行動することができた．検査の予定を示したスケジュールやカゴの数で，流れや課題の量など見通しがもてると，安定して指示に従うことができていた．ルーチンを身につけることが得意な一方で，自分なりの決め事を作りやすく，不適切な行動もパターン化しやすく，修正が難しい様子がみられた． 　また，見通しがもてなかったり，求められていることがわからなかったり

すると，非常に不安定になり，特に，口頭指示では，指示の内容や終わりがわかりにくいことで，笑い出したり，検査者の筆記用具を取り上げるなどの不適切な行動をとってしまったりする様子がみられた．コミュニケーションの面でも，目の前に欲しい物があると，自発的に表現することができていたが，材料が足りないなどの状況では，必要な援助を求めることはできなかった．口頭だけでは，経験したことのない指示を理解することは困難だったが，文字や写真などの視覚的な手がかりの活用は非常に有効であった．

なお，他機関で受けた田中ビネー知能検査では，知能指数が23であった．

表1 TTAP検査結果プロフィール

	職業スキル		職業行動		自立機能		レジャースキル		機能的コミュニケーション		対人行動	
	直接観察	家庭	直接観察	家庭	直接観察	家庭	直接観察	家庭	直接観察	家庭	直接観察	家庭
合格	4	0	4	0	4	0	7	1	5	0	2	0
芽生え	4	10	7	2	7	2	5	2	4	4	9	1

※グラフは ■合格 □芽生えとなっている．

診断およびその後の方針

発達歴・現病歴，所見，発達検査の結果などより，知的能力障害（重度）および自閉症スペクトラム（Kannerタイプ）と診断した．現在の不穏な状態に対しての薬物療法を継続し，医師・心理士との相談および家庭・学校との三者での情報交換・共有も行い，安定した家庭・学校生活を目指すこととした．

その後の経過

当初，問題点や支援プランが三者で共有され，家庭と学校で環境の整理を行うことにより，以前よりは安定した生活を送ることができていた．しかし，担任が替わり，言語指示が増え，課題の設定も本人にとっては目的が見出しにくい教科学習などが中心となったことから，状態が悪化し，17歳時には，家族を巻き込んだこだわりや暴力，自傷などが激しくなった．周囲や学校関係者からは，高等部卒業後は，本人が通所できる場所はないと指摘され，施設入所を勧められた．しかし，初診検査時の様子から，本人の特性に合った環境下のもと，適切な支援があると落ち着いて過ごせること，家族の希望もあっ

Part 2 症例編／青年・成人期

たことから，作業所とグループホーム（GH）を活用し，地域での自立した生活を目指すこととした．

　作業所としては，実習を経て，通所につながった．作業所スタッフの診察への同行や，筆者が施設に訪問するなど連携を取りながら進めていくことで，良好な職業経験を積み重ねていくことができ，穏やかに生活できるようになった．

　地域での生活を組み立てていくうえでは福祉とのつながりも重要になるので，居住地のケースワーカーと相談支援事業所へコンタクトをとり，同所担当スタッフ，家族，作業所スタッフ，筆者を含めた関係者で，本人の特性とこれまでの経過や望まれる支援，今後目指す生活について情報共有を行った．その際，保護者には，本人の特性と対応やこれまでの支援についてまとめた，サポートブックを作成してもらった．そのサポートブックは，その後現在に至るまでさまざまな福祉サービスを利用するに際して，情報の共有のためのツールとして役立っている（サポートブックの詳細は，「Part 1　総説編／C. 周辺の問題／4. 学校・関係機関との連携」〈p.115〉参照）．本会議の結果，まずは家族以外と安定して過ごせることを目指すため，短期入所の利用（宿泊）と地域活動ホームおよびガイドヘルパーの利用（日中活動）を行っていくこととなった．そのため，ケースワーカーと相談し，障害支援区分の認定を行った．障害支援区分は6であった．また，これら福祉サービスのマネジメントは相談支援事業所のスタッフがサービス等の利用計画を作成した．家庭と関係機関が連携を取りながら，それぞれの場所や活動において，家庭で利用しているスケジュール（写真と文字）や余暇活動（ゲーム機，DVDプレイヤー，タブレット端末の使用，外出活動の実施）を導入して活動を組み立てていくことで，家庭，作業所，短期入所施設，地域活動ホーム，ガイドヘルプのいずれの場所でも安定して，穏やかに過ごせることができた．

　最初の支援会議の3年後，GHへの入居が決まると，入居に向けて，GHと家族でこれまでの経過や現在の支援についてサポートブックをもとに共有し，GHでの本人の過ごし方と生活の流れの伝え方を確認した．GHでの過ごし方としては，家庭同様，自立課題，余暇活動，家事活動，運動（散歩やルームランナー）などを中心に組み立ててもらった．活動の流れを本人が見通しをもち，自立的に行動できるように，家庭で使用しているスケジュールを持ち込んだ．入居の予告は，GHの居室や活動スペースの写真を見せて伝えるとともに，GHに宿泊する日と自宅へ戻る日（週末の帰宅）がいつなのかをカレンダーで伝えた．その結果，混乱なくGHへ入居，その後の生活も安定していた．これまでは家族が担っていた散髪も，地域の理髪店と協力して，GH近くの理髪店で行えるように取り組んだ．また，ファミリーレストランなどの食事は好きな一方で，人混みや子どもの声は苦手であったため，ファミリーレストランの食事のデリバリーも開始した．そうすることで，本人の好きな

	メニューを GH で安心して食べることができるようになり，本人の楽しみの一つとなった．ただし，体重増加も懸念されたため，デリバリーは月に1回のお楽しみのイベントとし，日常的な運動プログラムとガイドヘルパーとの散歩やスイミングも実施した．また，筆者も定期的に GH へ訪問し，現場のスタッフと情報共有を行ったり，相談支援事業所のスタッフが中心となって，家族，関係機関が数か月に一度，ケースミーティングを実施できるよう取り組んでいる．このような取り組みを継続し，GH 入居から2年経った現在も，非常に穏やかで落ち着いた地域生活を送ることができている．
考察	幼児期から成人期に至るまで安定した生活を送ることができず，自傷や他害も目立っていたことから対応困難ケースとして扱われてきた．しかし，適切な評価と支援を行うことで状態が安定し，本人や家族の安心した暮らしにつながった．また，親亡き後の生活を考えても，家族が健在なうちから地域と連携を図り，地域生活の基盤を整えていくことは重要であると思われる．本ケースにおいても地域とのつながりを広げていくことで，家族が担っていた支援や活動を徐々に他者に委ねることができた．今回の症例を通して，改めて，① 本人の評価とそれに基づく個別の支援（特性に配慮した環境調整），② 地域社会とのつながり，③ 家族と支援者がチームを組み，丁寧な情報共有と対応の一貫性が，安定した地域生活を送るうえでは重要な要素である，と推察された．

（佐々木康栄）

Part 2　症例編／青年・成人期

［青年・成人期］
8. 自閉症スペクトラムを基盤とした
　 ひきこもりケースへの支援

ケースの ポイント	●精神保健福祉センターにおける相談支援ケースである. ●本人の来談までに 1 年以上の家族相談，自宅への訪問を実施した. ●本人が来談してからも言語的な面接は成立せず，アクティビティを活用した面接を経て，社会参加に至った.		
初診時年齢	家族の初回相談時 18 歳，本人の初回相談時 21 歳.	性別	男性
主訴・受診理由	家族相談時：ひきこもり（家族），来談時：視線恐怖（本人）.		
受診までの経緯	「子どもがひきこもっている」という家族からの相談によって事例化した. 母親と月 1 回，50 分の面接，自宅への訪問などの後，初回相談から 3 年後に本人が来談するようになった.		
家族歴	精神疾患・発達障害の家族歴はなし.		
既往歴	特記すべきことなし.		
生活歴	同胞 2 人の第 2 子. 兄は単身生活を始めており，両親との 3 人家族. 小・中学校では目立った不適応のエピソードはないが，ほぼ緘黙の状態であった. ずいぶん後になってから，日常的な会話の内容や周囲の状況が理解できなかったことを本人が語っていた. 成績は常にトップクラスであった. 高校は進学校に進み，やはり学業成績は優秀であった.		
発達歴	3 歳児健診で不器用さとつま先歩きを指摘されたほかには，早期の発達において明らかな異常所見を指摘されていない. 保育所において著しい内向性と緘黙が顕在化し，午睡のような新しい習慣が身につくまでに数か月を要したほか，皮膚感覚の過敏さもうかがわれた. 言語活動の乏しさとは対照的に，トランプの神経衰弱が強かったこと，ルービックキューブが得意であったことなど，視覚的課題に対する強さを示すエピソードが多い. 　就学後も母親以外とはほとんど会話がなく，通知表には，挨拶ができないこと，授業中に発言ができないことなどの記載がある. また，学業成績は良好ながら，感想文や自由課題の描画などには手がつかないことがあった.		
現病歴	通常の高校生活には適応していたが，校外活動の行動予定を理解できていなかったことが大きなトラブルに発展してしまい，そのことを契機に，不登校，		

184

大量服薬，対人恐怖，ひきこもりが生じ，そのまま卒業した．その後，本人は一歩も外出せず，自室にこもるようになり，家族に対しても新聞や雑誌で顔を隠しながら生活していた．母親には筆談で買い物を頼むことがあったが，父親との接触をかたくなに避けていた．ひきこもり状態のまま1年が経過した時点で，両親の相談によって事例化した．

家族相談の経過	家族は本人とほとんど会話する機会がもてず，来談を促すこともできなかったため，母親との面接を月1回の頻度で継続した．当初，母親は抑うつ的で，本人にどのように働きかけるのがよいか，判断停止の状態であった．家族内の緊張も高いことがうかがわれたが，父親の飲酒問題など，家族内の問題がいくつか軽減したことで本人の不安が軽減し，少しずつ母親と会話できるようになった．この頃には，母親の抑うつ状態も軽減しており，買い物に出る際に本人に欲しい物を尋ねる，家事の手伝いを頼んでみるなど，声かけの機会を増やすことができた．1年後には，本人が母親の料理を手伝うようになるなど，さらに交流と会話の機会が増えた．同じ頃から一緒に買い物に出かけるようになり，行動範囲も少しずつ広がっているように思われた． しかし，その状況のままさらに1年が経過し，もう一歩踏み込んだアプローチが必要と考えられたため，本人にこれまでの家族相談の経過を伝え，来談を促す手紙を出した．また，母親からも「これからどうする？」という穏やかな問いかけを続けてもらった．さらに，保健所の精神保健福祉相談員に自宅への訪問を依頼し，母親と相談員が話している傍らに本人が黙って座っているような面接を継続した． 訪問を始めて半年後（家族の初回相談から3年後），本人が自動車免許を取得することを希望するようになった．このとき，書類に住所や氏名などを記入することができない，カウンターで話しかけられても返事ができないといった本人の様子をみて，母親は本人に年齢相応の常識と社会性が身についていないことを実感したという．
初診時所見	自動車免許を取得した後，母親とともにようやく本人も来談するようになった．初回面接では，歩き方や所作から，体幹のバランスを保つことや協調運動が苦手であるようにみえた．また，きわめて緊張感が強く，母親と一緒に面接室に招き入れても，うつむいたまま一言も話すことができなかった．言語的な面接は成立しないと考えられたため，初回は短時間で終了し，2回目以降はトランプやゲームなど，本人にとって取り組みやすいアクティビティを取り入れたセッションに導入することとした．
診断およびその後の方針	この時点では，重度の社交恐怖が生じていることと，自閉症スペクトラムがその基盤にあるものと推測した．言語表出が困難であると思われたため，非言語的な面接を継続することで支援関係を形成し，時間をかけて生活範囲を

Part 2　症例編／青年・成人期

	広げることを目標とした．また，そのようなアプローチを通して，当面目標にできそうな社会参加のレベルを同定し，本人・家族と共有することとした．
その後の経過	当初，本人は相談・質問したいことを面接前に母親に伝え，面接場面で母親から話題にしてもらっていたが，少しずつ自身で話そうとするようになった．つたない表現ながらも言語的な対話が可能になり，彼がこれまでも日常生活場面において，状況の把握が困難であり，他者の意図や感情が想像できないために強い不安を感じてきたこと，そして，それらを補うための具体的な支援が提供されてこなかったことがわかってきた．また，こうした自閉症スペクトラムが社交恐怖の基盤となっているものと考えられた． 　その後，大学進学の希望を述べるようになり，まずは予備校に通うことになった．この時期の相談内容は，「親に送迎してもらうことは周囲からどのように見えるのか，年齢的に恥ずかしいことか」「携帯電話を持っていないと，周囲から変だと思われないか」などであり，やはり他者の視点を補うための助言を必要としていた． 　短期間の受験勉強で志望大学に合格し，本人の希望によりアパートで単身生活を始めることとなった．入学を控え，大学から支援を受ける必要性について本人と話し合い，情報提供のためにWAIS-Rを実施することにした．結果は，全検査IQ（FIQ）99，言語性IQ（VIQ）95，動作性IQ（PIQ）106で，知識と数唱は高得点であったが，言語性課題では単語と理解，動作性課題では絵画完成と絵画配列に著しい落ち込みがみられた．大学の保健管理センターに紹介し，丁寧な指導を受けながら大学生活をスタートさせることができた．また，水まわりのトラブルを自分でアパートの家主に相談するなど，単身生活が彼なりの成長につながっていることを感じた． 　大学では，教養課程の成績は最優秀であったが，専門課程では苦戦した．この時期の面接では，高校までの学校生活を振り返って，周囲の会話や場面，状況が理解できなかったこと，自分の理解が周囲とずれていると感じていたこと，そのため，とにかく黙っているほうがよいと考えていたこと，専門課程で論文執筆の構想を立てることが難しいことなどを話していた． 　一人で繁華街に外出することや短期のアルバイトなど，大学時代に多くのことを経験したものの，就職活動には手がつかず，今後は障害者雇用制度の活用を含め，就労について話し合うことになるものと思われる．
考察	自閉症スペクトラムを基盤としてひきこもりに至った青年期ケースへの支援・治療はしばしば長期に及ぶ．本人に会えないまま家族相談が長期化することもあるし，本人が来談しても，中断に終わることも少なくない．そのため，ひきこもり後の支援方法と同時に，深刻な不適応を未然に防ぐための予防的な支援に関する検討も重要であろう．本ケースのように，受身的・内向的で，顕著な問題行動もみられない場合，適切な支援が得られないまま，学校不適応

186

やひきこもりに至る人たちがいることに留意すること，そして，彼らが困っていることに気づき，さりげなく手を差し伸べるような早期支援が望まれる．

また，極端な内向性や緘黙，社交恐怖などの internalizing な問題が，主に生来的な気質や発達特性に由来するのか，あるいは環境要因の関連が強いのかという論点，あるいは，彼らが自ら支援を求めようとしないこととアタッチメント形成との関連なども，重要な検討課題であろうと思われる．

(近藤直司)

Part 2　症例編／触法への取り組み

［触法への取り組み］
9. 放火事件で起訴された自閉症スペクトラムのある被告人に対する福祉的支援

ケースのポイント	● 対象者は義父の所有するバイクに火をつける放火事件で逮捕・起訴された.
	● 事件発生前の受診歴はなかったが, 精神鑑定によって初めて自閉症スペクトラム（autism spectrum disorder：ASD）との診断を受けた.
	● 鑑定を機に, 弁護人より東京 TS ネット[*1]に依頼があり, 派遣された社会福祉士が更生支援計画を作成し, 刑事裁判に証拠として提出され, その内容もふまえて執行猶予付き判決が言い渡された.
	● 釈放後, 更生支援計画[*2]に基づき, 精神障害者保健福祉手帳の取得, グループホームへの入居, 就労移行支援事業の利用などの支援が実施された.
	*1：一般社団法人東京 TS ネットは, 主に東京都内において, 障害などにより福祉的な支援が必要と思われる被疑者・被告人を支援するために, 福祉専門職, 弁護士, 研究者などが集まって立ち上げた団体である（本章「column　障害のある人と社会をつなぐ『トラブル・シューター』」〈p.198〉参照）.　東京 TS ネットでは, 刑事弁護人からの依頼に基づき, 社会福祉士などの福祉専門職を派遣し, 被疑者・被告人や家族との面会, 受け入れ先の調整, 更生支援計画書の作成, 情状証人としての出廷などの支援を行っている.
	*2：本症例で紹介した更生支援計画については, 文献 1）も併せて参照されたい.
初診時年齢	事件時 27 歳 　　性別　　男性
主訴・受診理由	検察官の嘱託によって精神鑑定が実施された.
受診までの経緯	27 歳時, 自宅ガレージに駐輪してあった, 実母の再婚相手（義父）が所有するバイクに火をつけたところ, 警ら中の警察官によって現行犯逮捕された.　取調べにおいて, 対象者は, ○時○分に起きて, 何をどう料理して食べて, どんな服を着て…と訊かれていないことも非常に詳細に供述する一方で, 被害者に対する気持ちについては「謝っても燃えたバイクが直るわけではなく, 謝っても意味がない」と述べた.　対象者に何らかの精神障害を疑った検察官の嘱託によって精神鑑定が実施された.
家族歴	精神疾患・発達障害の家族歴はなし.
既往歴	特記すべきことなし.
生活歴	2 人同胞の第 2 子で, 6 歳上の兄がいる. 本人が小学校 6 年生のときに兄は独立した. また父親は本人が中学校 1 年生のときに死去した. そのためその後

	は母親との 2 人暮らしであった． 　本人が 24 歳時に母親は再婚し，以降，義父と 3 人で生活している．
発達歴・現病歴	小さい頃から同年代の友達をつくることが苦手で，学校でも周囲とはなじみにくいタイプの子どもであった． 　小学生のとき，担任の先生から，発達障害かもしれないのでと受診を勧められたものの，母親としては断ってきた． 　中学生になり，不良仲間と交流するようになり，学校には行かず，バイクに夢中になって，改造や無免許運転をするようになった． 　本人が中学生のときに，父親が死亡した．以後，自宅では母親と 2 人暮らしとなったが，ほとんど自宅に寄りつかなくなった． 　22 歳のときに，振り込め詐欺の出し子役を頼まれたが，指示の内容を理解できず，被害者との会話が不自然だったため，未遂に終わり，詐欺未遂罪で逮捕され，執行猶予判決を受けた． 　執行猶予判決により釈放された後は，就職するも，上司の指示や職場のルールを理解して臨機応変な対応をすることができず，人間関係も悪化し，短期間で退職に至っている．転職しても同様にうまくいかず，家にいることが多くなり，次第に家にひきこもるようになった． 　24 歳のときに，母親が再婚し，再婚相手（義父）と 3 人の同居生活が始まった．母親も義父も，本人に対してはことあるごとに「早く働け」と迫り，けんかが絶えなかった．次第に本人は，母親に暴力をふるったり，家の物を壊したりするようになった．そのなかで，今回の放火事件が発生した．
初診時所見	拘置所にてアクリル板越しに接見した．視線は合いにくく，会話もやり取りになりにくい．「どうせ俺なんか…」と投げやりな態度もみられた．
検査とその結果	精神鑑定書には「自閉症スペクトラム障害」「完全責任能力あり」との所見が記載されていた．
その後の経過および考察	上記鑑定結果をふまえ，責任能力には問題ないと判断した検察官は，対象者を建造物等以外放火の罪名で起訴した． 　起訴後，弁護人より東京 TS ネットに対して本人の支援を依頼された． **社会福祉士による面会と情報収集** 　東京 TS ネットより派遣された社会福祉士が拘置所において本人と面会したところ，社会福祉士とあまり目を合わせようとせず，態度も投げやりであった． 　社会福祉士は，定期的に本人と面会を繰り返して，本人との信頼関係の構築を図りつつ，並行して，関係者からの情報収集を進めた．本人の自宅を訪問して，母親やその再婚相手からも話を聞いた． 　母親や再婚相手は，今回の事件について，本人の甘えやわがままが招いた結果であると考えていた．「2 回目だし，一度刑務所に入ったほうが反省する

のではないか」「この家には帰ってきてもらいたくない」とも社会福祉士に話した.

学生時代から本人の特性の影響もあって,集団生活になじめず,また,特性に応じた教育の機会も得ていなかったものと思われる.その結果,自己肯定感を育む機会に恵まれず,不良仲間との交友関係に居場所を見出していったようである.前回（詐欺罪）もそのような交友関係の延長で発生したものであった.

執行猶予判決後,いったんは就職したものの,職場の暗黙のルールや上司・同僚からの指示が理解できず,職場になじめなかった.職場の上司・同僚も,ASDについて理解がなく,適切な配慮を得ることがなかった.本人自身も,ASDだという認識がなかったので,職場でうまく振る舞えないことについて,ますます自信を失っていった.

母親は,これまで本人の障害に対する理解がなかった.再婚相手も同様であり,特に血のつながりがない再婚相手は,本人に対して家計に貢献することをことあるごとに強く求めていた.母親も,再婚相手の影響を受け,犯行直前頃は特に本人に対して,働くことを強く要求するようになった.

このような生活のなかで,本人は,母親や再婚相手に対する反発を強め,ストレスをため込んでいったが,そのストレスを解消する方法をもっておらず,感情をどうコントロールしていったらよいか,わからなかった.

犯行直前頃は,対象者は,自宅にひきこもり,ストレスを解消するような活動や,相談などができる外部との関係が一切なかった.

社会福祉士は,本人との面会を繰り返した.本人が,執行猶予判決後は不良交友関係を断ち切って,何度も就職活動を試み,努力を重ねていたことを評価した.本人は,次第に社会福祉士に対して,想いを吐露するようになった.

本人は,中学で父親を失い,女手ひとつで育ててくれた母親に安心してもらうため,早く安定した職を得たいという想いをずっともっていたという.しかし,頑張って就職をしても,新しい職場で上司の指示の意味が理解できなかったり,同僚のちょっとした言葉や態度が我慢ならなくて衝突してしまったりと,なじむことができなかった.

社会福祉士は,職場の上司や同僚との関係がうまくいかなかったのは,ASDの影響かもしれないということを,障害の意味や特徴も含めて,丁寧に説明した.本人は,発達障害という名前は事件前も聞いたことがあったし,鑑定をした医師や弁護人からも聞いていたが,「自分は障害者ではない.何かの間違いだろう」と思っていたという.

しかし,社会福祉士から,本人の職場でのエピソードに沿って説明を受けるうちに,ASDの一般的特徴と,本人自身がこれまで職場などで経験してきたこととピッタリ一致し,妙に腑に落ちたという.もちろん,戸惑いはあっ

たものの，社会福祉士から，決して本人の努力不足ではなく，脳の器質的な特徴の影響であることや，そのことを自覚して適切なトレーニングと，周囲のサポート（合理的配慮）があれば，世のなかには活躍の場がたくさんあるということを伝えると，本人はそのような支援を受けて自分も頑張りたいと述べた．

受け入れ先の調整と更生支援計画の作成

東京TSネットの主催により，多領域の委員（精神科医，臨床心理士，教育系研究者，福祉施設役員，障害者の保護者，社会福祉士など）によって構成される検討委員会が開催された．委員会では，母親や再婚相手にもASDの理解をしてもらうことが重要であること，他方で，現時点で直ちに母親と再婚相手のもとで同居することは困難と思われること，新しい生活場所として，本人と同じような障害のある人が共同生活をするグループホームでの生活も選択肢としてありうること，本人が特性に合わせた適切な配慮を受けながら就労ができるように，障害者雇用枠での就職を目指したトレーニングを受けられるよう調整してみてはどうかといったことなどが意見として出された．

ある委員より，発達障害者の支援に定評のある社会福祉法人を紹介され，本人の納得が得られるようであれば，その法人が運営するグループホームに依頼をしてみることになった．

社会福祉士は，グループホームでの生活や就労支援について本人に説明をした．その際，グループホームとはどういうところなのかを写真や図を見せながら説明をするとともに，障害者雇用枠での就労ではどのような配慮を受けることができるのかなどを，できるだけ丁寧に説明した．本人も，社会福祉士に熱心に質問をするなど，興味を示した．

そこで，社会福祉士から候補の社会福祉法人に打診をしたところ，グループホームの施設長が，拘置所で本人に面談をすることとなった．本人は，集団での生活に不安があるようであったが，施設長より一人一人個室になっていることや，グループホームでの生活の様子，日中の過ごし方や門限など，本人が不安に思う点を繰り返し説明した．本人は，ぜひこのグループホームで暮らしたいと希望し，施設長も本人が入居できるよう手続きを進めてくれることになった．

社会福祉士は，本人が釈放された後，可能なかぎりすぐにグループホームの利用ができるよう，地域の障害者相談支援事業所と連携し，障害福祉サービス利用の申請を行った．また，精神障害者保健福祉手帳の取得も進めることになった．本人が勾留中のため，行政の調査が進まない状況ではあったが，地域の保健師に情報提供を行うなどして，釈放後にスムーズに手続きが進められるよう手配した．

また，本人が希望する就労を実現するため，一般企業での就労に向けた期

間限定のトレーニングを行う就労移行支援事業の利用も支援計画に盛り込むことになった.

更生支援計画書案を本人に差し入れ，一緒に内容を確認して，本人自身も十分に理解して納得のできるものを作成した.

社会福祉士によって作成された更生支援計画書は，弁護人を通じて，裁判所に提出された．検察官も同意し，法廷で取り調べられた．併せて，弁護人の請求により，社会福祉士が情状証人として出廷し，更生支援計画の内容を証言した.

更生支援計画によって今後の更生環境が整えられていることなどが評価され，執行猶予付きの判決が言い渡された.

釈放後

社会福祉士と弁護人は，判決後，拘置所に本人を迎えに行った．そして，そのまま，役所で必要な手続きを済ませ，新しい住居となるグループホームに同行した（正式に障害福祉サービス支給決定がなされるまではショートステイでの滞在となる）.

その後，本人は，精神障害者保健福祉手帳を取得し，グループホームで生活をしながら，就労移行支援事業所でトレーニングを積んだ．そして，約1年間のトレーニングを経て，生活雑貨などを製造する大手企業の特例子会社への就職が決まった．以後，特段の問題は生じていないようである.

（浦﨑寛泰）

● 文献

1）一般社団法人東京 TS ネット（編）．更生支援計画をつくる．現代人文社：2016．pp176-182.

10 ●特性理解に立った ASD 支援—地域連携を目指して

[地域での取り組み]
10. 特性理解に立った ASD 支援
──地域連携を目指して

ケースの ポイント	●特性理解に立った早期からの自閉症スペクトラム（autism spectrum disorder：ASD）支援は，子どもと家族の暮らしを安定させ，豊かなものにしていくと同時に，支援における薬物の比重を下げる方向へと働く． ●子どもの特性を理解した家族は，地域にまだ用意されていない，子どもに必要な支援のシステムを作り足していこうとする．そのような意味での家族の積極的な役割について，専門家はもっと正しく理解し，家族と協働していく必要がある． ●支援のありようによって ASD の子どもの予後が変わる事実がある．今後は特性理解に立った支援を行う諸機関の縦横の連携が，地域で今以上に求められる時代になっていくだろう．		
初診時年齢	H 園での初回相談時 4 歳 10 か月，初診時 6 歳 11 か月	性別	男性
主訴・受診理由	音に過剰に反応する，衣服が少し濡れただけで脱いでしまう，理由なく物に噛みつく（母親）．		
受診までの経緯	耳が聞こえていないのではと疑われ，3 歳のときに総合病院で検査を受けた．検査の結果，「MRI，ABR，脳波などに異常所見は認めないが，広い意味での発達障害であり，将来的に両親のもっている期待を満たす子ではないでしょう」といわれた．保健師の紹介で保育所に 1 年通い，TEACCH（Treatment and Education of Autistic and related Communication handicapped Children）を参考にした取り組みを行っている市内の知的障害児通園施設 H 園に 6 か月，母子通園したのち，同園の毎日通園を利用するようになった．H 園での発達相談に私が赴いた際（本児 4 歳 10 か月時），家族から相談を受けたが，当時私は医療を提供する場がなかったため，いったん他の小児科に紹介し，そこで薬物療法を受けつつ，それから 2 年後に当院が開設されるまでの間，同園で数回，発達相談にのった．本児 6 歳 11 か月のとき，開設直後の当院を初診した．		
家族歴	精神疾患・発達障害の家族歴はなし．		
既往歴	潰瘍性大腸炎で治療中．		
生活歴	2 名同胞の第 2 子として出生した．両親との 4 人暮らし．		

Part 2　症例編／地域での取り組み

発達歴・現病歴	帝王切開で出生．生下時の体重は 2,795 g であった．仮死はなく運動発達は順調だったが言語発達は遅れ，指さしを経ずに 1 歳半で始語「マンマ」．その後ことば数が増えず，出ていたことばも徐々に消失．要求は視線と相手の背中を押してその場に連れて行くことで表現した．視線は合いにくく，呼んでも振り向かなかった．小さいつるつるしたラベルに指を突っ込んで遊ぶのが好きで，ミニチュアの電車を寝そべって視線を落とした形で斜めから見つめる癖があった．幹線国道のセンターラインに沿ってミニカーを並べ，家族は肝を冷やしたことがあるという．電車のどれが先頭に来るのかにこだわり，戸締まりや人の靴の位置まで気にして直そうとした．嫌な音が鳴ると手のひらで耳をふさぎ，それでも聞こえるときは自分で発声して，その音をかき消そうとした．かん高い音や子どもの泣き声がだめで，すぐ飛んでいってその子を叩いたりした．以前は同じ場所をくるくる回る癖があった（目は回りにくかった）．手先が不器用で，強い偏食があり，嫌いなものを混ぜ込むと，より分けてそれを取り出そうとした．靴下・帽子が苦手で，趾間を触れられることを嫌がった．このような状態であり，言葉かけへの反応も乏しいことから，耳の聞こえを心配され，総合病院を受診した．前述の通りの経過から発達の問題が指摘され，市内の知的障害児通園施設 H 園への通所が開始されたことをきっかけに，筆者との相談が開始となった．
初診時所見	きわめて多動．診察室に入るなり玩具をいじりだすが，扱いが荒く，次々にぽいぽいと投げ捨ててしまう．トーマスの本がお気に入りのようで，しばらくはじっと見ているが，ほかに気に入らないことがあると，その本も投げ捨て，それが破れてしまうと今度はそれを元に戻せと要求し，パニックになる．どのように対応しても反応が予想しづらい．
検査とその結果	本児 5 歳 6 か月時の CARS（Childhood Autism Rating Scale）は 43.5 点で，自閉度は重度域．のちの検査になるが，18 歳 1 か月時の田中ビネー知能検査は IQ 19 で，知的には最重度遅滞域．
診断およびその後の方針	H 園での発達相談の場で，社会的相互交渉・コミュニケーション・イマジネーションの 3 領域における障害を確認のうえ，ASD と診断し，最重度知的能力障害の合併も，のちの検査で確認した．特別支援学校に入学する直前の初診となり，さまざまな困難な事態の発生が予想されたため，当初は間隔を詰めて隔週 1 回の家族への療育相談からスタートした．並行して，それまで小児科で受けていた薬物療法を当院で行うように移行させた．
その後の経過	初診後 16 年半が経過したが，この間ずっと月 1 回の診療を継続してきた．本児はその間に H 園を卒園し，特別支援学校に入学．小学部，中学部，高等部を卒業したのち，地域の作業所に通ったが，20 歳のとき，本児や H 園卒園児の親たちが中心となって地域に立ち上げた，構造化やコミュニケーション支援など，

194

10 ●特性理解に立った ASD 支援—地域連携を目指して

	TEACCH を参考にした支援を行う生活介護の事業所に本児は移った．それから 3 年が経過したが，こまやかな構造化と個別化のお陰で他の利用者とのトラブルはほとんどなく，薬物もリスペリドン 1.3 mg/日という少量で，ずっと安定した状態が続いている．
考察	「強度行動障害」という用語があるが，幼児期・学童期をみていて，正直なところ，この子がそうならずして誰がなるだろうか，という印象の子どもだった．これほど高い自閉度（CARS が 40 点を超える例は，当院ではあまりない）と，知的にも最重度域の遅れをもつ彼の相談に初めてのった頃，H 園の彼のエリア周辺は，彼の投げたいろいろなものが頭の上を常に飛び交うような状態だった．その子が大きくなった今，低用量の薬物を支援に「補助的に付加」するだけで，これほど安定した生活が送れていることは，私にとって大きな驚きである．先日当地で行われた発達障害のセミナーでは，彼は他の人たちと一緒に壇上に上がり，和太鼓を皆の前で披露してくれた．以前は夕方の町のサイレンが鳴る頃になると，怯えて部屋の中を走り回っていた，その彼がである．町にできた大型ショッピングモールを，家族と一緒に余裕ある表情で歩く姿にも出会ったことがある．昔の彼からは想像もつかない姿である．彼のもつ強い特性が変わったわけではないが，そこと上手に折り合いをつけながら，彼は地域で暮らしている．「将来的に両親のもっている期待を満たす子ではないでしょう」と小さい頃，医師から家族は言われたそうだが，そのことばの意味は理解できるとしても，その医師に今の彼の生活を知ってほしいと思う． H 園に在園していた時代に，家族は自閉症の特性とそれに沿った対応の仕方をしっかり学び，わが子への実践を通してその確かさを体感されたようである．H 園卒業後も同じ学びをされたほかの卒園児の家族と NPO を立ち上げ，学校年齢の子どもをも対象としたサービスを地域で始められた．ともすれば視覚支援が途絶えやすい学校時代を，本児はカタトニア様症状や潰瘍性大腸炎に苦しんだりもしながら，なんとか乗り切った．私は診察室で，子どもの行動をどのように理解し，どのように支援したかという家族の話を聞いたり，家族が描いて見せたという絵を見せてもらったりしながら，彼を支援している多くの支援者にこの話を直に聞いてもらって子どもの支援に結びつけてもらえたら，という気持ちにたびたび駆られた．実際に，上述の支援者を対象とした発達障害の連続セミナーで，母親にシンポジストを引き受けてもらい，そのような役割を務めてもらったこともある． とても印象に残るエピソードがある．母親はいつも，この子に「描いて」説明していた．彼は絵から情報を読み取ることを学んでおり，その絵も指示的にならないよう，できるだけ肯定的にと十分配慮されながら使われたため，子どもが嫌がって絵を投げ捨てるようなことは起きていなかった．ある日，ア

イデア豊富で百戦錬磨のその母親でも，どう描いてこの状況を彼に説明すればよいのかわからず途方に暮れるような，そんな絶体絶命のピンチがあったらしい．紙をのぞき込む彼に母親は，腹を決めて祈るような気持ちで，ぐるぐるとなぐり書きをして見せた．はてな？と不思議に思ったのかどうか，彼はしばらく考え込み，「たぶん，自分には理解できない状況が今あって，それをお母さんは自分に伝えたいのだろう」と解釈してくれたのか，それ以上突っ込んでくることはなく，すっと引いてくれたのだという．母親自身，彼のこの反応にとても驚いたそうである．それまで丁寧な支援の積み上げがあったからこそ，このような例外的なことも起こりえたのだろう．よい支援の延長線上で，そのような類の話を聞くことが時々ある．

　この子の見せた「変化」は，単に薬がもたらしたようなものではない．何よりも「特性理解に沿った支援」が一番の要であった．そのことは薬を処方している私自身が一番よく知っている．だから私は，医療はあくまで「側方」支援だと主張したいのである．特性に沿った支援を早期から行えば，薬の処方の必要を感じる頻度は下がる．実際，当院でASDの人に対して一度でも薬を処方したことのある比率は，開業後15年間で調べると，わずか7％にすぎない（ただし他院での処方は含まれない）．薬を処方する場合でも，このケースもそうだが，一般に低用量で済んでいる．ちなみに視覚支援ではなく「威嚇」支援の多い場所では，薬の処方を求められる頻度がぐっと増すように，私は感じている．

　大きくなったら視覚支援をしてくれるところはなくなるから，という理由で視覚支援を外そうとする動きも多いなか，この家族は視覚支援を継続して行う成人の通所施設をさらに立ち上げた．そうして，大きくなった後も視覚支援を提供する場はちゃんとある，というアンチテーゼを提起する形となった．子どもの特性を理解した家族は，子どもに必要な未完のシステムを作り上げていくパワーをもっている．そのような家族の積極的な役割について，専門家はもっと正しく肯定的にとらえ，家族と協働していく必要があるように思う．

　子どもが大きくなるにつれ，年金診断書や支援区分判定のための医師意見書などの作成を求められることが増えたが，その際に，小さい頃よい支援を受けたお陰で，という家族のことばを聞くことが最近多くなった．支援のありようによってASDの子どもの予後は変わることを，日々痛感している．今後は，特性理解に立った支援を行う諸機関の縦横の連携が，地域で今以上に求められる時代になっていくだろう．本ケースが教えてくれることの意味を反芻しつつ，私たちは今後，それを地域で共有していきたいと思う．

　本書掲載の許諾をお願いしたとき，母親は診察室でこう語ってくれた．「最初にH園で，給食室の前で先生とお話ししたときのことを，私は忘れません．

私の子どもは幸運にも，早い時期から適切な支援を受けることができました．今，自分がほかの ASD の人たちを支援する立場に立ってみて感じるのは，それが決して当たり前のことではなかったということ，そして小さい頃から支援を受けないと，後がなかなか難しくなる，ということです」―それを聞いて，私は先人のことばをふっと思い出した．「彼が力強く困難からぬけ出せるか否かは，彼の『性格』にも『内的な力』にもよるものではなく，ただ苦難の時に受けた助けの種類による」[1]．苦難の渦中にある人たちからこそ試されるのが地域の力というものであろう．

(藤岡　宏)

● 文献

1）Cadden V. APPENDIX B "Crisis in the Family". In：Caplan G (ed). Principles of Preventive Psychiatry. Basic Book；1964／新福尚武（監訳）. 予防精神医学 巻末付録2 家族内の危機. 朝倉書店；1970. pp326-336.

Part 2　症例編／地域での取り組み

> **COLUMN**

障害のある人と社会をつなぐ「トラブル・シューター」

　山本譲司氏の『獄窓記』（ポプラ社，2003）によって，刑務所のなかに多くの障害者や高齢者がいることが世間に広く知れ渡った．本来，地域社会のなかで適切な福祉や医療の支援を受けるべき人たちが，職や住居を失い，家族にも見放され，地域社会から排除されてきた．彼らが「冷たい世間」から避難するように逃げ込んだ先が，決して受け入れを拒否しない刑務所という場であった．

　『獄窓記』の出版から年月が経過し，制度は整えられてきた．全都道府県に設置された地域生活定着支援センターが，刑務所や少年院などの矯正施設に収容された人のうち，高齢または障害のため支援が必要な人たちの出所後のコーディネートやフォローアップをしている．矯正施設のなかにも，社会福祉士などの福祉専門職を配置する取り組みが進んでいる．社会の側でも，たとえば，矯正施設の出所者らが一定期間生活する更生保護施設の一部に福祉専門職が配置されるようになった．そのほか，発達障害者支援センター，相談支援事業，自立支援協議会，生活困窮者自立支援事業など，さまざまな機関・制度が整えられてきた．

　しかし，制度には必ず隙間ができるものである．制度ができても，条件に当てはまらずに支援の対象からこぼれる人，本当は支援の対象なのに，制度を知らないなどの事情でアクセスができない人もいる．特に，発達障害は本人にも周りにも気づかれにくい．診断を受けていても，支援困難な事情を抱えている場合もある．まして触法行為が伴うケースでは，地域の人間関係から排除されている場合も少なくない．発達障害，特に触法などの支援の困難さを伴うケースでは，もちろん制度も大事だが，制度に乗らない隙間の支援をする人，医療・福祉・司法それぞれの領域を「つなぐ人」の存在が重要ではないか．

　トラブル・シューター（直訳すると「紛争を解決する人」，以下「TS」と略す）とは，地域で暮らす障害者が，地域社会のなかで困難なトラブルに直面したときに，本人や家族を護るために活動する人のことである．制度の隙間に落ち込んでしまっている人と，医療・福祉・司法などとを「つなぐ人」がTSである．今のところ，TSについての公的な資格や制度はない．TSに必要なのは，彼らの「生きづらさ」に目を向け，本人に寄り添い，時に社会からの排除と戦う志（こころざし）である．NPO法人PandA-Jが中心となり，2012年頃から，このTSの理念を広め，地域社会の隅々にTSがいるような社会を作ろうという目的で，全国各地でTS養成セミナーを開催している．本章「9. 放火事件で起訴された自閉症スペクトラムのある被告人に対する福祉的支援」（p.188）で紹介した東京TSネットも，この活動の一環として2013年に設立した団体である．2015年度には，沖縄，新潟，石狩，奄美などで養成セミナーが開催された．東京都内では，東京TSネットのほか，多摩TS，江戸川TS，荒川TS，大田TSなどが活動をしている．

　TSの活動によって，多領域の専門職，さらに障害当事者，その家族，元受刑者など，多様なネットワークが全国にできつつある．何か地域でトラブルが起きたとき，制度と制度をつなぐのは，このようなネットワークである．多様で充実した制度の存在とともに，それら制度と制度をつなぐ人（＝TS）が地域の隅々にいること．それが共生社会を実現する大きな原動力となる．

（浦﨑寛泰）

Part 3
発達障害
データ集

Part 3　発達障害データ集

1. 法制度

　発達障害者支援法は 2004 年 12 月に成立した．この法に基づいて「発達障害」の定義や必要な支援が明らかにされている．本項では，発達障害者支援法の概要を説明し，発達障害者支援法成立の経緯と，成立後の発達障害支援に基づく法制度の概要について述べる．

❶ 発達障害者支援法の概要

　2004 年に成立した発達障害者支援法は，「発達障害者の症状の発現後できるだけ早期の発達支援が重要である」ことから，「発達障害を早期に発見し，発達支援を行うことに関する国および地方公共団体の責務を明らかにする」とともに，「就労支援や家族への支援などライフステージを通して支援の必要性が明らかにされている」法律である．

a. 発達障害の定義

　発達障害者支援法 2 条において，発達障害とは「自閉症，アスペルガー症候群その他の広汎性発達障害，学習障害，注意欠陥多動性障害その他これに類する脳機能の障害であってその症状が通常低年齢において発現するものとして政令で定めるもの」としている．

　発達障害の定義は「発達障害者支援法施行令」1 条，「発達障害者支援法の施行について」（平成 17 年 4 月 1 日　文科初 16・厚生労働省初障 0401008）により，表 1 のように ICD-10 においてより具体的に規定されている．そのため今後予定されている ICD-11 の改訂について注目をしていく必要がある．

b. 支援施策

　発達障害者支援法は，① 発達障害の定義と発達障害者への理解の促進，② 発達障害者に対する生活全般にわたる支援の促進，③ 発達障害者支援を担当する部局相互の緊密な連携，をねらいとしており，これに沿って支援の方向性について述べる．

発達障害の理解の促進

　内閣府調査によると，2007 年「障害者に関する世論調査」において「発達障害に関する社会の理解が深まっていない」に過半数 52％の回答，2012 年「障害者に関する世論調査」において「発達障害に理解があると思う」に 33.6％の回答であったが，2014 年「母子保健に関する世論調査」において「発達障害について知っていましたか」には 87％の回答であり，調査の種類や質問項目は異なっているが，これらの調査から発達障害の周知は進んでいるといえそうである．

　発達障害者支援法 21 条（国民に対する普及及び啓発）「国及び地方公共団体は，発達障害に関する国民の理解を深めるため，必要な広報その他の啓発活動を行うもの」とし，発達障害に関しての

表 1　発達障害の定義

広汎性発達障害（自閉症，Asperger 症候群等），学習障害，注意欠陥多動性障害等，通常低年齢で発現する脳機能の障害（発達障害者支援法 2 条）
※ ICD-10 における F80-98 に含まれる障害（平成 17 年 4 月 1 日付文部科学事務次官，厚生労働事務次官連名通知）

ICD-10		法律	手帳	DSM-5
F00-F69	統合失調症や気分（感情）障害など		精神保健福祉手帳	統合失調症スペクトラム障害，抑うつ障害群など
F70-F79	精神遅滞［知的障害］	知的障害者福祉法	療育手帳	神経発達症群 ・知的能力障害群 ・コミュニケーション症群 ・自閉スペクトラム症 ・注意欠如・多動症 ・限局性学習症 ・運動症群 ・チック症群 ・他の神経発達症群
F80-F89	心理的発達の障害 ・自閉症 ・Asperger 症候群 ・その他の広汎性発達障害 ・学習障害など	精神保健福祉法 / 発達障害者支援法	精神保健福祉手帳	
F90-F98	小児〈児童〉期および青年期に通常発症する行動および情緒の障害 ・注意欠陥多動性障害 ・Tourette 症候群など			ICD-10 の F9 の群に含まれていた「反抗挑戦性障害」「異食症」などは，別の診断カテゴリーに位置づけられた

【参考】ICD-10（WHO）：1990 年に WHO 総会で採択．現在は 2003 年に一部改訂したものを使用．2017 年の WHO 総会で改定案が示される予定．

（厚生労働省作成資料を改変）

情報発信や理解促進は，発達障害情報・支援センター（国立障害者リハビリテーションセンター内設置）[1]，発達障害教育情報センター（国立特別支援教育総合研究所内設置）[2] により，ホームページ作成や研修などが行われている．

また，2007 年，国連総会において毎年 4 月 2 日を「世界自閉症啓発デー」と定め，2009 年 4 月 2 日に，厚生労働省および日本自閉症協会の主催による，自閉症をはじめとする発達障害に関する正しい知識の浸透を図るためのシンポジウムの開催，世界自閉症啓発デー・日本実行委員会が定めた発達障害啓発週間（4 月 2〜8 日）における啓発活動（各地の名所・旧跡・建物などをブルーにする活動などが有名）などが行われ，普及・啓発は年々着実に進んでいる．

切れ目ない支援

乳幼児期

乳児期においては，発達障害者支援法 5 条（児童の発達障害の早期発見等）では母子保健法に規定する健康診査においての早期発見に留意し，法 6 条では発達障害児への早期の発達支援，保護者への相談に応じることとしている．

これまで，乳幼児健康診査においては，「ADHD，LD，高機能自閉症児の保健指導の手引き書」（2001 年度厚生労働科学研究），「子どもの心の健康問題ハンドブック」（2002 年度厚生労働科学研究）が発達障害に対する保健指導の充実に向けて作成されている．また，日本語版 M-CHAT，PARS-TR などのスクリーニングツールも早期発見に向けて開発されている（本章「11. 診断・評

価ツール／スクリーニングツール」〈p.250〜257〉参照）.

　2012年に子ども・子育て支援法（平成24年 法律65）が成立し，障害児の支援について，すべての子どもを対象とする施策（一般施策）における障害児への対応と，障害児を対象とする専門的な支援施策（専門施策）との2つの施策体系に大別している．一般施策については，子ども・子育て支援新制度において，① 障害児の受け入れ体制の明確化，② 優先利用など利用手続きにおける障害児への配慮，③ 障害児の受け入れを促進するための財政支援の強化や，障害児などの利用を念頭においた新たな事業類型の創設などにより，障害児支援の充実を図る，としている．また，専門施策については，一般施策をバックアップする「後方支援」として位置づけ，保育所などの育ちの場における障害児の支援に協力できるような体制づくりを進めるとしている．具体的には，児童発達支援，保育所等訪問支援，居宅介護（ホームヘルプ），行動援護，短期入所（ショートステイ），障害児入所施設などが考えられる.

　その他，市区町村のなかには，地域生活支援事業（地域生活支援事業の実施について．平成18・8・1 厚生労働省社会援護局障害保健福祉部長通知）を利用し，保育所などの子どもやその親が集まる施設・場への巡回等支援を実施し，障害が「気になる」段階から支援を行うための整備（巡回支援専門員整備）事業を行っているところもある.

学齢期（義務教育年齢〜18歳まで）

　学齢期においては，就学時健康診断における発見，適切な教育的支援・支援体制の整備，放課後児童健全育成事業の利用，専門的発達支援が重要となるが，本章「2. 福祉制度（学齢期）」（p.206）で詳説する.

成人期（就学後）

　就学後については，発達障害者の特性に応じた適切な就労の機会の確保，地域での生活支援，発達障害者の権利擁護が重要となり，この時期についても，本章「3. 福祉制度（成人期）」（p.209）で詳説する.

　表2は障害児・者の障害者総合支援法・児童福祉法に基づくサービスの一覧である.

関係機関の連携

　発達障害者支援法3条において，国および地方公共団体は，「…医療，保健，福祉，教育及び労働に関する業務を相当する部局の相互の緊密な連携を確保するとともに，…（中略）…関係機関との必要な協力体制の整備を行う」としている．連携のための仕組みとして，発達障害者支援体制整備委員会（地域の実態把握・必要な体制整備の検討），児童福祉法に基づく要保護児童対策地域協議会，障害者総合支援法に基づく「協議会」など各地域の実情に合わせて連携の仕組みづくりが行われている.

家族支援

　発達障害者支援法13条において，都道府県および市町村は，「…発達障害者の家族に対し，相談及び助言その他の支援を適切に行うように努めなければならない」としている．具体的には，ペアレントメンター（発達障害のある子どもの育児の経験がある親であって，その経験を活かし発達障害診断前後の親などの相談やアドバイスを行う者）との協力や育成，ペアレントプログラム（子ど

1 ●法制度

表2 障害児・者の障害者総合支援法・児童福祉法に基づくサービスの一覧

	サービス名	障害者	障害児	サービス内容	
訪問系	居宅介護 （ホームヘルプ）	○	○	自宅で，入浴，排泄，食事の介護等を行う	介護給付
	重度訪問介護	○		重度の肢体不自由者または重度の知的障害者もしくは精神障害により行動上著しい困難を有する者であって常に介護を必要とする人に，自宅で入浴，排泄，食事の介護，外出時における移動支援等を総合的に行う	
	同行援護	○	○	視覚障害により，移動に著しい困難を有する人が外出するときに，必要な情報提供を行う	
	行動援護	○	○	自己判断能力が制限されている人が行動するときに，危険を回避するために必要な支援，外出を行う	
	重度障害者等包括支援	○	○	介護の必要性が高い人に，居宅介護等複数のサービスを包括的に行う	
日中活動系	短期入所 （ショートステイ）	○	○	自宅で介護する人が病気の場合などに，短期間，夜間も含め施設で，入浴，排泄，食事の介護等を行う	
	療養介護	○		医療と常時介護を必要とする人に，医療機関で機能訓練，療養上の管理，看護，介護および日常生活の世話を行う	
	生活介護	○		常に介護を行うとともに，創作的活動または生産活動の機会を提供する	
施設系	施設入所支援	○		施設に入所する人に，夜間や休日，入浴，排泄，食事の介護等を行う	
居住系	共同生活援助 （グループホーム）	○		夜間や休日，共同生活を行う住居で，相談，入浴，排泄，食事の介護，日常生活上の援助を行う	
訓練系・就労系	自立訓練（機能訓練）	○		自立した日常生活または社会生活ができるよう，一定期間，身体機能の維持，向上のために必要な訓練を行う	訓練等給付
	自立訓練（生活訓練）	○		自立した日常生活または社会生活ができるよう，一定期間，生活能力の維持，向上のために必要な支援・訓練を行う	
	就労移行支援	○		一般企業等への就労を希望する人に，一定期間，就労に必要な知識および能力の向上のために必要な訓練を行う	
	就労継続支援 （A型＝雇用型）	○		一般企業等での就労が困難な人に，雇用して就労する機会を提供するとともに，能力等の向上のために必要な訓練を行う	
	就労継続支援 （B型）	○		一般企業等での就労が困難な人に，就労する機会を提供するとともに，能力等の向上のために必要な訓練を行う	
障害児通所系	児童発達支援		○	日常生活における基本的な動作の指標，知識技術の付与，集団生活への適応訓練などの支援を行う	その他の給付
	医療型児童発達支援		○	日常生活における基本的な動作の指標，知識技術の付与，集団生活への適応訓練などの支援および治療を行う	
	放課後等デイサービス		○	授業の終了後または休校日に，児童発達支援センター等の施設に通わせ，生活能力向上のための必要な訓練，社会との交流促進などの支援を行う	
	保育所等訪問支援		○	保育所等を訪問し，障害児に対して，障害児以外の児童との集団生活への適応のための専門的な支援などを行う	
障害児入所系	福祉型障害児入所支援		○	施設に入所している障害児に対して，保護，日常生活の指導および知識技能の付与を行う	
	医療型障害児入所支援		○	施設に入所または指定医療機関に入院している障害児に対して，保護，日常生活の指導および知識技術の付与ならびに治療を行う	

203

Part 3　発達障害データ集

表2　障害児・者の障害者総合支援法・児童福祉法に基づくサービスの一覧（つづき）

	サービス名	障害者	障害児	サービス内容	
相談支援系	計画相談支援	○	○	【サービス利用支援】 ・サービス申請に係る支援決定前にサービス等利用計画案を作成 ・支給決定後，事業者等連絡調整等を行い，サービス等利用計画を作成 【継続利用支援】 ・サービス等の利用状況等の検証（モニタリング） ・事業者等の連絡調整，必要に応じて新たな支給決定等に係る申請の勧奨	その他の給付
	障害児相談支援		○	【障害児支援利用援助】 ・障害児通所支援の申請に係る給付決定の前の利用計画案を作成 ・給付決定後，事業者等と連絡調整等を行うとともに利用計画を作成 【継続障害児支援利用援助】	
	地域移行支援	○		住居の確保等，地域での生活に移行するための活動に関する相談，各障害福祉サービス事業所への同行支援等を行う	
	地域定着支援	○		常時，連絡体制を確保し障害の特性に起因して生じた緊急事態等における相談，障害福祉サービス事業所等と連絡調整など，緊急時の各種支援を行う	

（厚生労働省作成資料を改変）

もの行動修正までは目指さずに親の認知を肯定的にすることに焦点を当てる支援）などが有効とされている．

発達障害者支援センターの設置

発達障害者支援法14条において，発達障害者支援センター（発達障害児（者）への支援を総合的に行うことを目的とした専門的機関）の設置を推進するとともに，地域生活支援事業のなかの専門性の高い事業（発達障害者支援センター運営事業）として位置づけられている．

② 発達障害者支援法成立の経緯

法の成立において，発達障害の人口に占める割合/有病率は高いのだが，法制度もなく制度の谷間であり，従来の施策では不十分との指摘があった．実際の発達障害のある児の数の確定はできていないが，データとしては，文部科学省の調査において6.3%[*]とされている．

また，発達障害に関する専門家が少なく，地域関係者の連携も不十分であり，支援体制が整っていないこと，発達障害について，社会の理解が不十分で，発達障害児や家族の抱える問題を支援していくことは喫緊の課題であることなどが指摘され，この背景の一つとして，発達障害児やその家族が犯罪や被害に関わる事件の対象となったこともあるだろう．

[*] 2002年通常の学級に在籍する特別な教育的支援を必要とする児童生徒に関する全国実態調査における「知的発達に遅れはないものの学習面や行動面で著しい困難を示すと担任教師が回答した児童生徒の割合」．2012年は6.5%．

表 3　発達障害者支援法の成立後の法制度の経過

2009 年	●「障害者自立支援法は廃止」し「制度の谷間」がなく，利用者の応能負担を基本とする総合的な制度を制定することの合意 ●障害者の権利に関する条約の締結に必要な国内法の整備のため障がい者制度改革推進本部の設置 ●障害者自立支援法の改正
2011 年	●障害者基本法の改正 ●障害者虐待防止法の成立
2012 年	●障害者総合支援法の成立 ●児童福祉法の改正
2013 年	●障害者差別解消法の成立 ●障害者雇用促進法の改正
2014 年	●障害者の権利に関する条約の締結

❸ 発達障害者支援法成立以後から 2016 年度改正まで

　2004 年発達障害者支援法の成立により，「発達障害」が法律に位置づけられてから以後の発達障害支援の視点からの法制度の経過と 2016 年度の法の改正の概要について説明する．

a. 発達障害者支援法の成立後の法制度の経過（表 3）

　発達障害者支援法により「発達障害」が定義され，障害者自立支援法の改正・障害者基本法の改正で，これらの法に「発達障害」が明記され，障害福祉の基本施策に関して明確なサービスの対象となったことの意義は大きい．

b. 2016 年度発達障害者支援法の改正の概要

　発達障害者支援法の改正として，① ライフステージに通じた切れ目ない支援，② 家族なども含めた，きめ細かな支援，③ 地域の身近な場所で受けられる支援（厚生労働省作成パンフレット引用）の 3 つのポイントがあげられる．

（小林真理子）

● 文献
1）発達障害情報・支援センター
　http://www.rehab.go.jp/ddis/
2）発達障害教育情報センター
　http://icedd.nise.go.jp/

● 参考文献
● 平岩幹男（総編集）．データで読み解く発達障害．中山書店；2016.
● 一般社団法人日本発達障害ネットワーク（編）．発達障害年鑑 VOL 4．明石書店；2012.

Part 3　発達障害データ集

2. 福祉制度（学齢期）

　義務教育年齢と高校に通う子ども（おおむね 18 歳程度）を学齢期として，発達障害のある子どもの学校教育のなかでの制度を概観したうえで，福祉制度と活用できる福祉サービスについて説明する．

① 学校教育のなかでの制度

　「特別支援教育」とは，障害のある幼児児童生徒の自立や社会参加に向けた主体的な取り組みを支援するという視点に立ち，幼児児童生徒一人ひとりの教育的ニーズを把握し，そのもてる力を高め，生活や学習上の困難を改善または克服するため，適切な指導および必要な支援を行うもので，2007 年 4 月学校教育法に位置づけられた．また，「インクルーシブ教育」とは 2006 年に国連で採決された「障害者の権利に関する条約」（日本は 2014 年 1 月批准）において初めて提唱された新しい概念である．

　この条約の批准に向けて改正された障害者基本法において，16 条（教育）で「…能力に応じ，かつ，その特性に踏まえた十分な教育が受けられるようにするため，可能な限り障害者である児童及び生徒が障害者でない児童及び生徒と共に教育が受けられるよう配慮しつつ，教育の内容及び方法の改善及び充実を図る等必要な施策を講じなければならない」としており，「共生社会の形成」に向けて，インクルーシブ教育システムの構築が必要であり，そのための特別支援教育の推進が必要であるとされている（中央教育審議会初等中等教育分科会報告平成 24 年 7 月）．

a. 就学時健康診断における発見と就学決定の仕組み

　就学時健康診断とは，学校保健安全法に基づいて，1958 年から開始となった小学校に就学する直前に行われる身体検査，知的発達の度合いなどの検査を含んだ健康診断である．

　2013 年までは，就学基準に基づき市町村教育委員会の主導のもと，就学指導委員会において，一定程度の障害のある子どもは原則，特別支援学校に就学となっていた．2013 年の改正により，教育支援委員会において総合的診断を行い，最終決定は市町村教育委員会が行うものの，本人・保護者の意見を最大限尊重し，教育的ニーズと必要な支援について合意形成を行うことを原則としている．

b. 適切な教育的支援・支援体制の整備（特別支援教育の教育環境）

　発達障害のある子どもの教育環境として，特別支援学校，特別支援学級，通級指導教室，通常学級の 4 つがある．

特別支援学校

　知的能力障害を伴う発達障害児については，「知的障害」特別支援学校，知的能力障害のない発達

障害児については「病弱」特別支援学校への就学が考えられる．特別支援学校は，関係機関と連携を図った「個別の教育支援計画」の策定，「個別の指導計画」の作成を行い，適切な指導や必要な支援を行うだけでなく，地域における特別支援教育のセンター的機能の充実も必要となっており，小・中学校に通う発達障害児に関しての相談を受ける仕組みが作られているところもある．

小・中学校（特別支援学級，通級指導教室）

　自閉症や他人との意思および対人関係の形成が困難である場合，「自閉症・情緒障害」特別支援学級（特別支援学級は小学校の76.6%，中学校の73.7%に設置〈2015年度〉）を利用することも多い．

　通級指導教室は，通常学級に在籍し，通級指導の時間のみ通級指導教室（在籍校にない場合は，他の学校の教室に通級）を利用する教育的支援で，利用している児童9万人のうちの過半数が発達障害児であり，設置校の少なさ（小・中学校の13.2%に設置〈2015年度〉）が課題とされている．

❷ 日常生活のなかでの福祉制度とサービス

a. 障害者総合支援法と児童福祉法に基づく福祉制度とサービス

　2010年12月，障害者自立支援法，児童福祉法に発達障害が明記され，これまで以上に福祉サービスが受けやすくなった．障害のある児童に対しては，身近な地域で適切な支援が受けられるようにするとともに，併せて，年齢や障害特性に応じた専門的な支援が提供できるよう質の確保を図ることとして，①障害児施設の一元化，②障害児通所支援の実施主体を市町村に移行，③放課後等デイサービス，保育所等訪問支援の創設など障害児支援の強化がなされている．

　具体的なサービスとしては，障害者総合支援法のサービスとして，居宅介護や行動援護，短期入所（ショートステイ），また児童福祉法のサービスとして，児童発達支援，放課後等デイサービス，保育所等訪問支援と障害児入所施設のサービスなどがあり，それぞれの生活スタイルに応じた福祉的支援を活用できるようにサービス体系も見直されている．

b. サービスに対応した相談支援

　入所・通所サービス利用の相談窓口として，これまでは主に児童相談所が担っていたが，2012年から障害児相談支援事業が実施されるようになり，具体的にどのようなサービスを利用するのか検討しプランを作成する「障害児支援利用援助」，一定期間サービスを利用したなかでモニタリングを行う「継続障害児支援利用援助」がある．ただし入所措置の決定に関しては，専門的な判断を行うため，従前通り児童相談所が担っている．

c. 放課後児童健全育成事業の利用

　放課後児童健全育成事業（放課後児童クラブ）は，保護者が労働などにより昼間家にいない小学校1～3年生の児童を対象に（小学校4年生以上の児童を対象にしていることもある），放課後に学校の余裕教室や児童館を利用して，遊びや生活の場を提供している．この事業において，障害児受け入れ強化を推進しているが，集団のなかでの対応が難しい発達障害の子どもへの適切な対応といっ

Part 3　発達障害データ集

た専門性の確保が課題となっている.

d. 障害者手帳・各種手当の取得

　発達障害があり，生活のしづらさを感じて，障害者手帳の取得を望んでいる場合は，精神障害者保健福祉手帳（知的障害を伴っている場合には療育手帳の取得も可）を申請することができる．また，20歳未満の養育者（国内在住・所得制限などがある）に対しての特別児童扶養手当，在宅での常時介護を必要とする20歳未満の障害児に対する障害児福祉手当があり，いずれも市区町村の窓口に申請を行う.

（小林真理子）

● 参考文献
- 平岩幹男（総編集）. データで読み解く発達障害. 中山書店；2016.
- 「精神科治療学」編集委員会. 発達障害ベストプラクティス―子どもから大人まで. 精神科治療学 2014；29巻増刊号.

3. 福祉制度（成人期）

　発達障害のある人での成人期は，大学や専門学校などの学生生活を送っている，就労している，家庭のなかで家事を行っているなど多様な生活状況が想定される．また，2004年に発達障害者支援法の成立，2007年に学校教育法に特別支援教育の導入の時期を考えると，30歳代後半以上の発達障害のある人は，支援を受けずに成人期を迎えている，あるいは診断さえも受けずに生きにくさや生活のしづらさを抱えて二次障害（二次的問題）を呈していることも少なくない．

❶ 大学や専門学校など在学中の支援・サービス

　大学や専門学校では，現状，特別支援教育は導入されておらず，発達障害者支援法8条2「大学及び高等専門学校は，発達障害者の障害の状態に応じ，適切な教育上の配慮をするものである」と規定されているのみで，サービスや具体的施策が明記されているわけではない．そのため，大学などでは，学生相談室・保健管理センターやFD（ファカルティディベロップメント）・SD（スタッフディベロップメント）による研修など各校の裁量で，障害者の権利条約の「合理的配慮」に留意した支援の方向性を探っている段階といえ，学校間での対応の差は大きい．

　高校を卒業後，特に18歳以上20歳未満には次のようなことがいえる．前述したように，大学や専門学校に通学していても学校教育法に特別支援教育は位置づけられていない時期となる．また，特別児童扶養手当・障害児福祉手当については，「障害児」（特別児童扶養手当等の支給に関する法律）は20歳未満とされているため，20歳まで支給されるのだが，児童福祉法の「児童」は18歳未満とされているため，児童福祉法のサービスは18歳を境目とすることが通常であり，各法により対象年齢の定義に相違があり，サービス内容が異なってくる可能性があるので留意されたい．

❷ 学校教育を終えた成人期（おおむね18歳以上）の支援・サービス

a. 障害者総合支援法に基づく就労支援サービス

　学校教育を終えた成人期の就労のための支援としては，就労移行支援，就労継続支援A・Bなど障害者総合支援法に基づくサービスがある（Part 1　総説編／C. 周辺の問題／5. 就労の支援；p.121参照）．

b. 障害者総合支援法に基づく日常生活を送るために必要なサービス

　障害者総合支援法では，障害福祉の基本的理念として，日常生活を送るために必要なサービスの目的は，障害者および障害児が，「その有する能力及び適正に応じ，自立した」という表現から「基本的人権を享有する個人としての尊厳にふさわしい」に修正された．それに則って，就労支援・日

Part 3　発達障害データ集

表1　障害者雇用促進法に基づくサービス

サービス種類	サービス名
職業相談・職業紹介	●ハローワークにおける職業相談・職業紹介（障害者トライアル雇用奨励金） ●若者コミュニケーション能力要支援者就労プログラム（2013年度実績　新規対象者3,329件　就職率59.4%） ●地域障害者職業センターにおける職業リハビリテーション（発達障害者に対する体系的支援プログラムの実施）
職業能力開発関係	●一般の職業能力開発校における発達障害者を対象とした職業訓練 ●障害者職業能力開発校における発達障害者対象訓練の実施 ●障害の様態に応じた多様な委託訓練
職業定着・就職後の相談	●ジョブコーチ支援 ●障害者就業・生活支援センター
支援者・事業主向けの支援	●助成金制度 ●発達障害者・難治性疾患患者雇用開発助成金

常生活を送るために必要なサービスが再編されている．具体的には，本章「1. 法制度」の表2（p.203, 204）を参照されたい．

　これらのサービスは，計画相談支援事業所において，支給決定後，事業者などと連絡調整を行いサービスなどの利用計画を作成し，実際の利用となる（例外として，18歳未満で15歳以上においては児童相談所の意見として，「障害者」とみなしてサービスの利用に結びつく場合がある）．

c. 障害者雇用促進法に基づくサービス

　障害者雇用促進法に基づく障害者雇用施策の一つとして，発達障害者の就労支援に関して厚生労働省のホームページ「発達障害者の就労支援」を参考にしてサービスをまとめると表1のとおりである．

d. 障害者手帳と年金の取得

　発達障害児と同様，精神障害者保健福祉手帳の申請ができる．また，障害を理由とする所得補償として，20歳からは障害基礎年金（労働者が障害を生じた場合は障害厚生年金）があるので，市区町村に申請（日本年金機構事務センターで審査・支給決定）し，支給を受けることができる（支給決定には所得や障害の程度などの条件がある）．

❸ 二次障害（二次的問題）を呈している成人期の支援

　未診断・未支援などを理由に，ひきこもり状態や強い不安・不眠・身体症状などの精神医学的問題あるいは医学的不調などで生きにくさや生活のしづらさを呈していることも少なくない．このような成人期については，精神科受診はもとより，最近は発達障害のある人を対象とした精神科デイケア（ショートケア）の利用，発達障害者支援センター・精神保健福祉センター・ひきこもり支援センターなどへの相談なども考えられる．しかし，多岐にわたる要因や状態の長期化に伴う症状等への影響のため，高度な専門的治療・支援を要するなど，課題が残るところである．

④ 発達障害者の権利擁護

　権利擁護に関する事業・制度について，成年後見制度と日常生活自立支援事業（2007年までは地域福祉権利事業）が考えられる．

　成年後見制度とは，判断能力が不十分な人（本人）の生活（身上監護）や財産管理などについて，本人の意思や自己決定などを尊重しながら，本人の判断能力を補い支援する法律上の制度である．成年後見制度には，法定後見制度と任意後見制度があるので，発達障害のある人の日常生活の現状を把握し，本人と十分相談を行ったうえで，制度の利用の仕方を検討していく必要がある（本章「5. 成年後見制度」〈p.215〉参照）．

　日常生活自立支援事業は，福祉サービスの利用や金銭管理の援助を行う支援である．

　両制度・事業とも，認知症，知的障害，精神障害などにより判断能力が不十分である人を対象としている．成年後見制度については市町村の障害福祉窓口，日常生活自立支援事業（利用については有料．地域によって事業内容・利用料とも異なる）については市区町村社会福祉協議会で相談（無料）することができる．

（小林真理子）

● 参考文献
- 高橋知音．発達障害のある大学生のキャンパスライフサポートブック．学研；2012．
- 高橋知音．発達障害のある人の大学進学　どう選ぶか　どう支えるか．金子書房；2014．
- 山下善弘（監）．大人の発達障害と就労支援・雇用の実務．日本法令；2015．

Part 3　発達障害データ集

4.　福祉制度（高齢期：介護保険関係）

① 高齢期を支える社会保障

　わが国では，戦後の経済発展に伴い，社会保障が充実してきた．社会保障は，大きく「年金」「医療」「福祉その他」に分けられる．金額にすると，年金 56.7 兆円，医療 37.9 兆円，福祉その他 23.7 兆円で，合計 118.3 兆円が使われているという（2016 年予算ベース）．

　多くの国民は，就業などによる収入がある現役世代から，退職後の高齢期に移行すれば，社会保障制度に依存するようになるだろう．本項では，社会保障の「福祉その他」のなかで，高齢社会に備え 2000 年より施行されている介護保険を中心に，現状と課題をまとめる．

② 介護保険と障害福祉

a.　介護保険とは

　介護保険制度とは，40 歳以上のすべての国民が介護保険料を支払うことで，高齢になり介護が必要になったとき，原則 1 割の自己負担で介護サービスが受けられる仕組みである．この保険の運営主体は，市区町村となる．介護サービスを利用できるのは，65 歳以上あるいは 40～64 歳で 16 種類の特定疾病により「介護や支援が必要な状態」と市区町村により認定を受けた人となる．

　介護保険が適応される介護サービスは，「在宅サービス（訪問看護，訪問介護，通所介護，通所リハビリ，ショートステイ，福祉用具貸与，住宅改修費支給等）」「施設サービス（特別養護老人ホーム，介護老人保健施設，介護療養型医療施設）」に加え，できるかぎり住み慣れた地域で生活が継続できるように小規模な事業所が利用者のニーズにきめ細かく対応する「地域密着型サービス（小規模多機能居宅介護，定期巡回・随時対応型訪問介護看護，認知症対応型共同生活介護等）」がある．また，介護は必要ではないが，日常生活などに不便さを抱えている人を対象とした「予防介護サービス」もある．

　介護保険の申請からサービス利用までの主な流れは図 1 のとおりである．注意しなくてはいけない点は，① 申請主義（市区町村窓口などに申請する必要あり），② 要介護認定区分によりサービスの種類やサービス利用量や報酬単価が決まる，③ ケアマネジャーによるプラン（給付管理）が必須である，ことである．

　発達障害者も，図 1 のプロセスを経ることにより，介護保険の各種サービスを利用することが可能となる．

b.　障害福祉とは

　ここでは障害福祉の中核を担う，障害者総合支援法における障害福祉サービスについて簡単に説

212

図1 介護保険における申請からサービス利用までの主な流れ

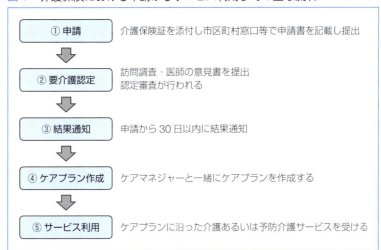

　明する．障害福祉サービスは，自立支援給付として「介護給付」「訓練等給付」「補装具」「自立支援医療」の4つがあり，その他市町村や都道府県が地域の実情に応じて提供する「地域生活支援事業」がある（本章「3．福祉制度（成人期）」〈p.209〉参照）．

　障害福祉サービスも，申請からサービス利用までの流れは介護保険（図1）とほぼ同様である．ただし，名称が少々異なる．たとえば，「要介護認定」ではなく「障害者支援区分認定」，「ケアプラン」ではなく「サービス等利用計画」，「ケアマネジャー」ではなく「相談支援専門員」となる．

③ 障害福祉から介護保険に移行する際の問題点

　人生の早期から障害があっても，高齢期になり介護保険によるサービスが受けられる状態になると，障害福祉ではなく，原則介護保険が優先される．わが国の社会保障制度の原則として，公費負担の制度よりも社会保険制度の給付が優先されるためである．しかし，介護保険サービスに相当するものがない障害福祉サービス固有のもの（例：訓練等給付）については，障害者総合支援法に基づく給付が可能になっている．また，障害福祉サービスに相当する介護保険サービスがある場合においても，「その心身の状況やサービス利用を必要とする理由は多様であり，一律に介護保険サービスを優先的に利用するものとはしないこと」と，2007年に厚生労働省は都道府県宛に通知文を出している[1]．

　しかし，障害福祉サービスを活用してきた障害者が介護保険を利用するにあたって，いくつかの問題点が浮き彫りになっている．以下にはその代表的なものを記す．

- 障害福祉から介護保険への移行に対する考え方は，介護保険の運営主体である市区町村によりさまざまである（例：65歳ですべての障害福祉サービスを介護保険へ移行，65歳を超えても障害福祉の継続を前提など）．
- 介護保険は要介護区分によりサービス量の上限が存在する．障害福祉サービスには基本的にこのような上限は存在せず，介護保険に移行すると同等のサービス量を利用できない場合がある．
- 介護保険では自己負担額が原則給付の1割であり，障害福祉よりかなり大きい．

Part 3 　発達障害データ集

● 障害者支援施設などに入所している障害者については，介護保険の適用除外施設と定められており，施設を退所し該当届提出をした後でないと介護保険が利用できない.
● 障害福祉と介護保険が共同で，高齢期に差しかかった障害者を支える仕組みを検討している市区町村は，現段階ではほとんど存在しない.
● ケアマネジャーは，必ずしも障害福祉の分野における支援の経過や障害特性について十分な知識と経験をもっているとは限らない（逆に相談支援専門員は介護保険の知識や経験不足）.

　一方，知的能力障害者を中心に支援を行ってきた障害者支援施設などの多くのサービス事業所においては，さまざまな身体的介護が必要となる高齢期の障害者に対応できる設備や人員体制が整備されていない. 厚生労働省においても，2015年より，高齢の障害者の支援のあり方について検討が始まった段階である. さまざまな実践事例の検討を通し，障害福祉から介護保険へスムーズに移行できる地域づくりがこれからの課題といえる[2].

（志賀利一）

● 文献
1）厚生労働省. 障害者自立支援法に基づく自立支援給付と介護保険制度との適用関係等について. 2007.
　http://www.mhlw.go.jp/seisakunitsuite/bunya/hukushi_kaigo/shougaishahukushi/kaiseihou/dl/tuuthi_111121_08.pdf
2）厚生労働省. 障害者総合支援法施行3年後の見直しについて―社会保障審議会障害者部会報告書―. 2015.
　http://www.mhlw.go.jp/stf/shingi2/0000107941.html

5. 成年後見制度

① 成年後見制度とは

　成年後見制度は，知的障害，精神障害，認知症等により判断能力が十分でない人（以下，本人）について，契約行為などを法的に支援するため，成年後見人などを選任する制度である．すでに判断能力が不十分な人が利用する「法定後見制度」と，今は判断能力に問題はないものの将来に備える「任意後見制度」がある．

　任意後見制度は，「誰に」「どのような支援をしてもらうか」を本人があらかじめ契約によって決めておくものである．他方，法定後見制度は，誰が本人の後見人になるかは家庭裁判所が決定する．後見人の権限は，基本的に法律によって定められている．

　法定後見制度には，① 後見，② 保佐，③ 補助の3類型があり，後見が最も障害の程度が重く，補助が最も軽い．

　① 後見は，判断能力がほぼまったくない人を対象とする．成年後見人には，本人の財産管理についてほぼ全般的な代理権，取消権（本人が単独で行った法律行為を後から取り消すことができる権限）が与えられている．ただし，日常生活に関する行為については，本人が単独で行うことができるものとされている．

　② 保佐は，判断能力が（まったくないわけではないが）著しく不十分な人を対象とする．保佐人には，類型的に支援が必要と想定される民法13条1項に列挙された法律行為（保証契約，不動産の処分など）について，同意権（本人がこれらの行為をする際に同意をする権限）・取消権が与えられている．また，家庭裁判所の審判によって，特定の法律行為について代理権が付与されることもある．

　③ 補助は，判断能力がおおむねあるものの十分ではない人を対象とする．補助人には，家庭裁判所の審判によって，上記民法13条1項に列挙された法律行為のなかの一部について同意権・取消権が付与されることがある．また，家庭裁判所の審判によって，特定の法律行為について代理権が付与されることもある．

② 申立ての手続き・後見人の職務

　成年後見制度を利用するためには，家庭裁判所に申立てをする必要がある．申立てができるのは，本人，配偶者，四親等内の親族，市区町村長などに限られている．

　成年後見人・保佐人・補助人（以下，まとめて「後見人」と呼ぶことがある）は，本人の意思を尊重し，本人の心身の状態や生活状況に配慮しながら，法律や審判によって与えられた権限の範囲で，本人に代わって預貯金や不動産などの財産を管理し，身上監護（本人の生活・医療・介護などに関する契約や手続きを行うこと）を行う．食事の世話など事実行為については，後見人の仕事ではない．

　後見は，通常，本人が死亡するか判断能力が回復するまで続く．申立てのきっかけとなった目的

（たとえば，保険金の受領や遺産分割協議など）が完了したとしても，後見が終了するわけではない．

❸ 後見制度の運用状況

　最高裁判所「成年後見関係事件の概況」によれば，2015 年の 1 年間に申立てられた成年後見関係事件（後見，保佐，補助および任意後見）は合計 3 万 4,782 件であり，年々増加している．このうち，「後見」が 2 万 7,521 件と全体の約 8 割弱を占めている．保佐，補助，任意後見の利用件数は少ない．

　申立人と本人の関係については，本人の子による申立てが最も多く全体の約 30％を占める．次いで，市区町村長（約 17％），本人の兄弟姉妹（約 14％）となっている．市区町村長による申立ての割合が年々増加している．

　本人の男女別では，男性が約 40％，女性が約 60％である．

　本人の年齢については，男性では，80 歳以上が最も多く全体の約 34％を占め，次いで 70 歳代の約 24％となっている．女性では，80 歳以上が最も多く全体の約 63％を占め，次いで 70 歳代の約 19％となっている．

　主な申立ての動機は，「預貯金等の管理・解約」が最も多く，次いで，「介護保険契約（施設入所などのため）」となっている．

　後見人と本人との関係については，本人の親族が後見人に選任されたケースが全体の約 30％，親族以外の第三者が後見人に選任されたケースが全体の約 70％であった．親族ではなく第三者が後見人に選任されるケースが年々増加している．

　第三者の内訳としては，司法書士，弁護士，社会福祉士の 3 士業が大部分を占める．

❹ 後見制度の利用に要する費用

　後見制度を利用する際に要する費用としては，主に申立ての際にかかる費用と後見人の報酬がある．

　申立ての際にかかる費用としては，裁判所に支払う申立手数料（1 件につき 800 円の収入印紙），後見登記をするための登記手数料（2,600 円の収入印紙），郵便切手数千円程度である．鑑定が必要になる場合は，鑑定費用として 5 万円程度がかかる場合があるが，鑑定を実施するケースは申立て件数全体の 1 割程度である．そのほか，申立ての手続きを弁護士に依頼する場合は弁護士費用が発生する（おおむね 20 万円程度から，法テラスを利用すれば 10 万円程度から）．

　後見人の報酬は，後見人からの申立てにより，家庭裁判所が，対象期間中の事務内容や管理する財産額などを総合的に考慮して事後的に決定する．東京家庭裁判所が公表している「成年後見人等の報酬額のめやす」によれば，管理する財産額（預貯金および有価証券などの流動資産の合計額）に応じて，基本報酬額は月額 2〜6 万円とされている．特別な労力を要した場合は，基本報酬に加えて付加報酬が加算されることもある．なお，任意後見人の場合は，任意後見契約によって報酬額が決められる．

　後見は，基本的に本人が死亡するか判断能力を取り戻すまで続くことになるので，若い障害者ほど累計報酬額は大きくなる傾向にある．特に本人に十分な収入や資産がない場合，後見人報酬の負担が後見制度利用の大きな支障となる場合がある．市区町村の助成金制度が利用できる場合があるが，利用の条件（所得制限など）は各市区町村によって異なる．

（浦﨑寛泰）

6. 疫学

a. 発達障害の有病率

　かつて自閉症の有病率は1万人に3～4人程度とされた．後に多くの疫学調査がなされ，昨今では1,000人あたり14.6人程度[1]といわれ，有病率は大幅に上昇している．また4歳時点での自閉症スペクトラム（autism spectrum disorder：ASD）の発症率をみた研究においても，1990年と2001年を比較するとASDの発症率は1万人あたり6.2人から42.5人と7倍程度増加している[2]．多くの研究においてASDの有病率あるいは発症率は以前と比べ増加しているわけだが，この理由としてASD概念・診断基準の拡大，ASD概念の普及などがあげられる．しかし，実際発症率が上昇しているのかは不明である．また仮にそうした場合，ではなぜ上昇しているのか，児の出産時の両親の年齢の上昇などいくつか原因として考えられる因子はあるものの，十分説明できるものは依然不明である．

　性差に関しては男性3～4に対して女性1とされる[3]．性差が生じる原因としてextreme male brain theoryと胎児期のテストステロンの関与，また男女での遺伝子変異に対する可塑性の違いなどが仮説として提唱されているが，生物学的理由として決定的なものはまだ不明である．そのほかに男女で，現れる行動や期待・許容される行動に違いがあるにもかかわらず同一の診断基準を用いることの問題，あるいは男女におけるASD特性の現れ方の違いの与える影響などが指摘されている．

　注意欠如・多動症（attention-deficit/hyperactivity disorder：ADHD）に関する有病率として，最近のメタ解析では一般小児・青年では3.4～7.2%[4-6]，成人では2.5～3.4%と報告[7]されている．用いる診断方法により幾分有病率に差がみられるが，同じ基準を用いた場合，有病率に地域差はないと考えられている．ただ成人期ADHDに関して，ニュージーランドでの前向きコホート研究[8]において，小児期に診断された群とは別の群であることが指摘されており，果たして小児期と成人期において同一の"ADHD"という病態を診断したものなのか疑問が残り，小児例と成人例とで病態や診断などに関してさらに知見が集積し，議論される余地がある（Part 1　総説編／A．総論／1．発達障害とは何か／b．ADHDとは何か：p.16参照）．

　ADHDの性差に関しては，ASDと同様おおむね3～4：1で男性のほうが多いと考えられている．ただクリニカルベースになると7～8：1とこの差はさらに拡大すると報告[9]されている．

　最後に限局性学習症（specific learning disorder：SLD）についてである．SLDは一般に読み書き障害（dyslexia）と算数障害に大別される．英語圏でのdyslexiaの有病率は学齢期において5～12%程度とみられている[10]．日本語圏におけるデータは少ないが，少なくとも3.8%は存在するとみられている[11]．dyslexiaの有病率に言語圏の違いによる差はないと考えられているが，日本語（ひらがな・カタカナ）のような文字と音が一致するような言語圏のほうが，英語のように一致しない言語圏より，臨床的には事例化する割合が少ない可能性がある．性差は1.5～6：1で男性に多いとされている[12, 13]．また，算数障害に関してはおおむね3～8%で，女児に多いといわれている[13-15]．

（宇野洋太）

Part 3 発達障害データ集

●文献

1）Christensen DL, et al. Prevalence and Characteristics of Autism Spectrum Disorder Among Children Aged 8 Years--Autism and Developmental Disabilities Monitoring Network, 11 Sites, United States, 2012. Morbidity and mortality weekly report. Surveillance summaries（Washington, D.C.：2002）2016：65：1-23.

2）Hertz-Picciotto I, Delwiche L. The rise in autism and the role of age at diagnosis. Epidemiology 2009：20：84-90.

3）Werling DM, Geschwind DH. Sex differences in autism spectrum disorders. Curr Opin Neurol 2013：26：146-153.

4）Thomas R, et al. Prevalence of attention-deficit/hyperactivity disorder：A systematic review and meta-analysis. Pediatrics 2015：135：e994-1001.

5）Polanczyk GV, et al. Annual Research Review：A meta-analysis of the worldwide prevalence of mental disorders in children and adolescents. J Child Psychol Psychiatry 2015：56：345-365.

6）Willcutt EG. The prevalence of DSM-IV attention-deficit/hyperactivity disorder：A meta-analytic review. Neurotherapeutics 2012：9：490-499.

7）Thapar A, Cooper M. Attention deficit hyperactivity disorder. Lancet 2016：387：1240-1250.

8）Moffitt TE, et al. Is Adult ADHD a Childhood-Onset Neurodevelopmental Disorder? Evidence From a Four-Decade Longitudinal Cohort Study. Am J Psychiatry 2015：172：967-977.

9）Biederman J, et al. Absence of gender effects on attention deficit hyperactivity disorder：Findings in nonreferred subjects. Am J Psychiatry 2005：162：1083-1089.

10）Peterson RL, Pennington BF. Developmental dyslexia. Lancet 2012：379：1997-2007.

11）Ogino T, et al. Reading skills of Japanese second-graders. Pediatr Int 2011：53：309-314.

12）Rutter M, et al. Sex differences in developmental reading disability：New findings from 4 epidemiological studies. JAMA 2004：291：2007-2012.

13）Desoete A, Roeyers H, De Clercq A. Children with mathematics learning disabilities in Belgium. J Learn Disabil 2004：37：50-61.

14）Landerl K, Moll K. Comorbidity of learning disorders：Prevalence and familial transmission. J Child Psychol Psychiatry 2010：51：287-294.

15）Kucian K, von Aster M. Developmental dyscalculia. Eur J Pediatr 2015：174：1-13.

6. 疫学
b. 発達障害同士の併存

　発達障害では他の発達障害との併存が多いことが知られている．具体的にいうと自閉症スペクトラム（autism spectrum disorder：ASD），注意欠如・多動症（attention-deficit/hyperactivity disorder：ADHD），限局性学習症（specific learning disorder：SLD），知的能力障害（intellectual disability：ID），発達性協調運動症（developmental coordination disorder：DCD），特異的言語発達症，チック症群（tic disorders：TD）の間でのそれぞれのオーバーラップである．ただし特異的言語発達症に関してはASDとの異同の議論などがあり，疾患概念や診断基準の妥当性が検討されている段階にあるため，本項ではふれない．

　ASDにおける他の発達障害の併存はIDが45％以下程度にみられ，ADHDは28〜52％程度，SLDは34％程度，TDは14〜45％程度，DCDは79％以下にみられる[1,2]．

　ADHDにおいて，IDは8％程度，ASDは12〜24％程度，SLDは3〜16％程度，TDは5〜27％程度，DCDは2〜17％程度にみられる[2,3]．

　SLDについてであるが，算数障害（mathematical learning disability：MLD）のあるものでは，ないものと比べ読み書き障害（dyslexia）が約4倍多く，MLDとdyslexiaは25％程度で併存しているという報告[4]がある．また，SLD同士以外では，ADHDとの併存も多く，dyslexiaでは25〜40％程度，MLDでは10〜60％程度，ADHDを併存しているとの報告もある[5]．

　また，2012年度に文部科学省により実施された「通常の学級に在籍する発達障害の可能性のある特別な教育的支援を必要とする児童生徒に関する調査」[6]においては，ASD，ADHD，学習障害

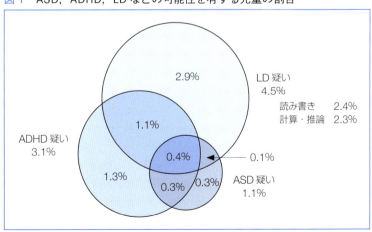

図1　ASD，ADHD，LDなどの可能性を有する児童の割合

ASD：自閉症スペクトラム，ADHD：注意欠如・多動症，LD：学習障害．
（文部科学省初等中等教育局特別支援教育課．通常の学級に在籍する発達障害の可能性のある特別な教育的支援を必要とする児童生徒に関する調査結果について．2012[6]より）

Part 3　発達障害データ集

（LD）などの可能性を有する児童の割合は図 1 のとおりとなっている（ただし本調査はスクリーニング紙を担任教員が記入し，特別支援教育コーディネーターまたは教頭〈副校長〉による確認を経たものであり，専門家による確定診断ではないことには留意されたい．また LD に関しては文部科学省の定義に基づいており『精神疾患の診断・統計マニュアル第 5 版』〈DSM-5〉などとは幾分異なる）．本調査によると前述いずれかの発達障害が疑われる児童は全体で 6.5％であった．そのうち ASD と ADHD が疑われる児童は 0.7％，ADHD と LD が疑われる児童は 1.5％，ASD と LD が疑われる児童は 0.5％で，いずれもが疑われる児童は 0.4％となっている．つまり比較的多くの児童が複数の発達障害を疑われていることがわかる．

（宇野洋太）

● 文献

1) Lai MC, Lombardo MV, Baron-Cohen S. Autism. Lancet 2014：383：896-910.
2) Lichtenstein P, et al. The genetics of autism spectrum disorders and related neuropsychiatric disorders in childhood. Am J Psychiatry 2010：167：1357-1363.
3) Jensen CM, Steinhausen HC. Comorbid mental disorders in children and adolescents with attention-deficit/hyperactivity disorder in a large nationwide study. Atten Defic Hyperact Disord 2015：7：27-38.
4) Landerl K, Moll K. Comorbidity of learning disorders：Prevalence and familial transmission. J Child Psychol Psychiatry 2010：51：287-294.
5) 宇野洋太，内山登紀夫，尾崎紀夫．診断によるかかわり—発達障害．うつ病リワーク研究会（編）．うつ病リワークプログラムの続け方．南山堂；2011.
6) 文部科学省初等中等教育局特別支援教育課．　通常の学級に在籍する発達障害の可能性のある特別な教育的支援を必要とする児童生徒に関する調査結果について，2012.
　 http://www.mext.go.jp/a_menu/shotou/tokubetu/material/1328729.htm〈Final Access 2017 年 7 月 1 日〉

6. 疫学

c. 他の精神障害・身体疾患との併存

　発達障害では他の精神障害や身体疾患・状態との併存が多いことも知られている．これは発達障害のリスク遺伝子が同時に他の精神障害や身体疾患のリスク遺伝子にもなっているためである．たとえば自閉症スペクトラム（autism spectrum disorder：ASD）の発症と強く関連する TSC1，TSC2，SHANK3 の変異はてんかんや腎機能障害をきたしやすい．また，SHANK3，CACNA1C の変異，22q11.3 の欠失は心奇形，CACNA1C の変異は QT 延長などの不整脈をきたす．さらに22q11.3 欠失や CACNA1C の変異は免疫不全を生じることもある．また，ある疾患のリスク因子となっていても必ずしもその疾患を発症するわけではないが，発達障害の特性があることで，環境負荷が高くなり，遺伝環境相互作用を呈し，結果としてその疾患発症に至る場合もある．さらに発達障害の特性が同時に他の精神疾患の診断クライテリア，あるいはその一部を満たすため，見かけ上の高い併存を示していることもある．他の疾患の診断については幅広く検索することも重要であるが，同時に他の疾患との重なりなどへの注意も必要である．本書「Part 1　総説編／A．総論／2．診断・評価の進め方」（p.37）を参照されたい．

　ASD においては全体として 70〜80％の者に何らかの併存疾患・状態がある．精神障害として不安症は 42〜56％，うつ病は 12〜70％，強迫症は 7〜24％，精神病性障害群は 12〜17％，摂食障害群は 4〜5％併存していると報告されている．また，回避性パーソナリティ障害を併存している者も13〜25％存在し，社会経験の度重なる失敗から二次的に生じている可能性が指摘されている．さらに反抗挑発症も 16〜28％みられ，これらでも変化への対応の困難さなどの ASD 特性や不安に対する抵抗の結果として生じている可能性が指摘されている．その他，自傷が 50％以下程度，自殺関連行動が 11〜14％に認められ，若年での死亡の多さ[1] に関連している．

　身体疾患としてはてんかんが 8〜30％，睡眠障害群が 50〜80％，消化器系の問題が 9〜70％，免疫系の問題が 38％以下，内分泌系の問題が 16％程度，歯科口腔系の問題が 10％程度と非 ASD より高頻度に認められる[2,3]．

　注意欠如・多動症（attention-deficit/hyperactivity disorder：ADHD）においては全体として50〜70％に何らかの併存疾患・状態がある．不安症は 10〜35％，うつ病は 7％前後，双極性障害は1〜20％程度，強迫症は 7％前後である．また反抗挑発症・素行症も 30〜50％程度とみられ，これらの群は物質使用症，反社会性パーソナリティ症との関連も指摘されている[4-7]．また，若年死のリスクは非 ADHD と比べ約 2 倍高く，事故死が最多である．これらは特に反抗挑発症・素行症・物質使用症を併存している者で多く，男性より女性に多い[8]．その他，身体疾患としてはてんかんが2〜3％程度，睡眠障害群が 70％以上，むずむず脚症候群なども非 ADHD に比べ多いことが報告されている[9]．

　限局性学習症に関して，併存疾患を詳細に検討した報告は少ない．いささか古い研究では内在化

Part 3　発達障害データ集

障害が 20～25％，外在化障害が 15～25％，身体的愁訴が 14％程度に認められたとの報告がある．
いじめ被害などが多く，うつ病などを惹起しやすかったり，自殺関連行動に至るリスクも高いこと
が報告されている[10]．

(宇野洋太)

● 文献

1) Cassidy S, Rodgers J. Understanding and prevention of suicide in autism. Lancet Psychiatry 2017；4：e11.
2) Lai MC, Lombardo MV, Baron-Cohen S. Autism. Lancet 2014；383：896-910.
3) Vohra R, Madhavan S, Sambamoorthi U. Comorbidity prevalence, healthcare utilization, and expenditures of Medicaid enrolled adults with autism spectrum disorders. Autism 2016；Oct 20. pii：1362361316665222.
4) Jensen CM, Steinhausen HC. Comorbid mental disorders in children and adolescents with attention-deficit/hyperactivity disorder in a large nationwide study. Attent Defic Hyperact Disord 2015；7：27-38.
5) Reale L, et al. Comorbidity prevalence and treatment outcome in children and adolescents with ADHD. Eur Child Adolesc Psychiatry 2017；May 19. doi：10. 1007/s00787-017-1005-z.
6) Steinberg EA, Drabick DA. A Developmental Psychopathology Perspective on ADHD and Comorbid Conditions：The Role of Emotion Regulation. Child Psychiatry Hum Dev 2015；46：951-966.
7) Inci SB, et al. Psychiatric Comorbidity and Demographic Characteristics of 1,000 Children and Adolescents With ADHD in Turkey. J Atten Disord 2016；Aug 31. pii：1087054716666954.
8) Dalsgaard S, et al. Mortality in children, adolescents, and adults with attention deficit hyperactivity disorder：A nationwide cohort study. Lancet 2015；385：2190-2196.
9) Instanes JT, et al. Adult ADHD and Comorbid Somatic Disease：A Systematic Literature Review. J Atten Disord 2016；Sep 22. pii：1087054716669587.
10) Mugnaini D, et al. Internalizing correlates of dyslexia. World J Pediatr 2009；5：255-264.

7. 発達障害の発症機構

a. 発達障害と遺伝要因

神経発達障害群（neurodevelopmental disorders：NDD）の発症機構は大まかに，遺伝要因と環境要因に分類される．本項では，DNA 配列の異常を，遺伝要因と定義し，発達障害と遺伝要因について概説する．

1 家族研究と双生児研究[1]

自閉スペクトラム症（autism spectrum disorder：ASD），注意欠如・多動症（attention-deficit/hyperactivity disorder：ADHD），Tourette 症など，ほぼすべての NDD で両親，同胞など，発端者の家族で発症の確率が高いとされている．しかしながら，家族では遺伝要因も環境要因も共通の部分が多いことが想定されるので，この知見は家族集積性が高いことを示すのみで，遺伝要因と環境要因の影響の違いを論じることは難しい．

その一方で，一卵性双生児と二卵性双生児において，一致率の違いを比較する方法で，遺伝要因と環境要因の影響の違いを示すことができる．これは，原理的に一卵性双生児では DNA 配列が 100％同じであり，二卵性双生児では DNA 配列の 50％が同じであること，および胎内環境，出生時の環境，養育環境が 100％同じであることに依拠（仮定）し，一卵性双生児で高い一致率であっても，一卵性双生児と二卵性双生児で一致率が近ければ環境要因の影響が大きく，一致率が大きく異なるようであれば遺伝要因の影響が大きいとするものである．

実際に，双生児研究は ASD，ADHD，Tourette 症などで実施されており，遺伝要因の関与を示す最も確実な証拠とされている．その一方で，遺伝要因の影響を 100％とした研究はない．つまり，NDD の発症機構のすべてを遺伝要因で説明できるわけではなく，環境要因の影響も視野に入れる必要がある．また，たとえば ASD では，遺伝要因の影響が 90％前後とかなり高いものと考えられていたが，比較的最近の研究では 40％程度と算出されており，ASD の定義など研究方法が異なると遺伝要因の影響は異なって算出されることにも留意する必要がある．

2 DNA 配列の異常に関する研究[2]

a. 連鎖解析と関連解析

1990 年代頃より，DNA 配列の異常を測定する方法が開発・普及し，NDD の遺伝子研究も進展してきた．1990 年代から 2000 年頃にかけて多く行われていたのは，遺伝子上のマーカーの連鎖を家族内で同定する，連鎖解析といわれる手法である．これは NDD の発症に関連のある領域をある

Part 3　発達障害データ集

程度絞り込む手法で，実際に異常がある遺伝子，およびゲノム以降の発症プロセスまでは探求することはできず，いくつかの候補領域が提示されるにとどまっている．

　また，同時期に，single nucleotide polymorphism（SNP）と呼ばれる，一塩基の多型（配列の同じ部位でも A，T，G，C が異なっている，1%以上の頻度のものを SNP とすることが多い）を測定する技術が開発された．SNP の頻度を NDD と定型発達者で比較することにより，NDD と関連する領域を同定する方法が，関連解析である．ASD，ADHD，Tourette 症をはじめとして無数の研究が実施され，さまざまな候補遺伝子が提示されたが，再現性は乏しく，確実な知見はない．単純に考えると，仮説をおいたとしても，20 か所の SNP で関連解析を行えば，一つは統計的に有意（$p < 0.05$）な SNP を同定できる．Publishing bias をふまえると，type I error が多く含まれていると考えてよいかもしれない．

b. 全ゲノム関連解析

　2000 年代後半からは，仮説をおかず，ゲノムを網羅的に測定する方法が主流となっている．関連解析に関しては，ゲノム全域の 100 万箇所程度の SNP を同時測定する全ゲノム関連解析（genome wide association study：GWAS）が実用化され，ASD，ADHD，Tourette 症などで研究が実施されたが，多重比較の補正を行った後の統計的有意差（$p < 5 \times 10^{-8}$）を超える SNP を同定できないか，同定できても独立サンプルで再現できていないかという状況で，明確に関連のある SNP は同定できていない．これらの GWAS 研究は数千例規模の研究だが，有意な SNP を得るためには数万例規模を対象とする必要があると指摘されており，SNP が NDD の発症機構に関連していないと結論づけられたわけではない．

c. rare variant の検出

　SNP は，頻度が 1%以上程度のものと定義され，common variant と考えられる．一方で，頻度が 1%を下回る rare variant も発症に影響している可能性がある．近年，多く用いられている方法は，copy number variant（CNV）と exon sequence である．前者は，DNA 配列の一部が通常 2 本あるところ，1 本あるいは 3 本あるコピー数の変異を検出する方法である．また，exon sequence はエクソン領域の配列（約 30 M）を，次世代シークエンサーを用いて網羅的に同定する方法である．いずれの方法も，膨大な数の異常を検出することが可能である一方で，異常のなかから発症機構に影響する異常を同定することは簡単ではない．健常両親にはない突然変異（*de novo* mutation）が発症機構に関連している可能性が高いと考え，両親と本人のサンプルを用いて，研究が行われることが多い．実際に，ASD，ADHD，Tourette 症などで複数の研究が実施されているが，わかっているのは，rare variant は発症機構に影響しているようだが 100〜1,000 程度の遺伝子が関係しているようで，少なくとも 1 つないしは少数の遺伝子で発症機構の大部分を説明できるわけではないということである．

　現代の技術では，全ゲノムの塩基配列を測定する whole genome sequence も可能なので，DNA 配列の異常自体は網羅的に同定しうる．しかし，全ゲノムの配列はエクソン領域の約 100 倍（約 3 G）であり，ゲノムの異常と発症機構の関連を解析できる，インフォマティックスにおけるブレイクスルーが必要な状況だと考えられている．

❸ DNA 配列の異常と発症機構 [3]

DNA 配列の異常と NDD の発症機構の解明は，困難である．NDD は "Diagnostic and Statistical Manual of Mental Disorders, 5th edition（DSM-5）" で定義されるが，これは行動を基準にしてカテゴライズした概念であり，同じ原因，発症機構をもつ疾患である保証はない．むしろ，上述したように少なくとも原因となる遺伝子は複数あることが想定されており，NDD は高い異種性（heterogeneity）をもつものであるという考えがコンセンサスになっている．さらに，同じ遺伝子の異常が，複数の NDD あるいは他の精神障害の発症機構に影響を及ぼしていること（pleiotropy）も想定されており，NDD に含まれる各障害（ASD，ADHD など）の疾患としての単位に疑問が呈されている．

● おわりに

DNA 配列の異常をもって，NDD という疾患の原因であるとした場合，DNA 配列の異常を修正することが治療になる．現代の技術では不可能だが，技術の進歩で可能になるかもしれない．DNA 配列が生命そのものだとしたら，これはありうる選択肢だろうか．また，DNA 配列の異常による出生前診断は現代でも可能である．早期療育は効果的かもしれないが，出生後の遺伝子診断でも遅くはない．

発症機構の解明は予防と治療に向かうが，遺伝子の取り扱いは難しい倫理的問題に直面することが予想される．

（桑原　斉）

● 文献

1) Lai MC, Lombardo MV, Baron-Cohen S. Autism. Lancet 2014；383：896-910.
2) State MW, Levitt P. The conundrums of understanding genetic risks for autism spectrum disorders. Nat Neurosci 2011；14：1499-1506.
3) Moreno-De-Luca A, et al. Developmental brain dysfunction：Revival and expansion of old concepts based on new genetic evidence. Lancet Neurol 2013；12：406-414.

Part 3　発達障害データ集

7.　発達障害の発症機構

b.　発達障害と環境要因

　前項で，神経発達障害群（neurodevelopmental disorders：NDD）と遺伝要因について概説した．本項では，DNA 配列の異常以外に NDD の発症機構に影響を及ぼす要因を広く，環境要因と定義し，発達障害と環境要因について概説する．

① 環境要因の影響[1, 2]

　DNA 配列の異常から NDD の発症に至るまでには，少なくとも，① メチレーション，クロマチン構造などエピジェネティックな制御，RNA への転写，タンパク質の合成に至る分子的水準，② 脳神経の構造，脳神経の機能という生理学的水準，③ 認知的水準を経て，NDD の発症を定義づける行動の異常に至る．分子の水準，生理学的な水準，神経心理学的水準のいずれにおいても，NDD と定型発達群の差異が多数報告されている．環境要因は，いずれの水準でも発症に影響を及ぼしうると思われるが，特定の水準で NDD の発症機構に影響を及ぼしているという証拠はない．

② 出生までの環境要因

　環境要因として比較的多く報告がされているのは，たとえば自閉スペクトラム症（autism spectrum disorder：ASD）では，胎内環境での栄養素（葉酸など）の不足，母体のアルコール摂取，母体の喫煙，母体の風疹，薬剤（サリドマイド，抗てんかん薬，抗うつ薬など），殺虫剤の曝露である．また，周産期の障害については，胎位，臍帯交絡，胎児仮死，多胎，母体の出血，夏の出産，胎内発育遅延，先天奇形，胎便吸引，血液型不一致，高ビリルビン血症であり，なかでもオッズ比が高いとされているのは，出生時外傷，低出生体重，新生児貧血である．胎内環境，周産期障害ともに，統計的に ASD で頻度が高いと報告される．しかし，これらの環境要因には，雑多な水準の概念が含まれており，直接的な影響を及ぼすのか，間接的な影響を及ぼすのか，交絡因子なのかはわかっていない．また，これらの環境要因が影響を及ぼす発症機構には低酸素，免疫が一部関与していることが示唆されているが，証拠はない．これらの胎内環境，周産期障害に関する報告は研究間で結果が一致せず結論は出ていない．胎内環境に関しては，不足・曝露の時期・用量の測定が不十分であること，周産期障害に関しては，測定の定義が異なることが不一致の一因だと考えられている．

　胎内環境，周産期障害以外に，ASD 発症の環境要因としてよく知られているのが，両親の高年齢である．両親の高年齢から ASD に至る発症機構には，*de novo* 変異，エピジェネティックな制御，環境要因の蓄積の関与が想定されているが，*de novo* 変異の場合は，環境要因ではなく，遺伝要因（DNA 配列の異常）と考えられる．

③ 出生以後の環境要因

　出生以後の環境要因の影響は，不明確である．養育環境の差異が発症機構に影響を及ぼすとする，明確な証拠はない．その一方で，早期療育を行った場合，ASD 診断の頻度は変わらないが，下位診断である特定不能の広汎性発達障害（pervasive developmental disorder, not otherwise specified：PDDNOS）/自閉性障害の比率が高くなったと報告されており，早期療育は，ASD に関しては保護的な環境要因にならないが，自閉性障害に関しては保護的な環境要因であるものと考えられる．また，早期療育の結果，脳波の所見に差異があることも見出されており，生理学的水準の関与が示唆されている．ASD の早期療育の知見をふまえると，出生後の養育環境が，NDD の発症機構に影響を及ぼす可能性を否定できない．

④ G×E 研究

　いずれにせよ，環境要因が単独で，発症を決定づけているとは考えにくい．遺伝要因との相互作用（gene environmental interaction：G×E）について，検討する必要がある．G×E の研究は，NDD で報告されつつあるが，再現性を伴わない．環境要因を網羅的に扱うことが困難であるため，type I error を制御できていないことが，再現性が伴わない一因だと考えられる．

● おわりに

　遺伝要因の項で述べたように，遺伝要因を直接治療することには倫理的な問題があるかもしれない．また，本項で述べた環境要因は，仮に NDD 発症の環境要因であったとしても制御が難しいか，すでに制御されている要因であることが多い．その一方で，広い意味での環境要因の制御には薬物療法，心理療法などを用いた予防が含まれる．将来的には，さまざまな水準の G×E を制御できる可能性はあるが，いまだ近い将来ではないように思われる．

（桑原　斉）

● 文献

1）Kim YS, Leventhal BL. Genetic epidemiology and insights into interactive genetic and environmental effects in autism spectrum disorders. Biol Psychiatry 2015：77：66-74.
2）Dawson G, et al. Randomized, controlled trial of an intervention for toddlers with autism：The Early Start Denver Model. Pediatrics 2010：125：e17-23.

Part 3 発達障害データ集

8. 発達障害の神経心理学的機構

a. ASD の神経心理学的機構

① ASD における神経心理学的研究

　自閉スペクトラム症（autism spectrum disorder：ASD）は，人生早期より認められるさまざまな文脈における対人コミュニケーションや相互交流の困難，行動，関心，活動の幅の狭さによって診断される神経発達症である．疫学的なデータ解析をもとに，対人関係の障害，コミュニケーションの障害，行動，関心，活動の幅の限局が ASD の三徴（いわゆる 3 つ組）をなすことが明らかにされたが，当初は言語的コミュニケーションの障害が基盤をなすと想定されていた．しかし，先天的言語遅滞のある児童の対人関係が ASD 児よりはるかに良好であることから，このような考えは否定された．その後，ASD の基本障害は何かを調べる神経心理学的仮説が数多く提出された．他者の心的表象を推測できないという「心の理論」障害，心の理論以前から存在する他者の視線と三項関係を形成することができないという視線認知の障害，細部を統合して全体として認知することができないという中枢性統合の障害などである．これらの仮説は魅力的であるし，ASD 者の心的世界を理解することには大いに役立ったが，ASD における多様な認知行動特性を，一つの基本障害から説明しようとすることはそもそも困難があるといわざるをえない．ASD の原因は，遺伝要因と環境要因の相互作用と考えられているが，その影響は神経発達の広範な領域に及び，多様な神経心理学的障害をもたらしていると考えるほうが適切であるからである．しかし，神経心理学的仮説に対する興味はまったく低下していない．神経心理学的障害は，ASD の脳病態と臨床表現型をつなぐ客観的指標である．また，神経心理学的障害のなかには中間表現型の候補となり，神経生物学的な病因・病態研究に寄与する障害も見出しうるからである．本項では，広範な神経心理学的障害を概説する．

② 多様な神経心理学的障害

a. 視空間認知

　ASD では，視空間認知が言語処理に比べて優位であり，このことが自閉症の療育における視覚的支援の理論的根拠とされてきた．また，間接プライミングを用いて単語–単語プライミングと絵–単語プライミングの課題成績を比較した研究[1]でも，ASD では絵–単語プライミング課題の成績が単語–単語プライミング課題の成績を有意に上回る．この結果は，日常的語彙からなる意味ネットワークへのアクセスにおいて，言語的処理に比べて視覚的処理が優位であることを示している．

　また，ASD では，細部にとらわれずに全体をなすものとして対象を把握する能力（中枢性統合）に障害があることが報告されている．埋め込まれた図形を探索するテストでは，ASD 群が対照群に

比べて短時間で課題解決に至ることを報告し，細部の認識を優先し，全体の把握に困難を有するからであると解釈されている[2]．

b． 実行機能

実行機能は，複雑な行動を遂行するために必要とされる計画，衝動抑制，構えの柔軟性，課題と達成目標の表象などの一連の心的過程の総称である．Wisconsin カード分類テストとハノイの塔を実施したところ，Wisconsin カード分類テストにおいて ASD 群は対照群に比べて保続反応と規則性への固執が認められ，ハノイの塔でも低成績であることが報告されている[3]．

c． 報酬系機能

ギャンブリング課題を用いて，ASD 青年と対照群における課題成績と皮膚電気反応を調べた．その結果，対照群と異なり，それぞれのデッキに対する振る舞いに相違を認めなかった[4]．

d． 学習能力

Klin ら[5] は，高機能 ASD のうち，年齢と全検査知能指数を一致させた Asperger 障害と自閉症を比較し，多くの神経心理学検査において類似した認知プロフィールを示したが，Asperger 障害では自閉症に比べて，微細運動，粗大運動，視覚運動統合，視空間知覚，視覚的記憶，非言語性概念形成機能といった非言語性学習能力に劣り，聴覚知覚，構音，言語表出，語彙，言語性記憶で優れていたことを報告した．

e． 運動能力

ASD のうち，Asperger 障害では精緻な運動能力に劣るのではないかとの考えについて検証が繰り返された．Manjiviona ら[6] は，高機能自閉症群と Asperger 障害群の運動能力を，Henderson 版運動障害検査を用いて検討したところ，高機能自閉症の 67%，Asperger 障害の 50% に運動能力の障害を認めたが，両群間に有意差は認められず，運動能力の障害は知的能力と負の相関を示していた．また，Ghaziuddin ら[7] は，年齢と性別を一致させた Asperger 障害，高機能自閉症，特定不能の広汎性発達障害を比較し，高機能自閉症＜特定不能の広汎性発達障害＜Asperger 障害の順に不器用さが認められたが，知能指数を用いて補正すると，運動協調能力について各群間に有意差は認められなかったと報告しており，Asperger 障害が運動能力に劣るとの仮説は否定されている．

f． 心の理論

心の理論とは，他者の行動の背後に存在する他者の信念，願望，意図などの思考内容を表象する能力をいう．Baron-Cohen ら[8] は，他者の誤った信念を表象する能力を調べる心の理論課題を作成し，Down 症候群では 86% がこれを通過するのに対し，自閉症では 80% が誤答することを報告した．Baron-Cohen[9] は，20% の自閉症児が心の理論課題を通過した事実を考慮し，他者の誤信念に関する誤信念を表象する能力を調べる二次の心の理論課題を作成し，一次の心の理論課題を通過した自閉症児でも，この課題を通過しないことを示した．さらに，Ozonoff ら[10] は，一次と二次の心の理論課題を用いて，Asperger 障害の被験者が高機能自閉症に比べて有意に好成績であること

Part 3　発達障害データ集

を示したが，心の理論の成績は言語性知能指数と相関を示しており，言語性知能指数を統制すると高機能自閉症と Asperger 障害の間に明らかな差は認められなかった．

また，近年では図形を使用した意図の読み取り課題を用いた研究も報告されている．追い掛け合う図形群とランダムな動きの図形群を用いてポジトロン断層撮影（PET）を撮像すると，対照群では追い掛け合う図形のほうがランダムな動きに比べて，内側前頭前野，上側頭溝，側頭極などの賦活が高かったが，ASD ではこれらの脳領域の低活動が認められた[11]．

g. 視線認知

アイコンタクトにおける二項関係の成立は，ASD の早期徴候であり，また，養育者に対して微笑み返すといった表情を介するコミュニケーションや養育者の視線の動きを介する他者の心的表象の読み取りの前提となる対人行動である．しかし，多くの自閉症児が発達過程で，ある程度のアイコンタクトが可能になるにもかかわらず，養育者とのより高次な対人相互性への発展は困難である．とりわけ，二人の主体が同一の対象に注意を向けるという三項関係の成立を示す共同注意の三領域，つまり，物の提示，前陳述的指さし，視線の追従に明らかな障害が認められる．Mundy と Sigman は，この共同注意の障害こそが，自閉症におけるさまざまな対人認知の障害に先立つ基本障害であると考えた[12]．

実験心理学的研究から，共同注意には反射的かつ自動的な要素があることが明らかにされている．ASD では反射的な共同注意に異常がないことが示唆されているが[13]，閾値下の視線方向の提示では，視線方向への反射的な注意は認められないことから視線認知に一定の障害があることが示唆される[14]．視線方向への反射的な注意定位には，扁桃体を含む側頭葉内側領域が関与することが知られており[15]，ASD の扁桃体仮説と関連する可能性がある．

h. 顔認知

ASD では，顔の知覚に障害があることが示唆されている．Klin らは，異なる角度から撮影した顔写真の人物の同一性を判断する課題を用い，特定不能の広汎性発達障害では対照群と相違がみられなかったが，自閉症群では課題成績の低下があり，その低下が非言語知能と相関することから，全般的な認知機能の低下が関連していることを示唆している[16]．

一方，脳機能画像の研究は，顔処理に特有な脳領域の機能低下を示唆している．Schultz ら[17] は，機能的磁気共鳴画像（fMRI）を用い，顔または物体を提示して同一カテゴリー内の知覚マッチング課題を実施した．その結果，対照群では，顔刺激に対して紡錘状回が，物体に対しては下側頭回が活動したが，ASD の被験者は顔に対しても下側頭回が賦活されたという．

i. 顔表情認知

Critchley ら[18] は，情動的表情（怒り，幸福），中性表情に対する情動ラベルマッチング課題，性別判断課題実施中の脳活動を調べた．その結果，対照群では性別判断課題実施中に情動的表情に対して中性表情よりも強く扁桃体が活動したのに対し，ASD 群ではこのような賦活がみられなかった．また，Ogai らも，嫌悪表情知覚時における大脳基底核や島などの脳活動が ASD では定型発達者よりも低いことを報告している[19]．

j. バイオロジカルモーション

ASD児では，定型発達児に比べてバイオロジカルモーションに対する反応が乏しいことが知られている[20]．この現象は早期から認められ，2歳児を対象とした研究でも定型発達児とは異なり，ASD児はバイオロジカルモーションよりも非社会的な刺激のほうに注視しやすいという報告がある[21]．その動きが人の動きであるということを判断することには障害はないが，その動きが示す感情を付与するという点では障害が認められることから，感情の付与に関わる障害が示唆されている[22]．

（岡田　俊）

● 文献

1) Okada T, Toichi M. Visual understanding in Asperger's disorder and autism. Proceedings of XII World Congress of Psychiatry 2002；2：75.

2) Jolliffe T, Baron-Cohen S. Are people with autism and Asperger syndrome faster than normal on the embedded figures test? J Child Psychol Psychiatry 1997；38：527-534.

3) Ozonoff S, Rogers SJ, Pennington BF. Asperger's syndrome：Evidence of an empirical distinction from high-functioning autism. J Child Psychol Psychiatry 1991；32：1107-1122.

4) Johnson SA, et al. Motivational processes and autonomic responsivity in Asperger's disorder：Evidence from the Iowa Gambling Task. J Int Neuropsychol Soc 2006；12 (5)：668-676.

5) Klin A, et al. Validity and neuropsychological characterization of Asperger syndrome：Convergence with nonverbal learning disabilities syndrome. J Child Psychol Psychiatry 1995；36：1127-1140.

6) Manjiviona J, Prior M. Comparison of Asperger syndrome and high-functioning autistic children on a test of motor impairment. J Autism Dev Disord 1995；25：23-39.

7) Ghaziuddin M, et al. Is clumsiness a marker for Asperger syndrome? J Intellect Disabil Res 1994；38：519-527.

8) Baron-Cohen S, Leslie AM, Frith U. Does the autistic child have a "theory of mind"? Cognition 1985；21：37-46.

9) Baron-Cohen S. The autistic child's theory of mind：A case of specific developmental delay. J Child Psychol Psychiatry 1989；30：285-297.

10) Ozonoff S, Rogers SJ, Pennington BF. Asperger's syndrome：Evidence of an empirical distinction from high-functioning autism. J Child Psychol Psychiatry 1991；32：1107-1122.

11) Castelli F, et al. Autism, Asperger syndrome and brain mechanisms for the attribution of mental states to animated shapes. Brain 2002；125：1839-1849.

12) Mundy P, et al. Defining the social deficits of autism：The contribution of non-verbal communication measures. J Child Psychol Psychiatry 1986；27：657-669.

13) Okada T, et al. Eye gaze triggers visuospatial attentional shift in individuals with autism. Psychologia 2003；46：246-254.

14) Sato W, et al. Impairment of unconscious, but not conscious, gaze-triggered attention orienting in Asperger's disorder. Res Autism Spectr Disord 2010；4：782-786.

15) Okada T, et al. Involvement of medial temporal structures in reflexive attentional shift by gaze. Soc Cogn Affect Neurosci 2008；3 (1)：80-88.

16) Klin A, et al. A normed study of face recognition in autism and related disorders. J Autism Dev Disord 1999；29 (6)：499-508.

17) Schultz RT, et al. Abnormal ventral temporal cortical activity during face discrimination among individuals with autism and Asperger syndrome. Arch Gen Psychiatry 2000；57 (4)：331-340.

18) Critchley HD, et al. The functional neuroanatomy of social behaviour：Changes in cerebral blood flow when people with autistic disorder process facial expressions. Brain 2000；123：2203-2212.

Part 3　発達障害データ集

19）Ogai M, Matsumoto H, Suzuki K. fMRI study of recognition of facial expressions in high-functioning autistic patients. Neuroreport 2003：14（4）：559-563.

20）Parron C, et al. Recognition of biological motion in children with autistic spectrum disorders. Autism 2008：12（3）：261-274.

21）Klin A, et al. Two-year-olds with autism orient to non-social contingencies rather than biological motion. Nature 2009：459（7244）：257-261.

22）Hubert B, et al. Brief report：Recognition of emotional and non-emotional biological motion in individuals with autistic spectrum disorders. J Autism Dev Disord 2007：37（7）：1386-1392.

8. 発達障害の神経心理学的機構

b. ADHD の神経心理学的機構

① ADHD における神経心理学的研究

　注意欠如・多動症（attention-deficit/hyperactivity disorder：ADHD）は，12 歳以前から複数の場面で認められる発達水準に不相応な多動−衝動性，不注意によって診断されるが，この障害概念が提出されて以降，その背後に何らかの器質的な障害があることが想定されてきた．その一例が，脳炎関連症候群や微細脳機能障害 / 不全（minimal brain damage/dysfunction）の概念である．しかし，今日に至るまで後天的な器質的障害の存在の関与は認められておらず，遺伝要因と環境要因によって規定される生得的な脳機能の偏倚，すなわち神経発達症の一つであるという考え方がなされている．本項では，そのような神経心理学的障害の概要をまとめる．

a. 実行機能不全

　ADHD の最も古典的な神経心理学的仮説は，実行機能不全仮説である．実行機能は，前頭前野の機能不全によって障害される神経心理学的機能として概念化されており，ある目的を達成するために，計画的に行動を組み立て，衝動的な行動を抑制しつつ順序立てて活動し，それを達成する過程に関与する一連の神経心理学的機能を含んでいる．実行機能不全があると，行動抑制が行えず，衝動的な行動が増えたり，感情や注意のコントロールができない．このような抑制機能の障害が，多動−衝動性，不注意に関与しているとされる．

b. 遅延報酬の障害

　上述のように，実行機能は多様な神経心理学的機能を含んでおり，実行機能を調べる神経心理学検査も多岐にわたる．しかし，これらの検査結果が障害される度合いはさまざまであり，実行機能以外の要因の関与も示唆された．そこで，提出されたのが報酬系，特に遅延報酬の障害である．ヒトの行動は，最大限の快が得られるように方向づけられている．しかし，その報酬の重みは，その報酬が獲得できるタイミングが先になればなるほど，その報酬が行動を決定づける度合いは低くなる（時間割引）．この時間割引率は，ヒトによって異なっており，その結果，目先の報酬のほうが優先されるか，より大きな報酬を得るため，先まで待てるかが決まってくる．ADHD の患者では，先の報酬を待つよりも目先の報酬のほうを優先する傾向があり，その結果，待てずに衝動的な行動に至ったり，待っている時間が耐えられずに他のことを始めたり，もともとやっていたことを忘れてしまったりするというわけである．

Part 3　発達障害データ集

c. 小脳機能の障害

　それ以外にも小脳機能の障害が指摘されている．小脳は，運動機能の調整などに関与することが知られてきたが，近年はさまざまな認知機能に関与することが知られている．タイミング，すなわち時間感覚は，その一つである．ヒトは順序立てた行動をするときや会話をするときに，タイミングやおおよその時間感覚をもって行動している．ADHDがあると，小脳機能の働きが弱いために，会話や行動においても適切なタイミングを取れなかったり，時間のめどに合わせて調整し順序立てた行動をすることができないという．

d. デフォルトモードネットワーク仮説

　ADHDの児童を対象にした研究では，これらの神経心理学的機能の障害のいずれもが認められるわけではなく，その患児によって異なる程度に関与している．また，いずれの神経心理学的障害もない児童も少なくなく，ADHDは多様性を有する症候群であり，その背景には多様な神経心理学的障害があることに留意すべきであろう．そのような仮説の一つが，デフォルトモードネットワーク仮説である．ヒトの脳では，何らかの課題を遂行しているときには，その課題に特異的な脳内ネットワークが賦活しており，デフォルトモードネットワークは不活性化している．しかし，何かに集中していないときにはデフォルトモードネットワークが活性化しており，課題に特異的な脳内ネットワークの活性が抑えられている．ADHD患者のうち，児童期のみならず成人期にも症状が持続している患者では，デフォルトモードネットワークの障害が成人期まで持続していることが報告されている．

❷ 治療への応用と課題

　ADHDの神経心理学的仮説の有用性は，薬物療法の治療反応性との関連性が示唆されることにある．メチルフェニデートは実行機能のみならず報酬系機能を強化する．他方，アトモキセチンは報酬系に影響を及ぼさないが，実行機能を改善する．グアンファシンの作用機序はいまだ明らかでないが，あらゆる神経伝達物質の作用を高める可能性が示唆される．ADHDの神経心理学的背景は多様であるが，個々の患者の神経心理学的障害のパターンを明確化することは患者に応じたテーラーメイド治療に道を拓くことになる．

　また，既存の知見は，神経心理学的研究の多くがADHDの児童を対象に実施されているが，脳機能画像研究は不足している．他方，脳機能画像研究の多くは，青年期から成人期の患者で実施されているが，この年代の神経心理学的研究は十分に実施されていない．薬物療法のエビデンスも，特に薬剤間で有効性を比較した研究はほとんど行われていない．ADHDの脳構造を児童期から青年期にかけて追跡した研究では，前頭前野の皮質の厚みは定型発達の児童・青年と比較して3年ほど遅延しながら発達しているが，基底核の容積は定型発達者と差がなくなり，他方，小脳容積は定型発達者と同様の曲線を描く一群と，定型発達者と差が開いていく一群があり，後者は機能的予後も不良であるという．近年では，成人期のADHDは，児童期と必ずしも連続性をもたない可能性も示唆されており，経時的な神経心理学的機能の追跡がその病態と治療に解を与える可能性がある．

（岡田　俊）

8. 発達障害の神経心理学的機構

c. LD の神経心理学的機構

❶ LD における神経心理学的研究

　学習障害（learning disorder：LD）とは，読字，読みの理解，綴り字，書字表出，数の理解や計算，算数的推論において，個別試行されたその人の標準化検査の成績が，年齢，就学，知的水準から期待されるよりも十分に（成績と知能指数の間に2標準偏差以上の乖離）低く，学業成績または日常生活を著明に妨げる場合をいう．LD が何らかの神経心理学的機能の結果として起こることは理解されるが，脳損傷による失語，失行，その他の遂行機能障害のように巣症状と考えうる明確な機能障害に比べて，神経ネットワークの微細な機能不全が関与すると推察される LD の神経生物学的病態は明確とはいえない．さらに，言語においては，英米語圏（アルファベットという記号を組み合わせて単語を作る）と日本語圏（漢字の多くは絵から発生しており，ひらがなも漢字から派生する）とでは，LD の病態も異なりうる．わが国においても LD 研究は精力的に取り組まれ，その神経心理学的機序に関する検討も行われているが，LD 支援の中心が教育領域ないしは言語聴覚領域であることもあって，医学・生物学的領域の研究者人口は少なく，LD 研究との連携はなお十分でない．本項では，ディスレクシアを中心に LD の神経心理学的基盤に関する研究の現状について概説する．

❷ ディスレクシアの研究

　ディスレクシアの背後に，何らかの神経心理学的機序が存在することは当初より想定されていた．初期のディスレクシアの神経心理学的仮説では，鏡文字にみられるような視覚処理レベルの障害が強調されたが，鏡文字は自国語のみにおいて生じることから[1]，視覚処理よりも言語処理レベルの障害であると考えられるようになった．

　言語処理のうち，最も有力であるのは音韻処理の障害である．音韻処理，すなわち文字から音韻へと素早く変換する処理が障害されると，単語を正確かつ流暢に認知することが困難になる．他方では，読み取りが不正確であったり，断片的であると，二次的に音韻処理の発達も妨げられる[2,3]．音韻処理と読みのスキルの間には，相互的な関係があると考えられている．

　しかし，ディスレクシアにおける障害は，音韻処理にとどまらない．一般的には，同じフレーズを別の話者が話してたとしても，定型発達者は誰が話しているかを当てることができる．しかし，ディスレクシアのある人では，話者の同定が困難であるという[4]．そのため，発話の理解は，音韻にとどまらない社会的な聴覚情報の処理が関係すると考えられる．

　ディスレクシアにおいて機能低下のある脳部位の推定も進められている．音韻処理には側頭-頭

頂葉領域が，語彙理解には後頭−側頭領域が関与するとされる[5]．これらの領域の機能不全とともに，下前頭回の活動亢進も報告されている[6,7]．事象関連電位を用いた研究では，ディスレクシアの家族歴のある子どもは，生後1週間目より語音に対する反応が低下しており[8]，その後のディスレクシアの障害の程度とも関連性があったという[9-11]．そのため，これらの脳機能不全は，生得的な障害であると考えられる．

近年では，磁気共鳴画像（MRI）の拡散テンソル画像を用いた研究が行われている．その結果，左の側頭領域の拡散異方性の低下を一致して報告しており[12,13]，さらに灰白質における信号低下が脳機能画像における低賦活との間に相関があることも報告されている[14]．

❸ ディスグラフィアの研究

近年では，ディスグラフィアについても検討が始められている[15]．読みと書字の能力は，正の相関をしていることから，両者の能力は重なり合う点が多いと考えられている[16]．実際，読みと書きのいずれもアルファベットの体系を使用し，意味ネットワークと関連づける．しかし，書き能力には，音韻を綴り字へと変換し，それを書字するという複雑なプロセスが加わるのであり，ディスレクシアとの相違点を理解する必要がある．

Winkes[17]は，読みと書きのdual pathway modelを提出している．話された単語は聴覚的解析を経て音韻的なレキシコンに変換されたのちに意味ネットワークにアクセスする．書かれた単語は綴り字のレキシコンに変換されて意味ネットワークにアクセスする．これらは音韻あるいは書記素のバッファーを経由して，それぞれ発語あるいは書字として表出されるというものである．このモデルは，読みと書きの両者が意味ネットワークの利用，音韻と書記素の間の変換において，密接に関与しながらも，相互に異なるフローを有することを示している．

NicolsonとFawcett[18]は，読みと書きのプロセスの基盤に小脳の機能障害があり，書字においてはさらに書字のバランスや運動スキルの障害が関与するという小脳仮説を提唱している．しかし，これらの脳科学からの検証は，いまだ行われていない．

❹ ディスカルキュリアの研究

ディスカルキュリアについても，いくつかの研究が行われている．MRI容積測定を用いた研究では，ディスカルキュリアのある児童は，定型発達者に比べ，両側の多くの灰白質領域で容積が小さく，両半球をつなぐ脳梁後部の拡散異方性が上昇していた[19]．数字の瞬時の認識を問う課題（5より大きいか小さいかを回答する）課題では，ディスカルキュリアのある児童とない児童について，反応時間と事象関連電位を調べたところ，両者に有意な差を認めなかった[20]．また，計算の正誤を問う課題と呈示された数字の足し算を大まかに行う課題，果物の数が9より多いか少ないかを問う課題を実施した際の機能的MRI（fMRI）を撮像したところ，ディスカルキュリアの患者とそうでない者は，前の2課題では差が認められず，大まかに9より大きいか否かを瞬時に推定する課題ではディスカルキュア群で賦活が低下していた[21]．

これまでの研究のメタ解析[22]からは，左の頭頂間溝の賦活が低下し，前頭葉頭頂葉の広範な賦活

が認められている．計算に関わる神経心理学的機能は多様であるが，これまでの研究では瞬時な概数計算の異常が示唆されており，今後の解明が求められる[23]．

（岡田　俊）

● 文献

1) Vellutino FR. The validity of perceptual deficit explanations of reading disability：A reply to Fletcher and Satz. J Learn Disabil 1979：12（3）：160-167.

2) Morais J, et al. Does awareness of speech as a sequence of phones arise spontaneously? Cognition 1979：7（4）：323-331.

3) Castles A, Wilson K, Coltheart M. Early orthographic influences on phonemic awareness tasks evidence from a preschool training study. J Exp Child Psychol 2010：108（1）：203-210.

4) Perrachione TK, Del Tufo SN, Gabrieli JDE. Human voice recognition depends on language ability. Science 2011：333：595.

5) Peterson RL, Pennington BF. Seminar：Developmental dyslexia. Lancet 2012：379（9830）：1997-2007.

6) Demonet JF, Taylor MJ, Chaix Y. Developmental dyslexia. Lancet 2006：363（9419）：1451-1460.

7) Shaywitz SE, Shaywitz BA. Dyslexia（specific reading disability）. Biol Psychiatry 2005：57（11）：1301-1309.

8) Guttorm TK, et al. Event-related potentials in newborns with and without familial risk for dyslexia：Principal component analysis reveals differences between the groups. J Neural Transm 2003：110（9）：1059-1074.

9) Been PH, et al. Auditory P2 is reduced in 5 month old infants from dyslexic families. Brain Research in Language：Literacy Studies 2008：1：93-110.

10) Molfese DL. Predicting dyslexia at 8 years of age using neonatal brain responses. Brain Lang 2000：272（3）：238-245.

11) Guttorm TK, et al. Brain eventrelated potentials（ERPs）measured at birth predict later language development in children with and without familial risk for dyslexia. Cortex 2005：41（3）：291-303.

12) Carter JC, et al. A dual DTI approach to analyzing white matter in children with dyslexia. Psychiatry Res 2009：172（3）：215-219.

13) Rimrodt SL, et al. White matter microstructural differences linked to left perisylvian language network in children with dyslexia. Cortex 2010：46（6）：739-749.

14) Silani G, et al. Brain abnormalities underlying altered activation in dyslexia：A voxel based morphometry study. Brain 2005：128：2453-2461.

15) Döhla D, Heim S. Developmental dyslexia and dysgraphia：What can we learn from the one about the other? Front Psychol 2016：6：2045.

16) Ehri LC. Learning to read and learning to spell：Two sides of a coin. Top Lang Disord 2000：20：19-36.

17) Winkes J. Isolierte Rechtschreibstöorung. Eigenständiges Störungsbild oder Leichte Form der Lese-Rechtschreibstörung? Eine Untersuchungder Kognitiv-Linguistischen Informations verarbeitungskompetenzen von Kindern mit Schriftspracherwerbsstörungen. 2014.

18) Nicolson R, Fawcett A, Dean P. Developmentaldyslexia：The cerebellardeficithypothesis. Trends Neurosci 2001：24：508-511.

19) Rykhlevskaia E, et al. Neuroanatomical correlates of developmental dyscalculia：Combined evidence from morphometry and tractography. Front Hum Neurosci 2009：3：1-13.

20) Soltesz F, et al. A combined eventrelated potential and neuropsychological investigation of developmental dyscalculia. Neurosci Lett 2007：2417：181-186.

21) Kucian K, et al. Impaired neural networks for approximate calculation in dyscalculic children：A functional MRI study. Behav Brain Funct 2006：2：31.

22) Kaufmann L, et al. Meta-analyses of developmental fMRI studies investigating typical and atypical trajectories of number processing and calculation. Dev Neuropsychol 2011：36：763-787.

23) Rapin I. Dyscalculia and the calculating brain. Pediatric Neurology 2016：61：11-20.

Part 3　発達障害データ集

9.　発達障害の脳画像

a.　ASD の脳画像

　近年の脳画像研究の発展によって，自閉症スペクトラム（ASD）者の脳の成熟が明らかになりつつある．脳の構造や機能を調べる手法には脳磁図（MEG）やポジトロン断層法（PET）などがあるが，そのなかで最も多くの研究がなされている磁気共鳴断層画像法（MRI）に絞って紹介する．

❶ 脳構造

　MRI を用いると脳の体積や神経線維の走行など構造を調べることができ，これまで ASD 者を対象とした研究が数多くなされてきた．最近の総説では，ASD 者の脳全体の体積は，定型発達者と比べて乳幼児期には大きいが学童期に入ると差がなくなり，思春期以降には増加は認められないことがわかっている（図 1）[1]．また，この傾向は頭頂・後頭葉よりも前頭・側頭葉で顕著であると指摘されている[2]．定型発達児では後部から前部に順々に脳が成熟するといわれており，ASD 児ではどの領域から成熟が始まるかという順序や，脳が急速に成熟する時期が定型発達児と異なると考えられる．脳の表面には神経細胞の細胞体が集まる領域である灰白質が存在し，その下には神経線維が集積する白質が存在する．これまで，ASD 児にみられる発達初期の全脳体積の増加は皮質表面積の増大に起因するという報告や白質の成熟に違いが認められるなどの報告もあり[2]，両方の組織の成熟に違いがあると考えられる．

❷ 脳機能

　MRI では神経活動に伴う血流動態を測定することで認知・行動と関連する脳の働きを調べる手法を機能的 MRI（fMRI）と呼び，fMRI を用いることで ASD の症状に関連する脳機能を同定することができる．最近のメタ解析から，さまざまな研究で一貫して認められる ASD 特有の脳活動が明らかになってきた．

　ASD の対人コミュニケーションの苦手さには，他者の話を理解しにくいといった言語的側面とジェスチャーなどの読み取りが困難であるといった非言語的側面がある．特に言語を理解する・発話するときには，定型発達者と比べて ASD 者は，上側頭回と下前頭回の活動がより右半球優位で，両側の中側頭回などの活動が弱く，舌状回の活動は高いことが示された[3]．一方で，他者の動作を見たり模倣したりするときには，下頭頂小葉の活動が高く，後頭葉，背外側前頭前野，帯状皮質，島皮質の活動は低いことがわかった[4]（図 2）．

　また，顔を覚えられない，表情がわからないなど顔認知の苦手さも ASD の症状の一つであり，紡錘状回や扁桃体，上側頭回の活動が異なることが一因だと考えられている[5]．最近では，自由に顔

238

図1 発達に伴う全脳体積の変化

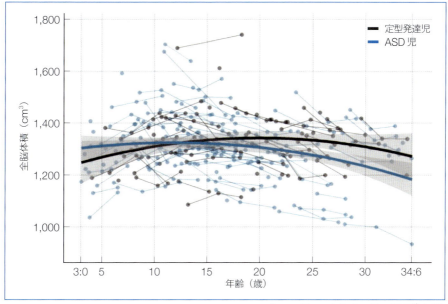

(Lange N, et al. Autism Res 2015[1] より)

図2 ASD群の社会性に関連した脳賦活の強い領域と弱い領域

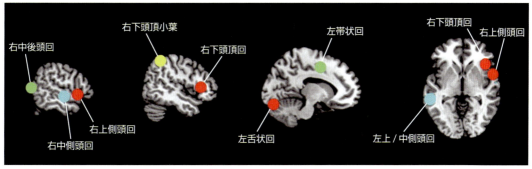

言語を理解する・発話するときの賦活が強い領域（赤色），弱い領域（水色）（Herringshaw AJ, et al. Autism Res 2016[3]）．他者の動作を見たり模倣したりするときの賦活が強い領域（黄色），弱い領域（緑色）（Yang J, et al. Brain Imaging Behav 2016[4]）．

を見たときには紡錘状回の活動が低いが，どこに視線を向けるか教示する場合には定型発達者と同じような活動を示す[6]．顔を見たときの紡錘状回の活動が学童期には低いが青年期には活動低下が認められないなど[7]，視線や年齢などのいくつもの要因が脳活動に影響を与えることもわかってきた．ASD者は視線の向け方が特徴的で，顔から性別を判断する能力などは発達に伴い改善するといわれており，脳活動に与える要因を詳しく調べることでより実際の臨床像に即した脳の特徴を解明することが期待できる．

Part 3　発達障害データ集

❸ 臨床応用に向けた取り組み

　最近では，脳画像研究から得られた知見を診断や治療につなげる試みも始まりつつある．たとえば，2,000人を超えるASD者と定型発達者の脳画像からなるデータベースが作成された[8]．国内外の多くの研究者が，診断・スクリーニングにつながるASDの脳の特徴を明らかにする研究が広がっている．また，最近では乳児期の脳活動によってその後の言語能力の発達を予測できるのではという報告もあり[9]，症状が顕在化する前にどのような支援を行ったらよいかという手がかりになると期待できる．また，最近では特定の脳活動に近づけるようトレーニングすることで認知を変化させるニューロフィードバックという手法が開発され，介入・リハビリテーションとしての役割も期待されている．もちろんこれらの研究にもいまだ技術・倫理的な課題が多く残されており，今後さらなる研究が必要である．

（岡本悠子，小坂浩隆）

● 文献

1) Lange N, et al. Longitudinal volumetric brain changes in autism spectrum disorder ages 6-35 years. Autism Res 2015：8（1）：82-93.

2) Ecker C, Bookheimer SY, Murphy DG. Neuroimaging in autism spectrum disorder：Brain structure and function across the lifespan. Lancet Neurol 2015：14（11）：1121-1134.

3) Herringshaw AJ, et al. Hemispheric differences in language processing in autism spectrum disorders：A meta-analysis of neuroimaging studies. Autism Res 2016：9（10）：1046-1057.

4) Yang J, Hofmann J. Action observation and imitation in autism spectrum disorders：An ALE meta-analysis of fMRI studies. Brain Imaging Behav 2016：10（4）：960-969.

5) Nomi JS, Uddin LQ. Face processing in autism spectrum disorders：From brain regions to brain networks. Neuropsychologia 2015：71：201-216.

6) Perlman SB, et al. Experimental manipulation of face-evoked activity in the fusiform gyrus of individuals with autism. Social Neurosci 2011：6（1）：22-30.

7) Okamoto Y, et al. Age-dependent atypicalities in body-and face-sensitive activation of the EBA and FFA in individuals with ASD. Neurosci Res 2017：119：38-52.

8) Di Martino A, et al. Enhancing studies of the connectome in autism using the autism brain imaging data exchange II. Sci Data 2017：4：170010.

9) Lombardo MV, et al. Different functional neural substrates for good and poor language outcome in autism. Neuron 2015：86（2）：567-577.

9. 発達障害の脳画像

b. ADHD の脳画像

　注意欠如・多動症（attention-deficit/hyperactivity disorder：ADHD）は脳機能に起因した，不注意・多動性-衝動性を主徴とする神経発達障害である．その神経基盤の解明を目的として ADHD の脳画像研究は盛んに行われており，磁気共鳴画像（MRI），ポジトロン断層撮影（PET），近赤外線スペクトロスコピィ（NIRS），脳磁図（MEG）などさまざまなモダリティが利用されている．本項ではなかでも，放射線被曝がなく非侵襲的で空間分解能に優れているという利点があることから，ADHD の脳画像研究の主流となっている MRI 研究（脳形態，機能的 MRI〈fMRI〉）を中心に知見を紹介する．

① 脳形態研究[1]

　脳形態研究は古くから行われている研究であるが，近年では，脳の容積，形態の変化を検出することを目的とした VBM（voxel-based morphometry）という手法が一般的に用いられる．全脳解析による VBM 研究のメタ分析により，被殻，淡蒼球，尾状核を含む右の大脳基底核の灰白質容積の減少が報告されている．また，皮質厚を測定する研究では，前頭葉，側頭葉，小脳に皮質厚の異常が報告されており，さらに，10〜17 歳の縦断的研究では，前頭葉，上側頭葉，頭頂葉で皮質厚のピークに 2〜5 年の遅れを認めた．

② fMRI 研究

　fMRI は MRI 装置内でさまざまな認知課題を行い，その課題処理に関連して活動する脳領域を特定する手法である．実行機能やタイミング課題を用いた fMRI 研究のメタ分析では，ADHD 患者で前頭葉-線条体，前頭葉-頭頂葉，前頭葉-小脳の脳機能不全を示した（図 1）．また，ADHD では報酬系機能にも障害があることが知られており，われわれは金銭報酬課題を用いた fMRI を行ったところ，高報酬時には腹側線条体が活性化したが，低報酬時には活性化しなかった．さらに，メチルフェニデート塩酸塩徐放錠の内服で，低報酬時でも同部位の活性化が認められるようになった．これは，ADHD では報酬系に関する脳領域である腹側線条体の機能異常があるのとともに，メチルフェニデート塩酸塩徐放錠によりその機能が改善することを示唆している[2]．

③ 安静時 fMRI 研究

　課題を行う必要がなく，神経ネットワークの解析が可能な安静時 fMRI（resting state fMRI）の

図1 異なる認知課題における fMRI 研究の 3 つのメタ分析

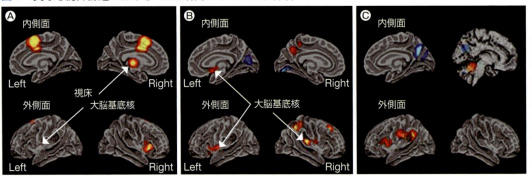

A：抑制課題：右下前頭皮質，前部帯状回／補足運動野，左線条体，右視床で活性低下．
B：注意課題：右背外側前頭前皮質，右下頭頂皮質，大脳基底核と視床の後部で活性低下，右小脳と左楔部で活性上昇．
C：タイミング課題：左下前頭皮質，左下頭頂葉，右小脳外側で活性低下，後部帯状皮質で活性上昇．

図2 定型発達，ADHD Met-carriers 群，ADHD Val/Val 群の灰白質容積

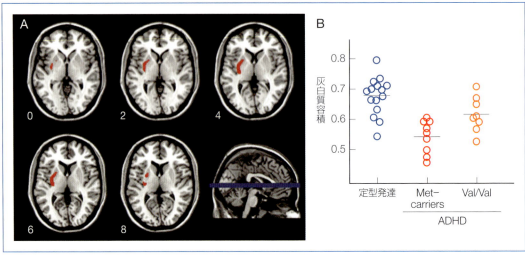

A：定型発達と ADHD 群で灰白質容積の差を認めた部位．
　ADHD 群は定型発達群に比べて左の線条体で有意な灰白質容積の減少を示した（$p=0.028$，FWE-corrected cluster level）．
B：3 群（定型発達，ADHD Met-carriers 群，ADHD Val/Val 群）における A で示した部位の灰白質容積．

図3 定型発達，ADHD Met-carries 群，ADHD Val/Val 群の背外側前頭前皮質と小脳 Crus I/II の機能的結合

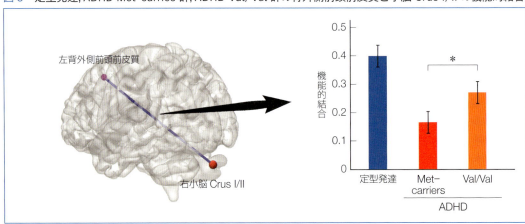

ADHD 群は定型発達群に比べて，右小脳 Crus I/II と左背外側前頭前皮質の機能的結合が有意に低下しており（$p=0.011$，FWE-corrected cluster level），さらにその機能的結合は，Val/Val 群に比べて Met-carriers 群で有意に低かった（*$p < 0.05$）．

研究が近年注目されている．ADHDでは，default mode networkの前後の領域（内側前頭前皮質，後部帯状皮質，楔前部）の機能的結合の低下や，default mode，frontoparietal，attention networkの相互作用の異常，報酬に関係する，眼窩前頭前皮質，腹側前頭前皮質，腹側線条体を含むネットワークの異常が報告されており，これらのシステムの成熟が遅延または変化していると考えられている[3]．

　最近では，遺伝子と画像研究とを融合させたimaging genetics studyも報告されている．われわれは安静時fMRIや脳構造画像により，ADHD児では，実行機能に関連する背外側前頭前皮質と小脳の機能的結合が低下していることや被殻の灰白質容積が減少しており，さらにその機能的結合低下や灰白質容積減少にはドパミン分泌を通して実行機能に関わるCOMT（catechol-*O*-methyltransferase）の遺伝子多型Val158Met（rs4680）が関連していることを示した[4,5]（図2，3）．まだpreliminaryな結果ではあるが，このように脳画像研究は遺伝子と表現型との橋渡しをする中間表現型としての役割も期待されている．

おわりに

　DSMは主に臨床症状に基づいたカテゴリカルな診断だが，必ずしも障害のメカニズムをとらえておらず，診断が病態に応じた治療に結びついていかない側面がある．この問題を解決するため，National Institute of Mental HealthではRDoC（Research Domain Criteria）という考えを提唱している[6]．これは，遺伝子や神経科学などの病態生理学研究に基づいて診断のフレームワークを新たに組み直そう，という考え方である．将来的には脳画像を用いて，一人ひとりの病態をとらえ，その病態に応じた治療が行われるようになることを期待する．

（水野賀史，島田浩二，友田明美）

文献

1）Rubia K, Alegria A, Brinson H. Imaging the ADHD brain：Disorder-specificity, medication effects and clinical translation. Expert Rev Neurother 2014；14：519-538.
2）Mizuno K, et al. Osmotic release oral system-methylphenidate improves neural activity during low reward processing in children and adolescents with attention-deficit/hyperactivity disorder. NeuroImage Clin 2013；2：366-376.
3）Castellanos FX, Aoki Y. Intrinsic functional connectivity in attention-deficit/hyperactivity disorder：A science in development. Biol Psychiatry Cogn Neurosci Neuroimaging 2016；1：253-261.
4）Shimada K, et al. Ethnic differences in COMT genetic effects on striatal grey matter alterations associated with childhood ADHD：A voxel-based morphometry study in a Japanese sample. World J Biol Psychiatry 2015 Nov 18：1-7.
5）Mizuno Y, et al. Catechol-O-methyltransferase polymorphism is associated with the cortico-cerebellar functional connectivity of executive function in children with attention-deficit/hyperactivity disorder. Scientific Reports 2017；doi：10.1038/s41598-017-04579-8.
6）Insel TR, Cuthbert BN. Medicine. Brain disorders? Precisely. Science 2015；348：499-500.

Part 3　発達障害データ集

9. 発達障害の脳画像

c. LD の脳画像

　LD（learning disorders）は読み・書き・計算といった基本的な学業的技能の習得困難であり，その背景として先天的な脳機能異常を推定している．障害の背景にある脳機能異常を明らかにするために機能的磁気共鳴画像（MRI）や脳容量解析などの脳画像を用いた研究が行われているが，その多くは多数例を対象とし統計的手法を用いたものであり，個々の事例で脳画像異常が認められるということではない．LD の脳画像研究のうち書字障害に関する研究は少ないことから，ここでは発達性ディスレクシアを中心とする読字障害と計算障害について述べる．

① 読字障害（発達性ディスレクシア）

a. 読字に関わる脳部位

　機能的 MRI やポジトロン断層撮影（PET）などの脳機能画像研究により，読字には主として次の 3 つの領域が関わることが知られている[1]（図 1）.
① 左頭頂側頭移行部（上側頭回，角回，縁状回）
② 左側頭葉後下部（紡錘状回中部）
③ 下前頭回
　このうち，左頭頂側頭移行部は音韻処理に関わる部位であり，1 つずつ文字を音へと変換する初期の読みに関与すると考えられている．左側頭葉後下部のうち紡錘状回中部は，単語や親密度の高い文字列に特異的な活動を示す部位であり，単語形体領野（visual word form area：VWFA）と呼ばれている．単語をまとまりで読んでいくような習熟した読み手の流暢な読みに関与する．下前頭回は発語に関わる部位であり，音韻処理の補助的役割を果たすと考えられている．

b. 脳機能画像を用いた研究

　機能的 MRI などの脳機能画像研究により，発達性ディスレクシアでは左頭頂側頭移行部と左紡錘状回中部（VWFA）の活動が定型発達児者と比べ弱いことが確認されている[2]．紡錘状回は十分に学習された視覚刺激の処理に関与すると考えられ，左側では前方にいくほど偽文字〜文字〜二文字列〜四文字列〜実在語と，より習熟した文字や文字列に対して段階的に反応の特異性を増す[3]．発達性ディスレクシア児ではこのような段階的な左紡錘状回の機能分布が認められておらず[4]，皮質機能の特殊化に問題があると考えられる．

　機能画像研究で確認される活動低下部位には，生物学的な障害部位に加えて，学習の不十分さの結果として生じる二次的な活動低下部位も含まれる．近年では高解像度の 3D-MRI 画像を用いた

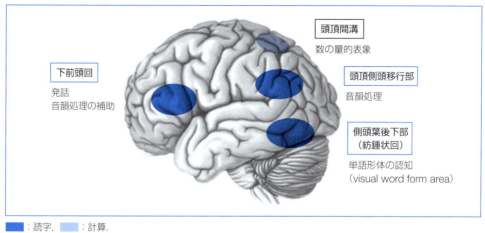

図1 読字および計算に関わる脳部位
■：読字，■：計算．

脳容量解析や，拡散テンソル画像（diffusion tensor image：DTI）を用いた白質路の解析など，微細な構造異常を明らかにしようとする研究も行われている．脳容量解析の1つである voxel-based morphometry（VBM）を用いた研究のメタ解析では，右上側頭回と左上側頭回の皮質に容量低下が認められている．VWFA を含む左側頭葉後下部についてはいくつかの研究で容量低下が報告されているものの，メタ解析では有意にならなかったと報告されている[5]．さらに，DTIによる研究についてのメタ解析では，側頭頭頂領域に所見が集中することが確認されている[6]．

❷ 計算障害

a. 計算に関わる脳部位

さまざまな数的処理や計算課題における機能画像研究から，両側頭頂葉，特に頭頂間溝が数の量的な表象に関わる中核的な部位であることが明らかにされている[7]（図1）．これに加えて，数的処理や計算課題の実施中にはさまざまな脳部位に活動が認められる．Fias らはこれらの活動部位を数の処理に関わる脳機能ネットワークとして次の4つの系に整理している[8]．

① 頭頂間溝/上頭頂小葉：数の量的な表象に関与
② 基底核＋前頭−頭頂経路：ワーキングメモリーシステム
③ 角回＋側頭葉内側部：宣言的記憶，意味記憶
④ 前頭前野：注意の維持に関与

暗記してしまっているような小さな数のたし算やかけ算などでは，③の一部である角回が関わることが確認されている．一方，②や④は複雑な計算ほど関与が大きくなると考えられる．

b. 脳機能画像を用いた研究

計算障害についての脳機能画像研究では数の量的表象に関わる頭頂葉に活動低下を認めるとする報告が多い．数の大小比較を課題として用いた機能的 MRI 研究のメタ解析では，計算障害のある

Part 3 発達障害データ集

児では定型発達児と比べ，両側頭頂葉に活動低下を認めることが報告されている．また左右の前頭葉や左紡錘状回にも活動低下部位が認められている[9]．

　計算障害に関する脳構造異常に関する研究は多くないが，脳容量解析と DTI を組み合わせた解析により，右側頭頭頂領域の白質に容量低下と DTI による異常が報告されている[10]．また，頭頂葉白質の容量低下を認めることの多い低出生体重児を対象とする研究で，計算障害を認める児では左頭頂葉の白質容量が有意に少ないという報告もある[11]．

c. 計算障害のサブタイプ

　数の量的な表象に関わる両側頭頂葉，特に頭頂間溝が計算障害の中核的な障害部位と考えられているが，計算障害と診断される児のなかには，数の量的な表象能力の障害が明らかでないものもある．前述の数処理に関わる脳機能ネットワークのうち ②〜④ といった異なる系が関わっていると考えられ，その障害のされ方が計算障害のサブタイプに関与すると予測される．

(関あゆみ)

● 文献

1) Pugh K, et al. Functional neuroimaging studies of reading and reading disability (developmental dyslexia). Ment Retard Dev Disabil Res Rev 2000；6：207-213.

2) Richlan F, Kronbichler M, Wimmer H. Functional abnormalities in the dyslexic brain：A quantitative meta-analysis of neuroimaging studies. Hum Brain Mapp 2009；30：3299-3308.

3) Vinckier F, et al. Hierarchical coding of letter strings in the ventral stream：Dissecting the inner organization of the visual word-form system. Neuron 2007；55：143-156.

4) Vandermosten M, Hoeft F, Norton ES. Integrating MRI brain imaging studies of pre-reading children with current theories of developmental dyslexia：A review and quantitative meta-analysis. Curr Opin Behav Sci 2016；10：155-161.

5) Richlan F, Kronbichler M, Wimmer H. Structural abnormalities in the dyslexic brain：A meta-analysis of voxel-based morphometry studies. Hum Brain Mapp 2013；34：3055-3065.

6) Vandermosten M, et al. A qualitative and quantitative review of diffusion tensor imaging studies in reading and dyslexia. Neurosci Biobehav Rev 2012；36：1532-1552.

7) Rapin I. Dyscalculia and the Calculating Brain. Pediatr Neurol 2016；61：11-20.

8) Fias W, Menon V, Szucs D. Multiple component of developmental dyscalculia. Trends Neurosci Educ 2013；2：43-46.

9) Kaufmann L, et al. Meta-analyses of developmental fMRI studies investigating typical and atypical trajectories of number processing and calculation. Dev Neuropsychol 2011；36：763-787.

10) Rykhlevskaia E, et al. Neuroanatomical correlates of developmental dyscalculia：Combined evidence from morphometry and tractography. Front Hum Neurosci 2009；3：51.

11) Isaacs EB, et al. Calculation difficulties in children of very low birthweight：A neural correlate. Brain 2001；124：1701-1707.

● 参考文献

• 関あゆみ．LD の脳機能．児童青年精神医学とその近接領域 2017（印刷中）．

10. 発達障害のバイオマーカー

　バイオマーカーとは，人体のある生物学的な指標を用いて客観的に評価でき，ある疾患の診断や治療効果の判定につなげられるものである．たとえば，腫瘍マーカーや糖尿病においてのHbA1cはバイオマーカーとして有用である．精神医学領域においても，統合失調症やうつ病で多数の報告がなされている．しかし，発達障害圏となると，探究はされているが実用化されるほどの有力なバイオマーカーは存在していないのが実状である．本項では，各発達障害のバイオマーカー候補を紹介する．

① 自閉症スペクトラム（ASD）

a. 視線計測

　社会性の障害が中核症状である自閉症スペクトラム（autism spectrum disorder：ASD）では，社会性に関連したバイオマーカーの探究がなされている．視線が合いづらい，相手の顔の目の部位をあまり見ないASDの人を対象に視線計測は盛んに行われている．ASD幼児の共同注視への正反応数はコミュニケーション能力と正の相関があり[1]，人と幾何学模様の映像を同時に提示した際に人の映像を好んで見るASD幼児ほど1年後のASD症状は軽減している[2]といった報告がなされている．わが国でも人の顔，バイオロジカルモーションや幾何学模様への注視の特徴をとらえる視線計測器が開発中であり，その計測器を用いた研究報告もある[3]．侵襲性がなく比較的容易に実施できる視線計測は，さまざまな場面と用途で使用することが期待できるバイオマーカーである．

b. 羊水中のホルモン濃度

　母体の羊水中のホルモン濃度はASD発症に関連しているとされる．羊水中のホルモン値を測定した大規模なコホート研究（図1）では，生後にASDと診断された男性の羊水は定型発達群と比較して，プロゲステロン，17α-ヒドロキシプロゲステロン，アンドロステンジオン，テストステロン，コルチゾール値が有意に高値であった[4]．胎児期の性ホルモン曝露量は手の2D：4D ratio（示指環指比）に関与しているといわれており，男性ASDは2D：4D ratioが低値で，日本人女性ASDでは高値であったという研究結果もある[5]．2D：4D ratioは侵襲なく比較的容易にできるバイオマーカーとなりうるかもしれない．

c. 脳画像研究

　脳画像領域においても簡便なるバイオマーカーが探究されている．脳磁図（magnetoencephalography：MEG）を用いた聴覚刺激の研究では，ASD児においてどの周波数帯域でも上側頭回でのM100の潜時遅延が認められた[6]．機能的磁気共鳴画像（functional MRI：fMRI）研究では，課題遂行時の特徴的な脳賦活が探究されているほか，近年では安静時fMRI研究がさかんであり，ASD特有の脳

247

図1 発達障害者の胎児時の羊水中ホルモン濃度

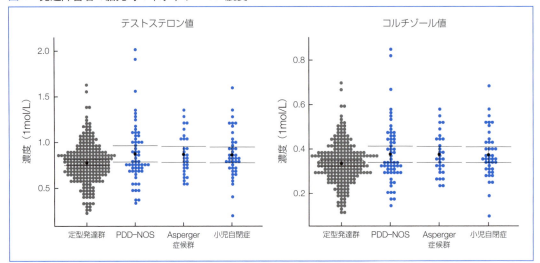

のちに自閉症スペクトラム群（特定不能の広汎性発達障害〈PDD-NOS〉，Asperger症候群，小児自閉症〈childhood autism〉：右3列）と診断された男性の胎児のときの羊水中のテストステロン値，コルチゾール値は，定型発達群（左列）より有意に高い．
(Baron-Cohen S, et al. Mol Psychiatry 2015[4]）の図を一部掲載）

内の機能的結合が探究されている[7,8]．この領域は機器や解析方法の進歩が目覚ましく，今後さまざまなバイオマーカーの開発が期待される．

d. 遺伝子研究

遺伝子研究では，社会性のホルモンといわれるオキシトシンの受容体遺伝子多型[9]やシナプス機能に関連するNeurexinや神経細胞の発達の際の位置に関連するRELNなどが関連遺伝子として探究されている．頭皮の毛根細胞の*CNTNAP2*遺伝子（細胞間接着因子を作る遺伝子）の発現低下の報告もある[10]．ただし，多因子疾患であるASDにおいて，遺伝子研究の結果から指摘できるASDは一部分に限定されており，ASDと診断される人に共通の遺伝子が発見されたわけではない点は注意が必要である．

❷ 注意欠如・多動症（ADHD）

抑制機能の障害がある注意欠如・多動症（attention-deficit/hyperactivity disorder：ADHD）のバイオマーカー候補の1つとして，行動抑制に関連する右前頭前野の賦活がある．抑制機能を測定するGo/NoGo課題実施中の脳賦活を近赤外線スペクトロスコピィ（near-infrared spectroscopy：NIRS）を用いて計測すると，定型発達児では右前頭前野の有意な賦活を認めたのに対しADHD児では認められなかった[11]が，治療薬（塩酸メチルフェニデート徐放錠またはアトモキセチン）内服後ではADHD児においても右前頭前野の有意な賦活を認めた[11]．このように治療効果を客観的に示すことができるものはバイオマーカーとして有用である．

ほかにも，サッケード眼球運動でも抑制機能の障害が報告されており[12]，注視点移動に伴う順行性サッケード運動中に固視点が一瞬消失することによって反応潜時が短くなるギャップ効果がADHD児では減弱しており，意識的に注視活動を維持する機能低下が推測されている．

❸ 限局性学習症（SLD），Tourette 症

　限局性学習症（specific learning disorder：SLD）や Tourette 症の有力なバイオマーカー候補は現在のところ報告されていない．SLD の一つである発達性ディスレクシアでは右小脳の灰白質容量がバイオマーカーになりうるとの海外の報告[13]があるが，その困難は言語体系にも依存するため慎重に見極める必要がある．Tourette 症では，*SLITRK1*，*HDC*，*IMMP2L*，*NLGN4X*，*CNTNAP2* などの候補遺伝子がいわれている．

● おわりに

　本項では，各発達障害のバイオマーカー候補を紹介した．紹介したほかにも多数の研究がなされている．近い将来，これらのバイオマーカー候補の精度が向上したり，新たな有力なバイオマーカーが発見されたり，各障害の早期発見や治療効果判定の客観的評価につながることを期待したい．一方で，各発達障害の同じ診断名であっても，特性も重症度もさまざまで異種性（heterogeneity）があるなかで，HbA1c のような画一されたバイオマーカーが発見されるのは難しいとも考えられるし，発達障害間のオーバーラップも想定されるために，その障害にどれだけ特異的なものであるかにも注意が必要である．

（小坂浩隆）

● 文献

1）Falck-Ytter T, et al. Gaze performance in children with autism spectrum disorder when observing communicative actions. J Autism Dev Disord 2012；42（10）：2236-2245.

2）Franchini M, et al. Brief report：A preference for biological motion predicts a reduction in symptom severity 1 year later in preschoolers with autism spectrum disorders. Front Psychiatry 2016；7：143.

3）Fujioka T, et al. Gazefinder as a clinical supplementary tool for discriminating between autism spectrum disorder and typical development in male adolescents and adults. Mol Autism 2016；7：19.

4）Baron-Cohen S, et al. Elevated fetal steroidogenic activity in autism. Mol Psychiatry 2015；20（3）：369-376.

5）Masuya Y, et al. Sex-different abnormalities in the right second to fourth digit ratio in Japanese individuals with autism spectrum disorders. Mol Autism 2015；6：34.

6）Roberts TP, et al. MEG detection of delayed auditory evoked responses in autism spectrum disorders：Towards an imaging biomarker for autism. Autism Res 2010；3（1）：8-18.

7）Jung M, et al. Default mode network in young male adults with autism spectrum disorder：Relationship with autism spectrum traits. Mol Autism 2014；5：35.

8）Yahata N, et al. A small number of abnormal brain connections predicts adult autism spectrum disorder. Nat Commun 2016；7：11254.

9）LoParo D, Waldman ID. The oxytocin receptor gene (OXTR) is associated with autism spectrum disorder：A meta-analysis. Mol Psychiatry 2015；20（5）：640-646.

10）Maekawa M, et al. Utility of scalp hair follicles as a novel source of biomarker genes for psychiatric illnesses. Biol Psychiatry 2015；78（2）：116-125.

11）門田行史，山形崇倫．NIRS 計測を用いた小児 ADHD 治療薬の効果判定法の開発．MEDIX 2015；63：8-12.

12）Matsuo Y, et al. Gap effect abnormalities during a visually guided pro-saccade task in children with attention deficit hyperactivity disorder. PLoS One 2015；10（5）：e0125573.

13）Pernet CR, et al. Brain classification reveals the right cerebellum as the best biomarker of dyslexia. BMC Neurosci 2009；10：67.

Part 3　発達障害データ集

11.　診断・評価ツール

[スクリーニングツール]
a.　M-CHAT

❶ 評価法の概要と実施手続き

　M-CHAT（Modified Checklist for Autism in Toddlers；乳幼児期自閉症チェックリスト修正版）[1] は，16〜30 か月の一般乳幼児に対して，自閉症スペクトラム（autism spectrum disorder：ASD）の一次スクリーニング目的で使用される．全 23 項目から成り，各項目に対して，はい・いいえで答える親記入式の質問紙である．

　M-CHAT を用いた標準的なスクリーニング手続きは 2 段階である．第 1 段階スクリーニングでは親に M-CHAT に回答してもらう．そこで基準を超えた陽性（ASD が疑われる）ケースに対しては，約 1〜2 か月後に第 2 段階スクリーニングとして，保健師や心理職などの専門家が電話面接で不通過項目を中心とした発達状況を具体的に確認する．このように，スクリーニングのプロセスは 1 回限りではなく，複数回行うことが肝要である．第 2 段階スクリーニングにおいて陽性のケースについては，個別面接を案内し，親から子どもの詳細な発達歴を聴き取り，児の行動観察および発達検査を行うことにより，包括的な発達評価を行う．

　M-CHAT の日本語版は，その信頼性と妥当性が確認され[2]，1 歳 6 か月健診で使用された場合の有用性も報告されている[3]．また，6 項目（項目 6, 13, 5, 15, 21, 9）からなる短縮版も提案されている[4]．

❷ 構成と評定

　採点は，基本的には，「いいえ」に○がつくと不通過となるが，ASD 特異的な行動を示す 4 項目（項目 11, 18, 20, 22）に関しては，「はい」に○がつくと不通過となる．M-CHAT スクリーニングの基準として，アメリカの原版では，全 23 項目中 3 項目以上不通過，または重要 6 項目（他児への関心，興味の指さし，興味ある物を見せに持ってくる，模倣，呼名反応，指さし追従〈項目 2, 7, 9, 13, 14, 15〉）中 2 項目以上不通過，という 2 つが採用されている．日本では，1 歳 6 か月健診への導入に際しては，アメリカにおける主な対象児（平均 2 歳）の月齢との違いを考慮して，第 1 段階スクリーニングの基準を全 23 項目中 3 項目以上の不通過または重要 10 項目（原版の重要 6 項目に，要求の指さし，耳の聞こえの心配，言語理解，社会的参照〈項目 6, 20, 21, 23〉を追加）中 1 項目以上の不通過と閾値を低くし，第 2 段階スクリーニングの基準を全 23 項目中 3 項目以上の不通過または重要 10 項目中 2 項目以上の不通過としている．

　M-CHAT 短縮版の基準値は，第 1, 2 段階スクリーニングともに 6 項目中 1 項目以上の不通過である．

③ 結果の解釈

M-CHAT は，ASD のリスクを発見するためのスクリーニングツールであるため，第 2 段階スクリーニングを経て陽性となったケースであっても，すぐさま ASD と診断されるとは限らない．ASD の最終的な診断は，専門家がさらに詳細なアセスメント（p.37, 258〜268 参照）や数回の面接，および発達経過を追ってから行われる．

M-CHAT の 23 項目版は，実際に日本の 1 歳 6 か月健診に導入され，1,851 人を対象に 3 歳以降（3〜6 歳）まで長期フォローアップが行われた[3]．全体で 51 人が平均生後 49.4 か月の時点で ASD と判断され，そのうち，2 段階のスクリーニングプロセスを経て陽性とされた ASD 児は 20 人（男児 14 人〈70％〉，高機能 8 人〈40％〉）であった．第 1 段階での ASD についての感度（ASD 児のうち，M-CHAT が正しく ASD とした児の割合）は 0.69，特異度（非 ASD 児のうち，M-CHAT が正しく ASD を否定した児の割合）は 0.84 であった．第 2 段階スクリーニングの感度は 0.48，特異度は 0.99，陽性的中率（M-CHAT が ASD とした児のうち，実際に ASD であった児の割合）は 0.45 であった．感度はいくぶん低いように感じられるかもしれないが，診断評価面接で非 ASD と判断された児も全般的発達，言語発達，多動，注意機能など発達的側面に何らかのニーズがある児であった，と報告されている[3]．M-CHAT の短縮版の精度は，23 項目版を使用した場合とほぼ同等である[4]．M-CHAT の結果を解釈する際には，第 1, 2 段階スクリーニングの感度，特異度などを考慮する必要があるが，実施年齢が 1 歳 6 か月であることにも十分に留意する．

④ 使用上の留意点

まず，M-CHAT は，一次スクリーニング目的で作成され，カットオフ値が設定されていることに留意する．一次スクリーニングでは，見逃しを少なくするために感度がより重視される．感度と特異度はトレードオフの関係にあることを理解して使用する．また，推奨されているカットオフ値を使用する場合であっても，その結果のみでリスクの判断をするべきではない．スクリーニングの結果がそのまま診断と一致するわけではなく，必ず偽陰性あるいは疑陽性が生じる．発達障害の症状程度は連続的であるため，カットオフ値を下回っていても観察などによってニーズがあると判断した場合には，支援につなげる．

（稲田尚子）

● 文献

1）Robins DL, et al. The modified checklist for autism in toddlers：An initial study investigating the early detection of autism and pervasive developmental disorders. J Autism Dev Disord 2001：31：131-144.
2）Inada N, et al. Reliability and validity of the Japanese version of the Modified Checklist for Autism in Toddlers（M-CHAT）. Res Autism Spectrum Disord 2011：5：330-336.
3）Kamio Y, et al. Effectiveness of using the Modified Checklist for Toddlers with Autism in two-stage screening of autism spectrum disorder at the 18-month health check-up in Japan. J Aut Dev Disord 2014：44：194-203.
4）Kamio Y, et al. Brief report：Best discriminators for identifying children with autism spectrum disorder at an 18-month health check-up in Japan. J Autism Dev Disord 2015：45：4147-4153.

Part 3　発達障害データ集

11. 診断・評価ツール

［スクリーニングツール］
b. 質問紙（AQ, SRS）

　本項では日本語版が出版ないしは入手可能で，日本の発達障害臨床でよく使われるスクリーニングツール，特に質問紙について，紹介する．

1 AQ [1,2]

　AQ（Autism-Spectrum Quotient）は，日本（AQ日本語版：AQ-J）や欧米で最も使用されているスクリーニングツールの一つであり，成人用と児童用がある．自閉症特性は連続するという自閉症スペクトラム（autism spectrum disorder：ASD）仮説に基づき，その得点によってASDかどうか，ASD特性の強弱などを判断し，臨床場面でのスクリーニングとともに，定型発達を含む診断には至らない人の自閉症傾向の個人差を測定できる．

　成人用の対象年齢は16歳以上であり，50項目の質問で構成されている．社会的スキル，注意の切り替え，細部への関心，コミュニケーション，想像力の5つの下位尺度があり4件法で答える．児童用は6歳から15歳を対象にしており，構成内容は成人用と基本的に同じである．成人用AQが自己回答形式であるのに対して，児童用AQは父母などの保護者など，対象児をよく知る人による他者評定形式となっている．

　AQ日本語版・成人用では33点を，児童用では25点以上がカットオフポイントとして提案されている．一般の人の得点の分布は正規分布に近いが，平均値は社会人男性で19.1点，女性で17.9点であり男女差があることに注意すべきである．また，当然のことであるが，ASD群と定型発達群の得点には重なる部分がある（図1）[3]．AQを使用する際にはカットオフポイントのみにとらわれず，図1のような分布をイメージしながら使用すべきである．ASD成人の約20％はカットオフポイントの32点未満であり，低得点であるからといってASDを除外することはできない．

　AQを20項目に短縮したツールを一般人口に用いた調査ではADOS-4（Autism Diagnostic Observation Schedule-4）との総合点との相関が低く，敏感度，特異度とも満足すべき水準ではなかったとする報告[4]がある．

　AQはネット上で簡単に計算できるサイトがあり，当事者や家族も利用して自己判断することがある．このような使用法は不適切であり，AQはあくまでスクリーニングツールであり，診断のためのツールでないことに留意すべきである．

252

図1 AQの得点分布

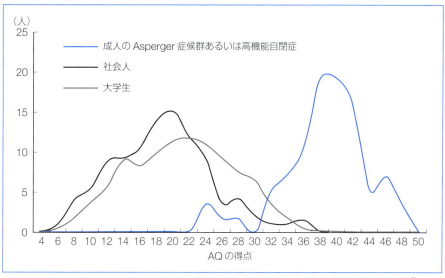

(若林 明. 児童青年精神医学とその近接領域 2012[3] より)

2 SRS

対人応答性尺度（Social Responsiveness Scale：SRS）は，Constantinoら[5]によって開発された．ASDの子どもの行動を親または教師が4件法で回答する質問紙である．全部で65項目あり，5つの下位尺度（対人的気づき，対人認知，対人コミュニケーション，対人的動機づけ，自閉的常同症）に分かれている．ASD特性を連続的に評価しうる尺度であることが示されている[6]．成人版についても児童版と同様にASD特性を連続的に定量できる尺度であることが特徴である[7]．またAQの成人用が自己回答形式であるのに対し，SRSは本人をよく知っている者が記載することとなる．なおSRS-2の成人版には自己回答形式のものもあるが，わが国では未発売である．

3 施行の実際

AQとSRSについて紹介した．どちらも国内外で頻用される代表的なASDのスクリーニングツールである．両者ともASDの患者だけでなく，一般の人にも活用できる．また，両者とも背景にあるのはスペクトラム概念であり，自閉症と定型発達の間にクリアな境界はなく，自閉症特性は，一般の人のなかにも濃淡はあっても連続していることを前提に使用することになる．使用に際しては，性別と年齢による違いは常に意識しなければならない．

一般の精神科外来では，抑うつや不安などの一般的な症状で受診する事例のなかでどのようにASDをスクリーニングするかが重要なテーマである．その際に，ASDであるかないかという二者択一ではなく，ASD特性がどの程度あるのか，その強弱を知ることが臨床的に有用なことが多い．たとえ診断がASDではなくても，自閉症特性が強い場合には学校適応や社会適応上の問題が生じたり，孤立や不安などのメンタルな問題が生じる可能性が高いため，丁寧な問診が必要になる．AQやSRSは一般の外来患者のなかからASDの事例をスクリーニングする二次スクリーニングのツー

Part 3　発達障害データ集

ルとしても有用であるが，個々の事例の治療方針を検討する際の情報源として活用すべきだろう．

　日本の初診や再診の外来では，一人の患者にかけられる時間が限られていることを考慮すれば，ともに実施には 10〜20 分程度と簡便で，このようなツールを一種の症状チェックリストとして使用することは，発達障害を見逃さないための工夫として有用であろう．これらのツールは診断や評価に必要な情報を効率よく収集するための手段であり，カットオフポイントを超えたか，超えないかで診断を肯定したり否定するものではないことは強調しておかねばならない．

　思春期以降の ASD や注意欠如・多動症（attention-deficit/hyperactivity disorder：ADHD）では精神科的合併症の有無や程度についても十分な考慮が必要であり，臨床トレーニングを積んだ臨床家が，問診や行動観察，学校や家庭の情報などを総合的に判断することが診断には必要である．

④ 入手方法

　AQ に関しては三京房より購入が可能である．また日本語版 SRS の著作権は日本文化科学社が所有しており，使用許諾については同社に問い合わせていただくことになる．

（内山登紀夫）

● 文献

1) Baron-Cohen S, Wheelright S, 若林　明. 成人用 AQ 日本語版　自閉症スペクトラム指数　使用手引き. 三京房；2016.
2) Baron-Cohen S, Wheelright S, 若林　明. 児童用 AQ 日本語版　自閉症スペクトラム指数　使用手引き. 三京房；2016.
3) 若林　明. 自閉症スペクトラム指数（AQ）日本語版を使用するための基礎知識　一般成人用ならびに児童用について. 児童青年精神医学とその近接領域 2012；53（3）：293-298.
4) Brugha TS, et al. Validating two survey methods for identifying cases of autism spectrum disorder among adults in the community. Psychol Med 2012；42（3）：647-656.
5) Constantino JN, et al. The factor structure of autistic traits. J Child Psychol Psychiatry 2004；45（4）：719-726.
6) 神尾陽子ほか. 対人応答性尺度（Social Responsiveness Scale：SRS）日本語版の妥当性検証　広汎性発達障害日本自閉症協会評定尺度（PDD-Autism Society Japan Rating Scales；PARS）との比較. 精神医学 2009；51（11）：1101-1109.
7) Takei R, et al. Verification of the utility of the social responsiveness scale for adults in non-clinical and clinical adult populations in Japan. BMC Psychiatry 2014；14：302.

11 ●診断・評価ツール／スクリーニングツール／ c. PARS-TR

11. 診断・評価ツール

[スクリーニングツール]
c. PARS-TR

❶ 評価法の概要

　PARS-TR（Parent-interview ASD Rating Scale-Text Revision）はわが国で開発された自閉スペクトラム症（autism spectrum disorder：ASD）に特化した評定尺度であり，和名は「親面接式自閉スペクトラム症評定尺度─テキスト改訂版」である．PARS-TR は ASD に特異的あるいは ASD に認められる発達・行動症状の観点から評定対象児者の行動特徴を評定することによって，対象児者の診断補助情報を「ASD が強く示唆される／その可能性は低い」という形で提示すると同時に，対象児者の支援ニーズと支援の手がかりを把握するものである．ただし PARS-TR によって ASD の確定診断ができるわけではない．PARS-TR は本来，支援ツールとして開発されたものである．また，PARS-TR の実施条件については，特に厳格な資格制限を設けていないが「ASD の基本的知識を有する ASD に関わる専門家」でなければならない．なお，PARS-TR は 2016 年度の診療報酬改訂で，D285「認知機能検査その他の心理検査」の 3「操作と処理が極めて複雑なもの」で収載されている．

❷ 尺度構成と評定システムおよびスクリーニング機能

　PARS-TR の評定項目数は全 57 項目であるが，相互に共通項目を有する 3 つの下位年齢帯尺度で構成されており，幼児期（就学前）尺度[1] 34 項目，児童期（小学生）尺度[2] 33 項目，思春期・成人期（中学生以上）尺度[3] 33 項目となっている．3 年齢帯の尺度で 3 歳から成人までをカバーし，各年齢帯の項目に知的能力障害を合併する場合としない場合に該当する項目が配置されているため，知的水準と年齢の両方で幅広い評定が可能となっている．

　PARS-TR の評定は対象児者の養育者への半構造化面接によるが，母親の面接が困難な場合には，他の主養育者（入所施設の担当職員なども含む）への面接でもよい．評定は 3 段階で，その発達・行動症状の強さを頻度と程度に基づいて，「0」（なし），「1」（多少目立つ），「2」（目立つ）で評定し，評定値の単純加算値が PARS 得点となる．評定不能の場合は「母親から項目に関する情報が得られない」および「その他の障害や発達レベルの影響がある」の 2 種類を記録する．各年齢帯ともに幼児期項目による幼児期の症状が最も顕著なときの評定である幼児期ピーク評定（幼児期尺度による回顧評定）と現在評定（各年齢帯項目による評定実施時の症状評定）の 2 タイプの評定を実施する．幼児期ピーク評定は ASD 特性の把握，現在評定は支援ニーズ（適応困難度）の把握と位置づけられる．さらに各年齢帯に幼児期ピーク評定と現在評定の短縮版[4] が用意されており，それぞ

255

れ 12 項目での評定が可能である.

　スクリーニング機能については，PARS 得点がカットオフポイント以上の場合に「ASD が強く示唆される」となる．しかし，カットオフポイントとは尺度の目的を考慮して感度と特異性の両方がバランスよく高い値を取るポイントに任意に設定されるものである．PARS-TR を標準化した際に得られた感度と特異性は良好な値を示したが，当然のことながら偽陽性や偽陰性の可能性はゼロではない．このことから PARS-TR のカットオフ判定はあくまで診断補助情報としてとらえるべきである．ところで，PARS 短縮版を 3 歳児健診の一次スクリーニングで一般母集団に適用した報告があり，カットオフ 5 点による陽性率の結果は約 9％であった[5]．しかしこの値は，現在知られている ASD の有病率である 2％前後[6,7]よりもかなり高値である．PARS-TR は子どもの育ちの問題を幅広くチェックするものではなく ASD に特化した評定尺度である．PARS-TR は一次スクリーニングではなく二次スクリーニングにおいて使用するものであることに留意されたい.

❸ 実施方法と支援関連情報の把握

　評定では多くの場合，最初に当該症状の有無を確認し，次に冊子版に記載されている［評定の視点］（評定実施上の補足情報）や［評定例］（当該評定となる症状例）を手がかりに最終評定値を確定するとともに症状の詳細を把握していく.

　たとえば，項目 1 で評定 0 の回答「視線はよくあった」が得られれば評定 1 の［評定例］により，養育者が想起している当該場面が要求の場面であるか否か，あるいは視線が合うのは養育者のみであるか否かを把握していく．要求場面でのみ視線が合うのであれば［評定の視点］にも記載されているように最終評定は評定 1 となり，「要求場面では視線が合う」という症状の詳細からは「要求場面を活用して対人交流スキルの獲得を促す」ことが支援関連情報として得られる.

　また，［項目の視点］（質問内容理解のための補足情報で冊子版に記載）を活用することで，質問の仕方を変えることもできる．たとえば，高機能事例で項目 8「一方通行に自分の言いたいことを言う」という症状が認められない場合に「会話に対する相手の関心に気づいて合わせられるかどうかを評定する」という視点に沿って「会話の中で相手が関心を失っていることに気づくのが遅れたりしますか？」と問うこともできる．高機能事例ではこのような些細な困難さへの気づきが重要な診断補助情報および支援関連情報となる場合が少なくない.

　PARS-TR では内容が変わらない範囲で質問を変えることや例示を追加することが許容されているが，これは PARS-TR 実施者の ASD 理解と臨床経験が活用の実際を左右するということでもある.

❹ 入手方法

　スペクトラム出版社より入手する.

（安達　潤）

● 文献
1）辻井正次ほか．日本自閉症協会広汎性発達障害評価尺度（PARS）幼児期尺度の信頼性・妥当性の検討．臨

床精神医学 2006；35：1119-1126.

2）安達　潤ほか．日本自閉症協会広汎性発達障害評価尺度（PARS）・児童期尺度の信頼性と妥当性の検討．臨床精神医学 2006；35：1591-1599.

3）神尾陽子ほか．思春期から成人期における広汎性発達障害の行動チェックリスト：日本自閉症協会版広汎性発達障害評定尺度（PARS）の信頼性・妥当性についての検討．精神医学 2006；48：495-505.

4）安達　潤ほか．広汎性発達障害日本自閉症協会評定尺度（PARS）短縮版の信頼性・妥当性についての検討．精神医学 2008；50：431-438.

5）中島俊思ほか．3歳児健診における保健師による PARS 短縮版活用の可能性と課題．小児の精神と神経 2013；53（1）：47-57.

6）Baron-Cohen S, et al. Prevalence of autism-spectrum conditions：UK school-based population study. Br J Psychiatry 2009；194：500-509.

7）Kim YS, et al. Prevalence of autism spectrum disorders in a total population sample. Am J Psychiatry 2011；168：904-912.

Part 3　発達障害データ集

11.　診断・評価ツール

［診断ツール］
a.　ADI-R

❶ 自閉症スペクトラムの診断ツール

　自閉症スペクトラムの診断において，アメリカ精神医学会が定める "Diagnostic and Statistical Manual of Mental Disorders（DSM）" や WHO が定める ICD（国際疾病分類）という操作的な診断基準が国際的に用いられている．しかしながら，ある一つの行動が診断基準に定められた項目に合致するかどうかの基準は曖昧で，評価者の判断に委ねられている．そのため，評価者の経験，知識，考え方によって診断の均質性や妥当性が担保されないという問題が生じてくる．欧米では DSM に基づいた診断を的確に実施するための診断アセスメントツールが 1990 年代から開発されてきた．日本はそれらの開発・導入において欧米に大きく遅れをとり，2010 年代になってやっとこうしたアセスメントツールがそろってきたところである．

　現在，自閉症スペクトラムの診断アセスメントツールのゴールドスタンダードとされるのは，Autism Diagnostic Interview–Revised（ADI-R：自閉症診断面接　改訂版）[1] と Autism Diagnostic Observation Schedule Second Edition（ADOS-2：自閉症診断観察検査　第 2 版）[2]（p.264 参照）である．これらは，もともと研究において，被験者の診断の妥当性を担保するために開発された検査であるが，診断や支援に必要な情報を系統的かつ効率的に収集できる点で臨床的にも非常に有用である．

❷ ADI-R の概要

　ADI-R は，対象者の養育者を回答者とする半構造化面接によるアセスメントであり，日本語版も刊行されている[3]．そもそも ADI-R は，1989 年に Le Couteur らが開発した The Autism Diagnostic Interview（ADI）[4] を改良して作成された．オリジナルの ADI も，信頼性の高いアセスメントであったが，面接に要する時間が 2～3 時間と長いことや，対象年齢が 5 歳以上と早期発見に対応できないという理由から，1994 年に改訂版の ADI-R が刊行された．これにより，面接時間は 90 分～2 時間に短縮され，対象年齢は 2 歳以上となった．

　対象は，一般精神科や小児科から自閉症スペクトラムの可能性があるとして紹介されたケース，ADI-R と ADOS を開発した研究者チームが診断に至る前のスクリーニングツールとして開発した Social Communication Quotient（SCQ：対人コミュニケーション質問紙）[5,6] がカットオフ値を超えているケースなど，自閉症スペクトラムの疑いのある児・者であり，悉皆的にすべての子どもや成人に実施する検査ではない．

　回答者は養育者であり，母親が一般的である．それ以外に，両親や祖父母，また施設職員なども

回答者となる可能性が考えられる．ただ，自閉症スペクトラムの症状が最も顕著な 4 歳 0 か月～5 歳 0 か月の年齢期に注目して質問が作られているため，この時期の対象者の行動をよく知っていることが必須となる．

❸ 評価の方法

a. 項目と評定

ADI-R には全体で約 90 項目の質問が用意されており，回答は記録用紙にコード化して記入する（コードは主として以下になる，0＝その項目で指定された行動はない，1＝指定された行動の何らかの異常がある，2＝指定された明白な異常がある，3＝明白な異常があり，そのために生活上の大きな機能不全を起こしている）．なお，各質問においては，「現在」の症状，および，症状によって異なるが異常が最も顕著だと考えられる期間「4～5 歳の間」「10～15 歳の間」あるいは「今まで」の症状を同時に把握する．

b. アルゴリズム

診断基準に適合する約 40 項目から構成されるアルゴリズムがあり，面接プロトコルに記したコードを転記し，その合計点から基準のカットオフ値を超えるかどうかを判断する．アルゴリズムには「① 対人的相互反応の質的障害に関連する領域」「② 意志伝達の質的障害に関連する領域」「③ 反復的，常同的な行動様式や興味に関連する領域」「④ 発症年齢の判定に関連する領域」の 4 領域がある．アルゴリズムには「診断アルゴリズム」と「現在症アルゴリズム」がある．診断は診断アルゴリズムに基づいて判断され，前述の 4 領域それぞれにカットオフ値が示されている．現在症アルゴリズムは自閉症スペクトラム児・者の現在の問題を把握することや，介入の効果の測定に用いられる．

❹ 使用上の留意点

ADI-R による評価には，養育者（回答者）の症状への気づきや記憶が強く影響する．養育者が子どもの症状に気づいていないとカットオフ値を超えないし，また，成人期の対象者の診断においては，養育者の記憶があいまいでカットオフ値を超えないこともしばしば経験される．したがって，診断・評価においては ADOS との組み合わせが必須である．

また，ADI-R 日本語版を研究目的で使用したい場合は，2017 年 1 月現在，日本には研究用研修のトレーナー資格を有する者がいないため，海外で開催される研究用研修に参加する必要がある．ADI-R と ADOS は，研究資格を厳密に規定しており，研究資格をもたない者が，これらを使って研究を行うことは許されていない．

❺ 入手方法

金子書房より入手する．大学院などで心理検査，測定法に関する科目を履修し卒業したか，それ

Part 3 発達障害データ集

と同等な教育・訓練を終えていることが必要である.

(黒田美保)

● 文献

1) Rutter M, Le Couteur A, Lord C. Autism Diagnostic Interview-Revised. Western Psychological Services；2003.

2) Lord C, et al. Autism Diagnostic Observation Schedule-2nd Edition. Western Psychological Services；2012.

3) 土屋賢治, 黒田美保, 稲田尚子（監）. ADI-R 日本語版（自閉症診断面接改訂版）. 金子書房；2013.

4) Le Couteur A, et al. Autism diagnostic interview：A standardized investigator-based instrument. J Autism Dev Disord 1989；19：363-387.

5) Rutter M, Bailey A, Lord C. The social communication questionnaire：Manual. Western Psychological Services；2003.

6) 黒田美保, 稲田尚子, 内山登紀夫. SCQ 日本語版（対人コミュニケーション質問紙）. 金子書房；2013.

11 ●診断・評価ツール／診断ツール／b. DISCO

11. 診断・評価ツール

[診断ツール]
b. DISCO

① 評価法の概要

DISCO（The Diagnostic Interview for Social and Communication Disorders）は Wing L と Gould J の両者が中心になって開発した半構造化面接であり，その源流は Children's Handicaps, Behavior & Skills（HBS）[1] まで遡り，自閉症スペクトラム（autism spectrum disorder：ASD）概念が初めて提唱された疫学研究で活用された[2]．十分な信頼性と妥当性[3,4] があり，原語は英語であるが，オランダ語版，スウェーデン語版[5]，日本語版がある．改訂を重ね現在は第 11 版，DISCO-11 として使用されている．

② 構成と評定

全体の構成は表 1 のように 8 パートからなり，パートの下位項目としてセクションが 28 ある．

パート 1 はフェイスシートであり，患者の年齢や性別などを記載する．パート 2 では 2 歳までの発達を評定する．

その他のセクションは，現在の発達段階の項目，過去の発達のマイルストーンに関する項目，非定型発達の過去と現在における有無を確認する項目で構成されている．発達のマイルストーンに関しては，特定の行動の出現した月齢もしくはその遅れの有無や程度を評定する．ASD にしばしばみられ，定型発達では通常みられない行動については「非定型行動」として評価する．非定型行動に対人関心の乏しさ，エコラリアや感覚過敏，常同運動など ASD によくみられる行動がほぼ網羅されている．

診断はパート 7 の ASD の診断とタイプに関するパートで社会的交流，社会的コミュニケーション，社会的イマジネーションおよび限局された行動パターンに関する項目を ASD の特徴が段階的に示された変数から選択する．このパートは特別のパートであり，DISCO で得られた情報に加え，直接観察や親や教師などから得られたすべての情報を加味して，臨床家が自らの臨床経験を用いて判断を行うのが特徴である．DISCO は他の構造化面接とは異なり，総合点は算出されない．

Wing と Gould の診断基準[2] に加えて，Kanner の早期小児自閉症の診断[6]，Gillberg の Asperger 症候群[7]，『国際疾病分類第 10 版』（ICD-10）における広汎性発達障害，『精神疾患の診断・統計マニュアル第 5 版』（DSM-5）の自閉スペクトラム症の診断[8]，病的回避症候群[9] などの診断については，DISCO のアイテムの評定をもとにアルゴリズムに沿って行うことが可能なように設計されている．

261

Part 3 発達障害データ集

表1 DISCO のパートとその内容

パート	内容	パート	内容
パート1	フェイスシート	パート4	反復的な常同行動 　感覚への応答 　反復的なルーチンと変化抵抗 　行動パターン
パート2	乳幼児期（2歳まで）の発達		
パート3	スキルの発達 　セットバック 　粗大運動スキル 　身辺自立 　家事スキル 　自立 　コミュニケーション 　　理解，表現，非言語 　社会的交流 　　対大人，対同年代，遊び 　イマジネーション 　目と手の協応と空間認知 　スキル 　　特別なスキル，絵画，学習，お金等	パート5	感情
		パート6	不適切な行動 不適切な行動，睡眠の問題
		パート7	ASD の診断とタイプ 　社会的交流 　社会的コミュニケーション 　社会的イマジネーション 　限局された行動パターン
		パート8	精神医学的障害と司法問題 　カタトニア，性的問題 　精神医学的な症状，状態 　司法的な問題

❸ 評価法の特徴

DISCO は ASD にみられる行動特性を広く網羅することを目標にしていることに加えて，注意欠如・多動症（attention-deficit/hyperactivity disorder：ADHD）や学習障害，不器用などの関連する発達障害や精神障害に関する情報も聴き出すために項目数が非常に多く，事例を包括的に評価することができるのが長所であるが，反面，時間がかかることが欠点である．

❹ DISCO 日本語版

DISCO 日本語版の作成に際しては，まず筆頭筆者が1年間 Lorna Wing Center に留学し Wing と Gould のもとで実際に DISCO を使用したトレーニングを受けた．その後，日本語版を作成し，バックトランスレーションを作成し，さらに原著者らとのディスカッションを繰り返し現在の日本語版を作成した．DISCO 日本語版が ASD の診断に際して高い評価者間信頼性と基準関連妥当性を有しており，有益な診断のための（半）構造化面接技法となることが示された[10, 11]．

DISCO 日本語版は医療，福祉，教育領域などで用いられており，事例の理解や関係者への説明に有用であるが，時間がかかりすぎることが難点であることが指摘されている[12, 13]．

❺ DISCO の使用について

DISCO は ASD についての十分な知識と経験のある専門家向けの診断・評価のためのツールであり，使用するためには DISCO についても，ASD についても熟知している必要がある．そのため DISCO マニュアルは市販されていない．DISCO を臨床や研究に使用するためには，イギリス本国

262

でも日本でも 4 日間の研修会に参加することが義務づけられている．DISCO 日本語版についての研修会は毎年，筆者が所属するよこはま発達クリニックとイギリス自閉症協会 Lorna Wing Center の共催で開催されており，DISCO が使用可能であると認定された場合は原著者の Lorna Wing により認定書が発行される．使用されたい方はよこはま発達クリニック（info@ypdc.net）まで問い合わせてください．

（内山登紀夫，宇野洋太，蜂矢百合子）

● 文献

1）Wing L, Gould J. Systematic recording of behaviors and skills of retarded and psychotic children. J Autism Child Schizophr 1978；8：79-97.

2）Wing L, Gould J. Severe impairments of social interaction and associated abnormalities in children：Epidemiology and classification. J Autism Dev Disord 1978；9：11-29.

3）Leekam SR, et al. The Diagnostic Interview for Social and Communication Disorders：Algorithms for ICD-10 childhood autism and Wing and Gould autistic spectrum disorder. J Child Psychol Psychiatry 2002；43：327-342.

4）Wing L, et al. The Diagnostic Interview for Social and Communication Disorders：Background, inter-rater reliability and clinical use. J Child Psychol Psychiatry 2002；43：307-325.

5）Nygren G, et al. The Swedish version of the Diagnostic Interview for Social and Communication Disorders (DISCO-10). Psychometric properties. J Autism Dev Disord 2009；39：730-741.

6）Kanner L, Eisenberg L. Review of psychiatric progress 1954：Child psychiatry and mental deficiency. Am J Psychiatry 1955；111：520-523.

7）Gillberg C, et al. The Asperger Syndrome (and High-Functioning Autism) Diagnostic Interview (ASDI)：A Preliminary Study of a New Structured Clinical Interview. Autism 2001；5：57-66.

8）Kent RG, et al. Diagnosing autism spectrum disorder：Who will get a DSM-5 diagnosis? J Child Psychol Psychiatry 2013；54：1242-1250.

9）O'Nions E, et al. Identifying features of 'pathological demand avoidance' using the Diagnostic Interview for Social and Communication Disorders (DISCO). Eur Child Adolesc Psychiatry 2016；25：407-419.

10）宇野洋太．DISCO 自閉症スペクトラムの半構造化面接 The Diagnostic Interview for Social and Communication Disorders 日本語版（DISCO-J）の信頼性・妥当性．日本児童青年精神医学会総会抄録集 2014；10：67.

11）宇野洋太．自閉症スペクトラムの半構造化面接 The Diagnostic Interview for Social and Communication Disorders 日本語版（DISCO-J）の信頼性・妥当性．児童青年精神医学とその近接領域 2016；57：39-44.

12）蜂矢百合子．日本語版 DISCO ユーザーによる評価．児童青年精神医学とその近接領域 2016；57：45-48.

13）安達 潤．DISCO による評価のよさとむつかしさ：他の評価尺度と比べてみて（第 55 回日本児童青年精神医学会総会特集（3）児童青年精神医学の再構成と挑戦：支援から予防へ）—（ワークショップ DISCO）．児童青年精神医学とその近接領域 2016；57：49-54.

Part 3　発達障害データ集

11. 診断・評価ツール

[診断ツール]
c. ADOS-2

❶ 評価法の概要

　ADOS-2（Autism Diagnostic Observation Schedule Second Edition：自閉症診断観察検査 第2版）[1] は，自閉症スペクトラム当事者を対象とする半構造化面接を通した行動観察検査であり，現在の相互的対人関係と意思伝達能力，常同行動と限局された興味を把握できる．日本語版も刊行されている[2]．別項に述べられている ADI-R（Autism Diagnostic Interview-Revised）[3]（p.258）は「過去の行動特徴」から，ADOS-2 は「現在の行動特徴」から診断を実施するため，両者は相補的役割を果たしているということになる．

　ADOS-2 は，12 か月の幼児（非言語性精神年齢 12 か月以上）から成人までの幅広い年齢帯を対象とし，年齢と言語水準に応じた 5 つのモジュールから構成されている．ADOS-2 の前身であるADOS は，年齢と言語水準によって 4 つのモジュールに分けられていた[4]．ADOS-2 は評定項目に若干の変更を施し，特にモジュール 1〜3 では『精神疾患の診断・統計マニュアル第 5 版』（DSM-5）に応じて診断アルゴリズムが改訂されている．さらに 12〜30 か月の幼児に使用できる「乳幼児モジュール（Toddler Module：モジュール T）」も開発され，全 5 モジュールとなっている．各モジュールの言語水準と推奨年齢は，以下のとおりである．

　　モジュール T：無言語〜1, 2 語文レベル（推奨年齢 12〜30 か月）

　　モジュール 1：無言語〜1, 2 語文レベル（推奨年齢 31 か月以上）

　　モジュール 2：動詞を含む 3 語文以上〜流暢に話さないレベル

　　モジュール 3：流暢に話す幼児〜青年前期（推奨年齢 4 歳以上〜15 歳）

　　モジュール 4：流暢に話す青年後期〜成人（推奨年齢 16 歳以上）

❷ 評価の方法

a. 観察

　ADOS-2 は対象者の行動や回答内容をみるため，遊びなどの活動や質問項目が設定された半構造化面接となっている．各モジュールに 10〜15 の課題が用意されている．年齢や言語発達を加味した課題が設定され，モジュール間で課題が重複しながら上のモジュールに移行するようになっている．各課題で観察されるべき行動は複数あり，特定の働きかけがどのような行動特徴をみるためのものなのか熟知しておく必要がある．

実施にあたっては，観察後の評定を念頭におきながら把握すべき行動（たとえば，アイコンタクト，表情，身ぶり，会話の様子，など）を記録する．各課題で観察されるべき行動は複数あり，特定の働きかけがどのような行動特徴をみるためなのかを熟知しておく必要がある．また，観察の後に行う評定を念頭におき，把握するべき行動（たとえば，アイコンタクト，表情，身ぶり，対人的やりとりや反応）が何かを考えながら記録をとる．たとえばモジュール1の「シャボン玉遊び」であれば，ただ一緒に遊んでいるのではなく，共感的に遊びを楽しめるかをみたり，わざとシャボン玉を作るのをやめ，子どもがどのようにシャボン玉を要求するかなどをみていく．モジュール4の「孤独」の課題では，本人が寂しいと感じたことがあるか尋ねた後で，「他の人も寂しいと感じたことがあると思いますか？」と尋ねる．この課題では「聞いたことがないのでわかりません」といった答えがよく聞かれる．これにより，他者の感情理解の難しさを把握することができる．このように，ADOS-2では自閉症スペクトラムの特性をよく反映する問題が作成されているのである．

検査の所要時間はマニュアルには40分〜1時間とあるが，モジュール3,4では課題数も多く，実際にはそれ以上かかる印象である．

b. 評定・アルゴリズム

観察された行動について，「A．言語と意思伝達」「B．相互的対人関係」「C．遊び（あるいは）C．想像力／創造性」「D．常同行動と限定的興味」「E．その他の異常行動（自閉症スペクトラムに併存しやすい多動や不安といった症状）」の5領域を構成する約30項目があり，評定基準に従って評定される．一般的な検査とADOS-2との大きな違いは，「観察」でみたそれぞれの行動を評定するのではなく，検査全体を通して行動すべてを総合して「評定」する点である．

さらに評定項目のなかから，現在の診断基準に最も適合する項目が抽出され，診断アルゴリズムが構成される．これを用いて「自閉症」「自閉症スペクトラム」「非自閉症スペクトラム」という診断分類（モジュールTでは懸念の程度で分類）を行うことができる．また，モジュール1,2,3の診断アルゴリズムには年齢と合計得点に基づく変換表があり，ADOS-2比較得点を算出することで，自閉症スペクトラムの重症度を調べられる．

③ 使用上の留意点

ADOS-2の臨床的有用性は，対人コミュニケーション行動を検査場面で最大限引き出せるような課題が設定され，養育者の記憶や子どもの症状への感受性に依存することなく，専門家が直接観察で行動を段階評定できる点である．その一方で，最も重篤だった過去の症状を知ることができないという限界，また反復的・常同的な行動様式や興味の限局の評価は検査場面で観察されにくいため，把握が難しいという限界もある．その場合には，養育者から回答を得るADI-R[3]などを補助的に援用する必要がある．

また，モジュール4について，言語能力が備わった青年・成人が対象であることから，他の精神疾患との鑑別診断に使用されることも多いが，行動面に共通点のある統合失調症との鑑別診断は難しいという報告もある[5]．その他に，ADI-Rと同様，かなりの実施時間を要するという問題もある．なお，ADI-Rと同様，研究で使用する場合は研究資格の取得が義務とされているため注意が必要である．

Part 3　発達障害データ集

④ 入手方法

　金子書房より入手する．大学院などで心理検査，測定法に関する科目を履修し卒業したか，それと同等な教育・訓練を終えていることが必要である．

（黒田美保）

●文献

1）Lord C, et al. Autism Diagnostic Observation Schedule-2nd Edition. Western Psychological Services；2012.

2）黒田美保，稲田尚子．ADOS-2 日本語版自閉症診断観察検査第 2 版．金子書房；2015.

3）Rutter M, Le Couteur A, Lord C. Autism Diagnostic Interview-Revised. Western Psychological Services；2003.

4）Lord C, et al. Autism diagnostic observation schedule：ADOS manual.Western Psychological Services；2000.

5）Bastiaansen JA, et al. Diagnosing autism spectrum disorders in adults：The use of Autism Diagnostic Observation Schedule（ADOS）module 4. J Autism Dev Disord 2011；41：1256-1266.

11 ●診断・評価ツール／診断ツール／ d. CARS2

11. 診断・評価ツール

［診断ツール］
d. CARS2

1 評価法の概要

　小児自閉症評定尺度第 2 版（Childhood Autistic Rating Scale-Second Edition：CARS2）[1] は，アメリカの Shopler らによって開発された，自閉症スペクトラム（autism spectrum disorder：ASD）の診断・評価尺度である．CARS2 は，2 歳以上の ASD が疑われる児者を対象として使用できる．CARS オリジナル版[2] からの大きな変更点は以下である．CARS2 の評定用紙は，CARS オリジナル版を踏襲している CARS2 標準版（CARS2 Standard Version：CARS2-ST）と，高機能 ASD 児者向けに新たに開発された CARS2 高機能版（CARS2 High-Functioning Version：CARS2-HF）の 2 種類に分かれ，対象の年齢と知的水準に応じて選択する．CARS2-ST の対象は，年齢は問わず IQ 79 以下の者および 6 歳未満のあらゆる子どもであり，CARS2-HF は，6 歳以上で IQ 80 以上の者が対象である．さらに，CARS2-ST および CARS2-HF を評定する際に，対象の過去の症状や生育歴を考慮するために併用する CARS2 保護者用質問紙（CARS2-Questionnaire for Parent and Caregivers：CARS2-QPC）が新たに加えられた．CARS2 は，ASD の症状だけでなく，その重症度を評価することができる有用な尺度である．また，合計得点から T 得点およびパーセンタイル値を求めることができるようになっており，ASD 児者全体のなかにおける個人の重症度の程度を把握することができる．

2 構成と評定

　CARS2-ST および CARS-HF の評定用紙は，いずれも 15 項目から構成され，重複している項目名もある（なお，CARS2-ST にのみみられる項目には（ST）を，CARS2-HF にのみみられる項目には（HF）を項目名の後ろに記載した）：（1）人との関わり，（2）模倣（ST）；対人的・感情的理解（HF），（3）情動反応（ST）；感情の表現・制御（HF），（4）身体の使い方，（5）ものの使い方（ST）；遊びにおけるものの使い方（HF），（6）変化への適応（ST）；変化への適応・限局的な興味（HF），（7）視覚反応，（8）聴覚反応，（9）味覚，嗅覚，触覚の反応と使い方，（10）恐れや不安，（11）言語性コミュニケーション，（12）非言語性コミュニケーション，（13）活動水準（ST）；思考・認知の統合スキル（HF），（14）知的反応の水準とバランス，（15）全体的な印象．評定は，各項目について，1 点から 4 点まで，0.5 点刻みの 7 段階で行う．

　CARS2-QPC は，7 つのセクション 36 項目から成り（コミュニケーション 10 項目，他者との関わり・感情の表現 9 項目，身体の使い方 4 項目，遊び方 4 項目，新しい経験や日課の変更への反応

267

Part 3　発達障害データ集

5 項目，視覚，聴覚，触覚，嗅覚の使い方 4 項目，その他の行動自由記述），問題有無とその程度を
5 件法で保護者が回答する．

❸ 実施方法と結果の解釈

　CARS2 は，診断・評価尺度として開発され，対象の行動観察に加え，質問紙（CARS2-QPC）
を含めた保護者からの問診内容を総合して ASD 症状を評定するよう改定された．CARS2 を実施す
る際には，まず，保護者に CARS2-QPC への記入を依頼するが，直接面接して詳細を問診して情
報収集することが望ましい．次に，対象の年齢および知的水準に応じて，CARS2-ST あるいは
CARS2-HF の評定用紙プロトコルを選択する．対象の行動観察を行い，観察中および観察後に評
定用紙プロトコルに対象の行動を記録する．評定は必ず専門家が行い，保護者に CARS2-ST や
CARS2-HF 評定用紙プロトコルへの記入を依頼してはならない．

　評定後は，各項目の得点を足し上げて合計得点を求め，カットオフ値によって ASD のリスクを
判断する．アメリカの原版における CARS2-ST の推奨カットオフ値は，2 歳以上 13 歳未満では 30
点，13 歳以上では 28 点である．CARS2-HF のカットオフ値は 28 点である．また，T 得点とパー
センタイル値を求めることができ，ASD 児者全体のなかにおける個人の重症度の程度を把握するこ
とができる．日本語版に関しては，原著出版元とのバックトランスレーションを経て信頼性と妥当
性の検討および標準化作業中であり，今後の報告と日本語版の刊行が待たれる．

❹ 使用上の留意点

　CARS2 の評定は，「年齢相応の状況に適した」という記述が多く，使用する前提として，定型発
達児者の発達のマイルストーンに精通し，幅広い知的水準および年齢範囲の ASD との対応経験を
有している必要がある．また，評定項目は 15 項目と少ないため，観察された行動については，1 つ
の行動につき 1 つの項目に分類し，複数の項目に分類（ダブルコーディング）しないよう留意する．
つまり，ASD にみられるさまざまな行動が CARS2 のどの項目に該当するものなのかを確実に理解
したうえで使用する．また，情報が少なすぎると過小評価につながるため，適切な評定をするため
に，必要十分な対象の情報を集める．

（稲田尚子）

● 文献

1）Schopler E, et al. Child Autism Rating Scale, 2nd edition. Western Psychological Services；2010.
2）Schopler E, et al. Toward objective classification of childhood autism：Childhood autism rating scale
　（CARS）. J Autism Dev Disord 1980；10：91-103／佐々木正美（訳）. CARS 小児自閉症評定尺度. 岩崎
　学術出版；1989.

11. 診断・評価ツール

[診断ツール]
e. ASDI

① 評価法の概要

Asperger Syndrome Diagnostic Interview（ASDI）[1] は，Gillberg ら[2] が提唱した Asperger 症候群の診断基準に基づいた診断を行うための，診断面接によるスクリーニングツールである．この診断基準は，Asperger H が提唱した「児童期の自閉的精神病質」[3] を改変したものである．

主に，知的能力障害を伴わない青年や成人の自閉症スペクトラム（autism spectrum disorder：ASD）の人をスクリーニングするための比較的簡便なツールで，6 領域 20 項目の質問から構成され，親などの近親者や入院患者の場合は担当看護師など，本人の言動を熟知している人に専門家が聞き取ることで各質問項目を満たすかどうかを判断する方法でスコアリングする．各領域は，「社会的相互作用における重度の障害（過度の自己中心性）」「限定的な狭い興味のパターン」「興味や儀式的行動，習慣へのこだわり」「発話や言語の異常」「非言語的コミュニケーションの問題」「運動の不器用さ」の 6 つで，それぞれは 1 項目から 5 項目の質問項目から成る．採点は，はい・いいえの 2 択式である．各領域について「はい」の数が指定された項目数を満たす場合，基準を満たすと判定される（表 1）．総合得点は，領域ごとに基準が満たされた場合に 1 点となり，すべての基準が満たされると 6 点となる．

十分な評価者間信頼性と再テスト信頼性がある．日本語版は，内山と安藤によって翻訳され，バックトランスレーションの検討も経て，原著者により内容が原文の意図を適切に反映していることが確認されている[4]．

② ASDI の活用

一般の精神科病院などで ASD の事例をスクリーニングしたり，ある程度の精度で疑い診断をするために有用である．実際，ASDI はイギリスの Special Hospital（重大な罪を犯した精神疾患のある者を収容し治療する特別病院）での臨床研究において，ASD の診断面接の補助ツールとして用いられ，統合失調症などとの鑑別において有用であったことが報告されている[5]．ちなみに，Robinson らはスコットランドの刑務所で 2,458 人の受刑者を対象に調査し，ASDI で 5 点以上の人はいなかったと報告している．その理由としてスコットランドではダイバージョン（裁判などの過程で障害が疑われると医療サービスが優先される制度）が適切に機能していることや，もともと ASD の人の犯罪は少ない可能性などを論じている[6]．

Part 3 発達障害データ集

表1 ASDI の構成と各領域の基準

ASDI の領域	基準を満たす項目数／質問数
1. 社会的相互作用における重度の障害	2／4
2. 限定的な狭い興味のパターン	1／3
3. 興味や儀式的行動，習慣へのこだわり	1／2
4. 発話や言語の異常	3／5
5. 非言語的コミュニケーションの問題	1／5
6. 運動の不器用さ	1／1

❸ 統合失調症との鑑別ツールとしての可能性の検討[4]

　内山らは，ASD と統合失調症との鑑別に役立つ客観的なスクリーニングツールとして ASDI 日本語版が有用であるかどうかを検討するため，ASD の診断のある成人 41 人と統合失調症の診断のある成人 37 人に対して，ASDI 日本語版を施行した．ROC 曲線からは，AUC=0.998（95% CI=0.993-1.000）であり，ASDI 日本語版が ASD 群と統合失調症群の識別をするために優れたツールであると判断できた．カットオフポイントは，4 以上に設定するのが適当であると考えられた．なお，ASDI の下位領域のうち「非言語的コミュニケーションの問題」において，統合失調症者の該当が多く，この領域の内容は統合失調症の陰性症状とも共通するものであり留意が必要である．

● おわりに

　ASDI は精神科クリニックの外来や精神科病院などの臨床フィールドで ASD をスクリーニングし，ASD の診断に必要な情報を整理するためのツールとして使用可能であろう．ASDI の特徴の一つは近親者など本人をよく知る人にインタビューすることで情報を集積することである．質問紙と比較すると時間がかかるが，その分，事例の ASD 特性についての生の情報が得られる．親にインタビューする際には PARS-TR（Parent-interview ASD Rating Scale-Text Revision）[7, 8]（本章「11. 診断・評価ツール／スクリーニングツール／c. PARS-TR」〈p.255〉参照）と同時に行うことで，最低限の発達歴と現在症が得られ，診断や支援の参考になる．親などの家族を対象にインタビューする際には，普段は家族が気にもとめなかった行動が，実は ASD 特性であることを家族が理解し，適切な支援に結びつく契機にもなる．ASDI そのものから得られる情報は多くはなく，ASDI により ASD が疑われた場合には可能な限り本人の問診や行動観察などから診断を下す必要がある．統合失調症や抑うつ障害群・双極性障害などで診ている事例で，症状が非定型であったり ASD 的な特性がある場合に ASDI を実施し，高得点である事例に関しては診断を再検討することで必要性の乏しい薬物療法などを漸減できる事例もある．日本の精神科臨床で成人期の知的能力障害を伴わない ASD の診断が下されるようになったのは，比較的最近である．精神科病院の入院患者やデイケアの利用者のなかで発達障害が疑われる事例があった場合には試行してみることで，治療方針の変更がなされ，患者の利益になる可能性がある．

付記：ASDI 日本語版の試用を希望される方は内山までご連絡ください.

（内山登紀夫，鈴木さとみ）

●文献

1）Gillberg C, et al. The Asperger Syndrome (and High-Functioning Autism) Diagnostic Interview (ASDI)：A preliminary study of a New Structured Clinical Interview. Autism 2001：5 (1)：57-66.
2）Gillberg IC, Gillberg C. Asperger syndrome—some epidemiological considerations：A research note. J Child Psychol Psychiatry 1989：30 (4)：631-638.
3）Frith U (ed). Autism and Asperger Syndrome. Cambridge University Press：1991.
4）内山登紀夫ほか. 自閉症スペクトラムの鑑別のための検査法—Asperger Syndrome Diagnostic Interview（ASDI）日本語版における自閉症スペクトラムと統合失調症の鑑別に関する研究—. 平成 27 年度厚生労働科学研究費補助金　障害者対策総合研究事業　青年期・成人期発達障がいの対応困難ケースへの危機介入と治療・支援に関する研究分担研究報告書. 2015. pp107-111.
5）Hare DJ, et al. A preliminary study of individuals with autistic spectrum disorders in three special hospitals in England. National Autistic Society：1999.
6）Robinson L, et al. Evaluation of a screening instrument for autism spectrum disorders in prisoners. PLoS One 2012：7 (5)：e36078.
7）安達　潤. ASD のスクリーニング③—PARS-TR. 臨床心理学　2016：16 (1)：19-22.
8）安達　潤. 16 歳以降に ASD が把握された高機能群の PARS（PARS-TR）の特徴. 児童青年精神医学とその近接領域　2016：57 (1)：98-103.

Part 3　発達障害データ集

11. 診断・評価ツール

［診断ツール］
f．CAADID 日本語版

❶ 評価法の概要

　CAADID 日本語版は，Conners CK らにより『精神疾患の診断・統計マニュアル第 4 版新版』（DSM-IV-TR）に基づいて作成された ADHD の診断用の半構造化面接形式の評価尺度である，Conners' Adult ADHD Diagnostic Interview for DSM-IV[1] を日本のデータを用いて標準化したものである．患者の成育歴（小児期・成人期）と注意欠如・多動性障害（attention-deficit/hyperactivity disorder：ADHD）に関連するリスクファクター，重複する障害に関する項目を含む「パート I 生活歴」と，小児期・成人期の症状を評価する「パート II 診断基準」から構成されている．所要時間は各パート 60〜90 分であり，パート I は専門家による半構造化面接形式のほか，質問紙として患者に記入してもらう形式をとってもよい．パート II は専門家による面接形式のみとなる．専門家はパート I から得られた情報が ADHD の診断基準に合うかどうかを 1 項目ずつ確認していく．この際，それぞれの症状が出現した時期とその範囲，また日常生活が症状によって阻害されている程度についても情報を収集する．この尺度の対象年齢は 18 歳以上であり，すべてのアセスメントに共通するように，診断に際しては他の ADHD 尺度（CAARS 日本語版[2] など）との併用が推奨される．

❷ 評価法の特徴

　CAADID の一番の特徴は，ADHD の成人期の症状を詳しく記述しているところにある．ADHD はアメリカ精神医学会による DSM-IV-TR において「通常，幼児期，小児期，または青年期に初めて診断される障害」に分類されており，その診断基準は小児期にみられる症状を中心に記述されている（たとえば，診断基準 A(b)「課題または遊びの活動で注意を集中し続けることがしばしば困難である」）．そのため，成人の ADHD の診断の際，診断基準を満たしているかどうかの判断が難しいことがしばしばあった．

　2013 年に改訂された DSM-5[3] では，この問題をふまえ成人にも該当する例がカッコ内に追加されたが（たとえば，上記の A(b) には「例：講義，会話，または長時間の読書に集中し続けることが難しい」が追加），まだ成人の診断に際して基準を満たすか判断しにくい例は多い．また，成人のみならず小児期の症状についても，具体例があげられることは症状のより正確な把握につながり，結果として診断の精度向上が期待できる．

❸ 評価の方法

CAADID のパート II では，各ページに ADHD の診断基準が 1 つずつ掲載され，その下の右側には小児期の状態について，左側には現在（成人期）の状態について，複数の例があげられたうえで該当するかどうかを回答するようになっている．具体的には，上記の診断基準 A(b) では小児期の例として「注意力が続かなかった」「課題を続けるために，誰かがそばにいなくてはならなかった」「集中するのに苦労した（すぐに反応が返ってくるコンピューターゲームや活動を除く）」があげられている．成人期の例としては「注意力が続かない」「1 つの活動（映画鑑賞，読書，講義など）に長時間集中できない」「読書や仕事関連の活動に集中することが難しい」「友人との長い会話についていくのが難しい」「スポーツ観戦やトランプなどの流れを追うのが難しい」が示されている．専門家は，面接のなかでこれらの具体的な症状の有無を確認し，そのうえで個々の症状が診断基準を満たすか否かを決定する．

冊子の最後にはそれぞれの診断基準を満たした数を記入し，診断に該当するかを決定するページがある．このときの注意点として，CAADID の下敷きとなった DSM-IV-TR では小児・成人ともに 6 つ以上の症状を示すことで診断基準を満たしたのに対し，改訂版の DSM-5 では成人の ADHD（17 歳以上）に関しては 5 つ以上の症状を示せば診断基準を満たすよう変更されたことがあげられる．これをふまえ，用紙には 6 つと明記されているが，現在は 5 つ以上を基準として使用するのが妥当と考えられる．

❹ 使用上の留意点

このように，CAADID は症状の見極めが難しい成人期 ADHD の診断の補助に役立つツールといえる．また，海外の尺度の日本語版のなかには翻訳のみを行い，日本人のデータを用いた信頼性や妥当性の検討が行われていないものも散見されるが，この尺度は日本全国から集めたデータに基づいて信頼性と妥当性が裏づけられていることも付記しておく（詳細は CAADID 日本語版マニュアル参照）．

入手は金子書房（http://www.kanekoshobo.co.jp）より可能．購入にあたり，「Level B 心理検査」（検査の実施者は，大学院で心理検査および測定法に関する科目を履修し修了したか，もしくはそれと同等な教育・訓練を終えていることが必要）の資格登録が必須．

（染木史緒，大西将史）

●文献

1) Epstein JN, Johnson DE, Conners CK. Conners' Adult ADHD Diagnostic Interview for DSM-IV (CAADID). Multi Health Systems：2001／染木史緒，大西将史（監訳）．CAADID™ 日本語版．金子書房．
2) Conners CK, Erhardt D, Sparrow D. CAARS Adult ADHD Rating Scales. Multi Health Systems：1999／染木史緒，大西将史（監訳）．CAARS™ 日本語版．金子書房．
3) American Psychiatric Association. Diagnostic and Statistical Manual of Mental Disorders, 5th ed (DSM-5). American Psychiatric Publishing：2013／日本精神神経学会（監），髙橋三郎，大野　裕（監訳）．DSM-5 精神疾患の診断・統計マニュアル．医学書院；2014.

Part 3　発達障害データ集

11. 診断・評価ツール

［評価ツール］
a. Vineland-II 適応行動尺度

❶ 適応行動とは

　適応とは生活体と環境が調和した関係を保つことであり，その調和を生み出す行動が適応行動といえる．適応行動は，セルフケア，家事，学業，仕事，余暇，地域生活など多様な側面でみられる．2001 年に採択された国際生活機能分類（International Classification of Functioning, Disability and Health：ICF）においても，障害のマネージメントは，個人のよりよい適応と行動変容を目標とすると定義されており，近年，個人の生活の質（quality of life：QOL）を考える場合，「適応」は最も重要な概念と位置づけられている．したがって，教育，医療，福祉といった分野で個人の適応行動を考えることは必要不可欠といえる．また，2013 年に改訂された『精神疾患の診断・統計マニュアル第 5 版』（DSM-5）においても，知的能力障害や自閉スペクトラム症（autism spectrum disorder：ASD）の診断基準には適応を考慮することが明示されている．

　知的機能と適応行動は相関し IQ と正の相関があることがわかっているが，発達障害の場合，知的水準から期待されるような適応行動が達成されないことが明らかになっている．特に高機能 ASD では，適応的スキルはその個人がもっている知的機能よりもかなり下回ることが多い[1-3]．また，最近の研究では，高機能 ASD の成人においても，適応行動は自立の水準に至っておらず，予後を予測するうえで適応行動は IQ よりも重要な因子であることが示されている[4,5]．

❷ Vineland-II 適応行動尺度の概要

　Vineland-II 適応行動尺度（Vineland Adaptive Behavior Scales Second Edition. 以下，Vineland-II）は，Sparrow SS らによってアメリカで開発された半構造化面接法による行動評定尺度である[6]．アメリカ国内の多くの教育・医学・福祉機関で使用されているのみならず，世界中の多くの国で使用されている．国際的にみても最も標準化された適応行動評定尺度といえる．日本版は，原著者の許可を得たうえで，質問項目を日本の社会・文化や言語に合うよう改編し，再標準化を行って作られた[7]．

　Vineland-II は，適応行動を「個人的および社会的充足を満たすのに必要な日常活動の遂行」と定義しており，次の 4 つの考えに基づいて作成されている．
① 適応行動は年齢に関連するものであり，それぞれの年齢で重要となる適応行動は異なる．
② 適応行動は他人の期待や基準によって決定され，関わる環境によって適応行動の評価も変化していく．

③ 適応行動は支援などの環境によって変化する．

④ 適応行動は行動自体を評価するものであり，その可能性を評価するものではない．

　特に④について注意が必要なのは，適応行動とは「実際に行っていること」であり，「できること（能力）」とは異なるという点である．たとえば流暢に話す能力があるとしても自発的に話さないのであれば，その人は適応的なコミュニケーションに困難があるということになる．また，Vineland-II は適応行動と同時に，不適応行動も調べることができるようになっていて，多角的に問題行動もとらえることができる．

　対象年齢は 0〜92 歳と幅広く，保護者や養育者，また，場合によっては施設職員など対象者の日常生活をよく知る人が回答者となり，対象者が何をしないかよりも何をするかに焦点をあて，自由に語ってもらいながら，評定を行っていく．この会話的な半構造化面接により，直接的に質問事項を羅列的に実施するよりも臨床的に有用な情報を得ることができる．

❸ 内容と評定

　Vineland-II 全体は，適応行動の「コミュニケーション」「日常生活スキル」「社会性」「運動スキル」4 領域と「不適応行動」で構成され，それぞれの領域に下位領域がある．その下位領域に多くの質問が用意されており，適応行動を多面的にとらえることができる．また，評定対象者の年齢によって実施しない領域および下位領域がある（表 1）．「運動スキル領域」は，評価対象者が 6 歳までと 50 歳以上の場合実施する．下位領域の「読み書き」は評価対象者が 3 歳以上から，「家事」領域は 1 歳以上からそれぞれ実施可能である．問題行動を評価する「不適応行動領域」はオプションであり，3 歳以上の対象者に関して，回答者の許可を得たうえで実施する．「内在化問題」「外在化問題」「その他の問題」「重要事項」という領域があり，特に強度の不適応行動について評価する「重要事項」では，その強度に関しても重度，中等度の評定を行う．不適応行動の項目によって，青年期以降に顕在化する二次障害などの問題を把握することも可能である．

表 1　Vineland-II 適応行動尺度の構成

領域		下位領域	項目数	対象年齢
適応行動	コミュニケーション	受容言語	20	0 歳〜
		表出言語	54	0 歳〜
		読み書き	25	3 歳〜
	日常生活スキル	身辺自立	43	0 歳〜
		家事	24	1 歳〜
		地域生活	44	1 歳〜
	社会性	対人関係	38	0 歳〜
		遊びと余暇	31	0 歳〜
		コーピング	30	1 歳〜
	運動スキル	粗大運動	40	0 歳〜6 歳，50 歳〜
		微細運動	36	0 歳〜6 歳，50 歳〜
不適応行動	不適応行動	内在化	11	3 歳〜
		外在化	10	3 歳〜
		その他	15	3 歳〜
		重要事項	14	3 歳〜

Part 3　発達障害データ集

　　Vineland-II の適応行動総合点はウェクスラー知能検査の IQ と同じシステムで算出されており，IQ との比較ができる．したがって，適応行動総合点はウェクスラー知能検査と同じで平均値 100，標準偏差 15 である．各領域も同じである．下位領域では平均値 15，標準偏差 3 の v-評価点が得られる．不適応行動についても，それぞれの領域で平均値 15，標準偏差 3 の v-評価点が得られる．このように，Vineland-II は，適応行動や不適応行動を点数化して示すことが大きな長所であり，今後，日本全体に普及し支援の基本的アセスメントとなることが望まれる．

❹ 入手方法

日本文化科学社より入手する．

（黒田美保）

● 文献

1) Klin A, et al. Social and communication abilities and disabilities in higher functioning individuals with autism spectrum disorders：The Vineland and the ADOS. J Autism Dev Disord 2007；37：748-759.
2) Kanne SM, et al. The role of adaptive behavior in autism spectrum disorders：Implications for functional outcome. J Autism Dev Disord 2011；41：1007-1018.
3) Perry A, et al. Brief report：The Vineland Adaptive Behavior Scales in young children with autism spectrum disorders at different cognitive levels. J Autism Dev Disord 2009；39：1066-1078.
4) Farley MA, et al. Twenty-year outcome for individuals with autism and average or near-average cognitive abilities. Autism Res 2009；2：109-118.
5) Howlin P, et al. Adult outcome for children with autism. J Child Psychol Psychiatry 2004；45：212-229.
6) Sparrow SS, Balla DA, Cicchetti DV. Vineland-II adaptive behavior scales. AGS Publishing；2005.
7) 辻井正次，村上　隆（監），黒田美保ほか（作成）．Vineland-II 適応行動尺度．日本文化科学社；2014.

11. 診断・評価ツール

［評価ツール］
b. PEP-3

❶ 評価法の概要

PEP-3（Psychoeducational Profile Third Edition：心理教育プロフィール　三訂版）は，TEACCHプログラムで開発された検査である[1]．6つの発達下位検査（認知/前言語，表出言語，理解言語，微細運動，粗大運動，視覚-運動の模倣）と，4つの特異行動下位検査（感情表出，対人的相互性，運動面の特徴，言語面の特徴）を，課題の実施と行動観察によって詳細に評価することができる．検査結果から，診断に必要な行動上の特徴の評価と，認知発達のプロフィールが明らかになる．

コミュニケーションスキルと視覚認知能力の差が非常に大きいなどの，独特の不均衡な発達を示す自閉症スペクトラムの子どもたちに適切な支援を行うためには，それぞれのスキルの獲得の様子を正確に評価するとともに，認知の特徴や自閉症スペクトラム特性を把握する必要がある．PEP-3は，スキルの発達と行動特性の両方を評価し，支援に必要な情報を探ることができる，非常に有用な検査である．

PEP-3の大きな特徴の一つに，合格，不合格だけでなく，芽生え反応を評価することがある．完全には課題を達成できていないが，検査者がモデルを示すとやり方を理解し，課題を達成できるといった，手助けがあればできる場合などに，芽生え反応と評価される．言葉の指示でわかるのか，指さしでわかるのか，絵カードや実物見本があればわかるのか，段階的に指示を与えるとともに，芽生え反応となった項目を詳細に検討することによって，子どもが何につまずいており，どのような支援があれば課題を達成できるのか，子どもの理解の仕方の特徴を把握し，何をどう教えていけばよいか教え方の手がかりを得ることができる．

PEP-3は，主に生活年齢が2歳から7歳5か月までの子どもを対象としているが，発達年齢が6歳以下であれば12歳ぐらいまでの子どもにも実施可能である．検査には，おやつや休憩時間に行動観察をする時間も含まれ，所要時間は約2時間から2時間半である．

❷ 評価の実際

自閉症スペクトラムの子どもたちは，さまざまな特異的な行動特徴をもっており，感覚の偏り（過敏さと鈍感さ）やものごとへの独特の注目の仕方をしているため，話し言葉に注目せず，目に入ったものに次々と衝動的に反応したり，状況を理解できず初めての部屋に入ったことで不安や混乱を示したりして，検査者の指示に従うことが難しい場合がある．こうした自閉症スペクトラムの子どもたちの評価を行うためには，特性に合わせた工夫や支援が必要である．

PEP-3のもう一つの大きな特徴は，「支援をしながら評価する」ということにある．検査項目にはシャボン玉や万華鏡などの子どもの興味を引きつける課題，型はめやパズルといった言葉の理解を必要としない教材が多く含まれており，どんな発達段階にある子どもでも取り組める課題が用意されている．さらに実施の順番も柔軟に変更できるため，子どもの注意集中が続かなければ，リラックスできるよう遊びの時間を設けながら行うことができる．苦手な課題の後に，わかりやすく，子どもが興味関心をもちやすい課題を用意する，おやつを設定するといった配慮をすることで検査への動機づけを高めることもできる．

また，課題を行う場所と休憩する場所を分けて設定したり，どのくらいの課題に取り組むのか，課題の量をカゴに入れて示したりすることで，自閉症スペクトラムの子どもに必要な，活動の見通しや区切りをわかりやすく伝え，決まったルーティンの行動をつくることができる．検査を実施しながら，一人ひとりの理解の特徴に合わせて，子どもが取り組める設定を工夫したり一度に実施する課題の量を調整したりしていくことができる．

評価場面は，発達水準や行動特徴を把握するための場であるとともに，自閉症スペクトラムの子どもが楽しく安心して過ごすことができるよう，さまざまな支援を実際に提供する場面でもある．

PEP-3には養育者レポートが用意されている．自閉症スペクトラムの子どもたちの行動は，環境によって大きく左右される．検査時の行動と日常的に接している保護者が把握している行動は異なることもある．日頃子どもがおかれている環境でどのような行動をとっているのかを把握することで，なぜ行動の違いが出るのか，どのような支援があれば不適切な行動を誘発せず安定した行動がとれるのか，支援につながる情報をより正確に理解することができる．

③ 検査結果を支援に活かすために

PEP-3を実施し，支援に活かすためには，定型発達の子どもの発達過程や自閉症スペクトラム特性についての十分な理解と，具体的で効果的な支援方法についての知識と臨床経験をもっていることが必要である．

検査時の行動観察と支援の具体例

4歳，男児．検査の初めはすぐに席を立ってしまうなど落ち着きのない様子が目立ったが，カゴを見せることで教材の量をわかりやすく伝えると，離席しなくなった．困っている場面で援助が必要であることを表現するために検査者へ視線を向けてきたり言葉で伝えてきたりすることはなく，おやつの場面でも直接お菓子に手を伸ばしていたが，写真カードを用意すると，カードを手渡すことで要求を伝えられるようになった．

本児は，言葉かけに反応せず，自発的なコミュニケーション手段も乏しいが，具体物で先の見通しをもつことができ，視覚的な手がかりがあると自発的に要求を表現することができた．このことから，保護者には，次に行う活動を実物や写真カードで示し見通しがもてるよう支援していくこと，お菓子や玩具の写真を使って，要求表現を引き出す場面を作っていくことを提案した．

このように，検査場面で子どもの特性に応じた支援をしながら評価をすることで，プロフィール

上の得手不得手だけではなく，支援目標や支援の方法を具体的に得られることが PEP-3 の最も重要な点である．

(北沢香織)

● 文献

1) Schopler E／茨木俊夫（訳）．日本版 PEP-3　自閉児・発達障害児 教育診断検査 三訂版．川島書店；2007.

Part 3 発達障害データ集

11. 診断・評価ツール

［評価ツール］
c. TTAP

① 評価法の概要

TTAP は TEACCH Transition Assessment Profile の略で，わが国では，TEACCH 移行アセスメントプロフィールと訳されている[1]．

アメリカノースカロライナ大学 TEACCH（Treatment and Education of Autistic and related Communication handicapped Children）部が作成した評価ツールで，自閉症スペクトラムの青年・成人を対象に，学校卒業後の地域生活に必要とされるさまざまな能力や行動特性を評価し，個別移行計画の策定と実施に寄与する．TEACCH 部が 1980 年代に開発した AAPEP（Adolescent and Adult Psycho-Educational Profile）[2] の改訂版で，2007 年にオリジナルのテキストが発行されている．日本版は 2010 年に発行された．

TTAP は，フォーマルアセスメントとインフォーマルアセスメントの 2 つのセクションに分かれている（図 1）．

フォーマルアセスメントでは，青年期・成人期の地域生活に重要な 6 つの機能領域（職業スキル，職業行動，自立機能，レジャースキル，機能的コミュニケーション，対人行動）について，検査者との直接の評価セッションによって得られる直接観察尺度と，身近な家族や教師・支援スタッフへの質問による家庭尺度，学校/事業所尺度を組み合わせることで，本人の機能レベルをより総合的に日常生活に即して評価できるようにデザインされている．

さらに，フォーマルアセスメントの評価結果をもとに卒業後の地域生活に向けた個別移行計画が作成され，具体的な支援テーマについて日常生活のなかでアセスメントを継続するインフォーマルアセスメントの方略が組み込まれている．

図 1　TTAP の全体構成

フォーマルアセスメント		
直接観察尺度	家庭尺度	学校/事業所尺度

個別移行計画の作成	
移行計画分析フォーム	スキルの累積記録

インフォーマルアセスメント	
地域での実習現場アセスメントフォーム	毎日の達成チャート

280

11 ●診断・評価ツール／評価ツール／ c. TTAP

表1　フォーマルアセスメントの3つの尺度

直接観察尺度	検査者との1対1場面で，規定の評価課題に取り組む
家庭尺度	日常の家庭生活場面での様子について，規定の質問項目（評価課題）を家族などから聞き取りする
学校/事業所尺度	日常の学校や福祉事業所場面での様子について，規定の質問項目（評価課題）を担任教師や支援スタッフから聞き取りする

表2　地域生活に重要な6つの機能領域

職業スキル	典型的な組み立て課題などの作業を行うときに必要な能力．分類する，照合する，工具を使うなど
職業行動	職場でうまく働くための行動．監督者がいなくても一人で作業をする，流れ作業などの持続力，失敗を修正する能力，作業を中断されたときの対処の仕方など
自立機能	身辺自立や自己管理．身だしなみ，食事，排泄，自力で移動すること，時間や金銭の認識，計画に従うなど，幅広い領域にまたがった生活能力を評定
レジャースキル	余暇や自由時間を社会的に受け入れられるようなやり方で過ごす技能．一人で過ごしたり，友人とゲームをしたり，読書，簡単な運動をする技能など
機能的コミュニケーション	社会生活，特に職場で必要となる基礎的コミュニケーションの能力，作業に関する言語指示や身振りの理解，命令や禁止に対する適切な反応，基本的な要求の意志伝達，基本的な概念の使用など
対人行動	集団で仕事をする能力や適切な対人関係のもち方．名前を呼ばれたら返事をする，適切な挨拶，積極的な対人行動など

② TTAP フォーマルアセスメント

　TTAP のフォーマルアセスメントは，直接観察尺度，家庭尺度，学校/事業所尺度の3つの尺度において，それぞれ6つの機能領域について各12項目の評価課題を評定する（表1, 2）．この基本構成は，前身である AAPEP を踏襲している．

　直接観察尺度の各評価課題は実施マニュアルに沿って実施され，被験者はボルト・ナットを組み立てたり検査者と卓上ゲームを行ったりと，約1時間半の検査時間でさまざまな活動に取り組む．合格・芽生え・不合格の3段階で評定する．合格とは独力で課題を達成したことを示す．不合格は多くのヘルプなしにはまだ課題が達成できない水準にあることを指す．芽生えは，課題に対して部分的に取り組める，あるいは今まさに始まろうとする能力をもっていることを意味し，個別移行計画を作成する際に優先度の高い課題を示唆する．家庭尺度および学校/事業所尺度における質問項目は，直接観察尺度の評価課題と同様に，6つの領域各12項目を合格・芽生え・不合格で評定する．これら3つの尺度を統合して検査プロフィールが作成される（図2）．

　検査プロフィールを検討するうえで，この3つの尺度は特別な意味をもつ（図3）．自閉症スペクトラムの人の場合，直接観察尺度の検査場面での行動パフォーマンスが，日常生活場面とイコールにならないことがまま起こる．直接観察尺度の評価セッション場面はよく構造化されているので，各課題が日常生活場面より“高く”評定されがちだが，実際の生活場面では多様な環境・刺激のなかで，自閉症スペクトラムの人には一定の支援や配慮が求められるだろう．TTAP のフォーマルアセスメントに家庭尺度と学校/事業所尺度が設けられていることによって，本人の機能レベルや行動上の問題をより日常生活の実態に即して評価できるといえる．

281

Part 3 発達障害データ集

図2 フォーマルアセスメントの検査プロフィールの例

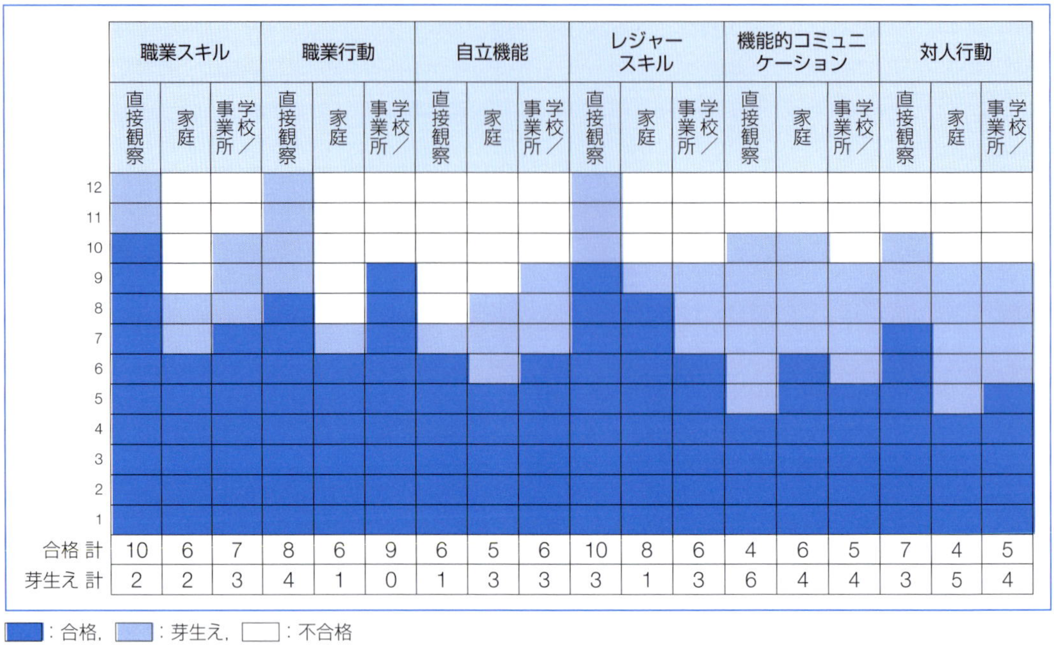

	職業スキル			職業行動			自立機能			レジャースキル			機能的コミュニケーション			対人行動		
	直接観察	家庭	学校/事業所	直接観察	家庭	学校/事業所	直接観察	家庭	学校/事業所	直接観察	家庭	学校/事業所	直接観察	家庭	学校/事業所	直接観察	家庭	学校/事業所
合格 計	10	6	7	8	6	9	6	5	6	10	8	6	4	6	5	7	4	5
芽生え 計	2	2	3	4	1	0	1	3	3	3	1	3	6	4	4	3	5	4

■：合格, ■：芽生え, □：不合格

図3 フォーマルアセスメントのねらい

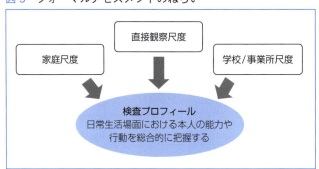

❸ TTAP インフォーマルアセスメント

TTAPがユニークなのは，単に検査場面での評価結果にとどまらず，個別移行計画の策定からインフォーマルアセスメントへと続く，日常生活における支援の継続がデザインされていることだ．フォーマルアセスメントの結果をもとに，本人・家族の希望や医療的ケアなどの関係情報を加味して個別移行計画を作成し，今後，特に課題となる支援テーマを明らかにする（移行計画分析フォーム）．

実際に取り組む支援テーマは，フォーマルアセスメントの機能領域に対応した日常生活場面におけるスキルの累積記録の一覧を参照することでより具体的になる（表3）．

スキルの累積記録は，個人の実績記録としても活用される．実際に取り組む活動（たとえば「職員室のコピー機でコピーを取る」「イライラしたときに自分で落ち着く方法を確立する」など）の実績を累積し，その情報を新たな支援機関に引き継ぐことで継続した支援を実現する．日々の取り組

表3 スキルの累積記録の一覧

職業スキル	事務，家事，倉庫/在庫管理，図書館，造園/園芸
職業行動	持久力，1日の労働時間，1週間の労働日数，時間通りに出勤する，課題を遂行する能力，課題の質の維持，訂正への応答など
自立機能	休憩時間の振る舞い，食事中のマナー，スケジュールの変更に応じる，衣服の選択，身だしなみ，ATMカードの使用など
レジャースキル	ゲームへの参加，ゲーム中の対人相互作用，趣味とコレクション，創作活動，運動，余暇活動の選択，ペットの世話など
機能的コミュニケーション	表現コミュニケーションの方法，指示の理解，適切な注意喚起，援助を求めること，緊急時の個人情報の提供など
対人行動	適した言葉遣い，対人交渉の開始，適切に対人距離を保つなど
移動	通勤方法，特別な旅行手配の必要性，地図の理解など
環境要因	騒音への反応，視覚刺激への反応，周囲の材料への反応など

みは，地域での実習現場アセスメントフォームと毎日の達成チャートという2種類の書式を使って進捗状況を確認する．このようにして，個別プログラムにおける PLAN-DO-SEE のプロセスが機能し，支援目標（＝地域での就労や社会参加）への到達に向かっていく．つまり，TTAP のインフォーマルアセスメントは，日常生活という幅広い文脈のなかで評価を続け，職場や仕事内容といった個別の事情に合わせて自閉症スペクトラムの人がさまざまな能力を統合し行動適応することを支援するセクションになっている．

④ わが国における TTAP の活用

TTAP はアメリカにおける個別移行計画の策定と実施に寄与するようデザインされているが，わが国の場合は自閉症スペクトラムをはじめ障害のある学生への個別移行計画は制度化されていない．しかしながら，わが国の教育・福祉現場でも TTAP を導入することで，自閉症スペクトラムの青年期・成人期支援に活用することができる．特に，特別支援学校や就労移行支援事業所における初期評価やカリキュラムに TTAP のアイデアを取り入れることで，より妥当で実際的な支援が提供できるだろう[3]．

TTAP 検査用具の入手は，ブックストア　フロム・ア・ヴィレッジの URL（http://fromavillage.cart.fc2.com/ca6/233/）より，FAX 注文用紙をダウンロードして問い合わせる．

(中山清司)

● 文献

1) Mesibov G, et al. TEACCH Transition Assessment Profile. PLO-ED, Inc.；2007／梅永雄二（監）．自閉症スペクトラムの移行アセスメントプロフィール—TTAP の実際．川島書店；2010.
2) 日本 AAPEP 研究会（編）．青年期・成人期 自閉症 教育診断検査—心理教育プロフィール（AAPEP）の実際．川島書店；1997.
3) 梅永雄二ほか（監）．副読本：TTAP 自閉症スペクトラムの移行アセスメントプロフィール TTAP の実際．ASD ヴィレッジ出版；2014.

Part 3　発達障害データ集

11. 診断・評価ツール

［評価ツール］
d. ADHD-RS

① 評価法の概要

　ADHD-RSは，DuPaulら[1]により，注意欠如・多動症（attention-deficit/hyperactivity disorder：ADHD）のスクリーニング，診断，治療成績の評価に使用可能なスケールとして開発されたADHD Rating Scale-IV の日本語版のことである．

　ADHD は，『精神疾患の診断・統計マニュアル第5版』（DSM-5）[2] では神経発達症群，つまり発達障害の一つと理解されており，年齢不相応の著しい多動性，衝動性，不注意を主症状とするものと理解されている．

　原典である ADHD Rating Scale-IV は，DuPaulら[1] により，DSM-IV の診断基準をもとに，不注意と多動性・衝動性の領域の各9項目を交互に編成し，項目評価を4段階のリッカートスケールで評定できるよう構成したものとして開発されたスケールである．

　DuPaulら[1] は，全米各地の地理的，人種的背景を反映する大規模な標本（$n=2,000$）を収集し，探索的因子分析と検証的因子分析を実施し，症状の二面的モデルに即応していることを確認し，さらに再テスト法による信頼性，観察者間一致率，サブスケールの内部一貫性，基準関連妥当性，判別的妥当性などの調査を実施し，1998 年に ADHD Rating Scale-IV のスケールとスコアシートを発行した．

　このスケールは，子どもの保護者と関わる教師らが簡単に記入することで，ADHD の可能性が示唆される症状の頻度と程度を判定することができる．その結果をスコアシートで検証し，ADHD の診断に該当するかどうかの可能性を検証することができる．同時に，開発者である DuPaulら[1] は，ADHD Rating Scale-IV の序文で「絶対に ADHD Rating Scale-IV のスコアのみで ADHD を診断しないこと」と述べたうえで，「ADHD Rating Scale-IV は，適切に使用することで，的確な診断や効果的な治療法の確定に役立つもの」であるとも述べた．つまり ADHD を診断するうえでの補完するツールではあるが，非常に有用なものでもあるといえる．

② 具体的な評価の方法ならびに施行上の注意

　ADHD-RS は，原典である ADHD Rating Scale-IV の評価スケールを翻訳したものである．5〜18歳を対象に，家庭版と学校版の2種類の評価スケールがある．質問項目は DSM-IV-TR の診断基準項目[3] に準拠し，不注意と多動性・衝動性の各9項目を交互に配置している．

　それぞれ最初に子どもの氏名，性別，年齢，学年を，次に評価する記入者名を記載する欄がある．

284

それを埋めたら，18項目を評価する．

評価は，ないもしくはほとんどない（0点），ときどきある（1点），しばしばある（2点），非常にしばしばある（3点），の4段階評価で構成され，過去6か月における子どもの様子（学校であれば校内での言動，家庭であれば家庭内での言動）を最もよく表している段階に○をつける，というものである．

不注意は奇数項目に，多動性-衝動性は偶数項目と交互に記載されており，不注意の素点と，多動性-衝動性の素点，および合計素点を，男女別，年齢区分に該当するスコアシートの数字に○をつける．スコアシートに○をつけたことで％値が明らかになる．

これまでは，翻訳書にもスコアシートが原典のまま掲載されていた．しかし，日本での研究では，そもそも日本の標準値はアメリカの標準値より低い傾向にあることが指摘[4]されてきた．日本を対象にした大規模調査[5]による日本版のスコアシートの開発が切望され続けたなか，2016年4月にようやく日本におけるスコアシートが公表[*]された．今後の活用が期待される．

ただし，原著では臨床現場におけるカットオフ値が調査されているが，日本にはまだそのデータはない．次の課題は，日本における臨床現場でのカットオフ値の検討となる．

❸ 特徴，制約，解釈に際しての注意

評価法の特徴は，わずか18項目の評価により診察場面でとらえられない日常の生活態度が判定できることにある．その子に慣れていない医師の評価よりも，過去6か月における子どもの様子を評価したものは，明らかに有用といえる．

さらに，治療的介入の成果を判定するうえでも，本スケールは有用と思われる．

家庭と学校での評価が非常に異なる場合がある．ADHDとの鑑別に苦慮する被虐待経験をもつ子どもたちや自閉症スペクトラムの存在を改めて検討するうえでも補助的な役割を示すことがある．

同時にいくつかの制約や留意点もある．そもそもこのスケールは人が人を評価するものである．そこには子ども観や行動評価の基準というものが個々にあると思われる．スケール評価は，あくまでも評価者の主観的視点によるものである．まさにDuPaulら[1]が絶対にADHD-RSのスコアのみでADHDを診断しないことであるという言葉を忘れずに，このスケールを活用すべきである．

学術的な面では，評価尺度の文言の翻訳は，DSM-IV-TRの日本語訳[3]を参考にしたほうが混乱は少ないと判断し，バックトランスレーションを行っていない．現在，診断基準として使用されるDSM-5[2]では，DSM-IV-TRのADHDの症状項目内容と大きな変化はないが，訳語はDSM-IV-TRと若干異なっていることには一応の留意をしておくべきである．

❹ 入手方法

「診断・対応のためのADHD評価スケール　ADHD-RS（DSM準拠）　チェックリスト，標準値とその臨床的解釈」（明石書店，2008）に掲載されている評価表を複写して使用する．その場合，

---

[*]日本におけるスコアシートは文献1）の2016年第5刷より掲載されている．

Part 3　発達障害データ集

出版社著作権管理機構から複写使用の許諾を得る必要がある．

(田中康雄)

● 文献

1）DuPaul GJ, et al. ADHD Rating Scale-IV：Checklist, Norms, and Clinical Interpretation. The Guilford Press：1998／市川宏伸，田中康雄（監），坂本　律（訳）．診断・対応のための ADHD 評価スケール ADHD-RS（DSM 準拠）　チェックリスト，標準値とその臨床的解釈．明石書店；2008．

2）American Psychiatric Association. Diagnostic and Statistical Manual of Mental Disorders, 5th edition：DSM-5. American Psychiatric Publishing：2013／日本精神神経学会（監），髙橋三郎ほか（訳）．DSM-5 ―精神疾患の診断・統計マニュアル．医学書院；2014．

3）American Psychiatric Association. Diagnostic and Statistical Manual of Mental Disorders, 4th edition, Text Revision：DSM-IV-TR. American Psychiatric Publishing：2000／髙橋三郎ほか（訳）．DSM-IV-TR―精神疾患の診断・統計マニュアル，新訂版．医学書院；2004．

4）山崎晃資．ADHD RS-IV 日本語版．上林靖子ほか（編）．注意欠陥/多動性障害―AD/HD―の診断・治療ガイドライン．じほう；2003．pp48-54．

5）田中康雄，市川宏伸，小野和哉．ADHD-RS 評価スケールの日本版標準化に向けて．精神医学 2016；58：317-326．

11. 診断・評価ツール

[評価ツール]
e. Conners 3 日本語版

❶ 評価法の概要

　Conners 3[1] は，Conners が開発した注意欠如・多動症（attention-deficit/hyperactivity disorder：ADHD）の評価スケールである．

　1960 年代から開発され，1997 年に，『精神疾患の分類と診断の手引き第 4 版』（DSM-IV）に掲載された ADHD の診断基準に対応した Conners の評価スケール改訂版（Conners' Rating Scale-Revised：CSR-R）を世に出したことで，臨床的に大きく注目されるようになった．

　2008 年に誕生した Conners 3[1] は，7,000 件を超えたアセスメントから標準標本，臨床標本，妥当性調査用標本を構成し，優れた信頼性と妥当性を誇るツールであり，ADHD および ADHD と関連性の高い問題（攻撃性，学習の問題，友人/家族関係，実行機能など）を評価，特定するものである．さらに ADHD と併存する可能性の高い診断項目である反抗挑戦性障害や素行障害も DSM-IV-TR の症状基準に準拠した方法で評価することができるように構成されている．加えて，ADHD と併存することの多い不安と抑うつを対象としたスクリーニング項目も設けられている．

❷ 具体的な評価の方法ならびに施行上の注意

　Conners 3[1] には，保護者 110 項目，教師 115 項目，青少年本人 99 項目からなる「Conners 3 標準版」と，保護者 45 項目，教師 41 項目，青少年本人 41 項目からなる「Conners 3 短縮版」，保護者，教師，青少年本人それぞれ 10 項目の「Conners 3 ADHD 指標」，保護者，教師それぞれ 10 項目からなる「Conners 3 総合指標」の 4 つのフォームがある．対象年齢は，保護者，教師用が 6 ～18 歳，本人用が 8～18 歳である．

　そのうえで，Conners 3 日本語版[2] は「Conners 3 標準版」を翻訳したものである．

　質問紙は，それぞれ最初に子どもの氏名，性別，年齢，生年月日，学年を，次に評価する記入者名を記載する欄がある．教師の場合はその生徒を担当した期間と教科を記載する欄もある．記入年月日を記載して，保護者の場合は 110 項目，教師では 115 項目，青少年本人は 99 項目について評価する．評価は，全然当てはまらなかった（まったく，めったに）（0 点），ほんの少し当てはまった（ときどき）（1 点），よく当てはまった（しばしば）（2 点），とてもよく当てはまった（とてもしばしば，とても頻繁に）（3 点），の 4 段階評価で構成され，過去 1 か月における子どもの様子に○をつける，というものである．

　回答者は，保護者および教師が評価する場合，子どもを最も知る保護者，教師が複数で記入収集

Part 3　発達障害データ集

することが推奨されている．所要時間は 30 分前後かかると思われる．

　評価は過去 1 か月間の行動を対象としているため，少なくとも対象者を 1 か月以上はよく知っている者が回答者とならねばならない．

　採点は，転写された回答スケールから○で囲まれた数字を該当欄に転記し，小計していく．機械的に採点・転記していくと，「妥当性スケール」「Conners 3 の主要因スケール」「ADHD 不注意，ADHD 多動性−衝動性，ADHD 混合型，素行障害，反抗挑戦性障害といった DSM−IV−TR の症状スケール」「機能障害項目」「Conners 3 ADHD 指標」「不安，抑うつといったスクリーニング項目」「問題行為の危険性項目」などが評価できるよう構成されている．さらに，Conners 3 の主要因スケールと DSM−IV−TR の症状スケールの各項目は性別，年齢区分から標準得点である T スコアが算出できる．

　『Conners 3 日本語版マニュアル』[2] では，この評価点と T スコアは，原典のものをそのまま掲載している．わが国のデータは，翻訳した Conners 3 日本語版マニュアル[2] に，標準化と信頼性のための予備的調査を掲載している．そこでは，年齢ごとの平均値を男女別，フォーム別で抽出している．今後はわが国における T スコア値を明らかにする必要がある．さらに臨床群との比較検討を行う必要もあるだろう．

❸ 特徴，制約，解釈に際しての注意

　評価法の特徴は，その項目数の多さにある．ADHD 症状レベルに加え素行障害，反抗挑戦性障害といった DSM−IV−TR の症状，機能障害項目，不安，抑うつといったスクリーニング項目，問題行為の危険性項目などが評価できるため，多面的な情報が得られる．家庭と教育現場における問題点や連携，支援の役割を明確にすることができよう．当然治療的介入の成果を判定するうえでも，本スケールは有用であろう．多くの情報から，ADHD 以外の課題も明確になる．特に限局性学習症や自閉症スペクトラム，さらに被虐待経験の鑑別や併存も検討するうえで有益な情報となる．

　なお，評価尺度の文言は，Conners 3[1] の版権を管理している MHS 社との間でバックトランスレーションを行っている．

　課題は，この回答項目の多さである．採点評価が煩雑で，慣れるまでには一定の時間がかかると思われる．評価者の記載漏れも少なくない．さらに，人が人を評価するスケールである以上，その評価には一定のバイアスがかかることも否めない．スケール評価は，あくまでも評価者の主観的視点によるものである．

　しかし，そこには Conners 3[1] にある妥当性を検証する 3 つのスケール（好印象，悪印象，矛盾指標）が役立つ．

　なお，Conners 3[1] の版権をもつ MHS 社は DSM−5 へのアップデートを行っている＊．

＊2017 年 8 月に金子書房より，DSM−5 に準拠した最新版『Conners 3 日本語版 DSM−5 対応』が出版された．

❹ 入手方法

Conners 3 日本語版検査用紙[3] を使用するにあたっては，出版社（金子書房）が定めた Level B の条件，つまり「大学院などで心理検査および測定に関する科目を履修し卒業したか，もしくはそれと同等な教育・訓練を終えていること」という条件を満たしている者が購入可能である．詳細は出版社のホームページ[3] を参照していただきたい．

（田中康雄）

●文献

1）Conners CK. Conners 3rd Edition Manual. Multi-Health Systems：2008.
2）田中康雄（監訳），坂本　律（訳）．Conners 3 日本語版マニュアル．金子書房：2011〔文献を抄訳したもの〕．
3）http://www.kanekoshobo.co.jp/book/b183692.html（2016/12/07 アクセス）

Part 3　発達障害データ集

11. 診断・評価ツール

［評価ツール］
f. CAARS 日本語版

❶ 評価法の概要

　CAARS日本語版は，Conners CK らによって作成された成人の注意欠如・多動性障害（attention-deficit/hyperactivity disorder：ADHD）の症状重症度を把握するための評価尺度である Conners' Adult ADHD Rating Scales[1] を日本のデータに基づいて標準化したものである．この尺度には「自己記入式」と「観察者評価式」の2種類の評価用紙があり，複数の回答者からの情報をもとに包括的に評価を行う．なお，観察者とは家族，友人，同僚など最近の対象者をよく知る人を指す．所要時間は，評価用紙の回答が15～30分程度，採点が約10分である．対象年齢は18歳以上であり，単に ADHD 症状の有無だけでなく，各症状の重症度も評価できることから，臨床や研究，リハビリテーション，司法領域などにおける使用に適している．なお，原版にはスクリーニング用の短縮版尺度も存在するが，日本語版は作成されていない．

❷ 構成と評定

　CAARS 日本語版は「自己記入式」「観察者評価式」ともに 66 項目からなり，回答は「まったく当てはまらない」から「非常に当てはまる」の4件法で回答する．下位尺度は8つに分かれており，因子分析により構成された「不注意/記憶の問題」「多動性/落ち着きのなさ」「衝動性/情緒不安定」「自己概念の問題」の4つの主領域に加え，アメリカ精神医学会による『精神疾患の分類と診断の手引き第4版』（DSM-IV）の ADHD 診断基準と整合性のある「DSM-IV 不注意型症状」「DSM-IV 多動性-衝動性型症状」「DSM-IV 総合 ADHD 症状」の3領域，さらに ADHD の有無を総合的に判別する「ADHD 指標」が含まれる．また，回答の一貫性を確認する矛盾指標も算出できる．

❸ 評価法の特徴

　CAARS 日本語版の一番の特徴として，単に既存の尺度を日本語に翻訳しただけではなく，日本全国の人口分布を考慮して収集した日本の標準化データに基づいて信頼性と妥当性が確認され，T 得点が設定されていることがあげられる（詳細は CAARS 日本語版マニュアル参照）．「正常（normality）」と「病理」の境界は文化により異なり，特定の症状や行動に対する許容度も文化や社会，家族により差がある[2]．そのため，原版の T 得点は北米（アメリカ・カナダ）における「平均/正常」をもとに設定されており，日本の文化や社会には必ずしも一致していない．実際，CAARS

290

11 ●診断・評価ツール／評価ツール／f. CAARS 日本語版

を用いた日本と北米の比較では，各因子の臨床域（T 得点＝65 点）に該当する粗点（臨床カットオフ値）に約 3〜9 点もの差があり，いずれも北米の得点のほうが有意に高いことが報告されている[3]．つまり，もし尺度が日本で標準化されていない場合，以下のような問題が生じる．たとえば，ある男性の「不注意/記憶の問題」の粗点が 17 点だとする．日本の標準化データではこの領域の臨床カットオフ値は粗点が 14 点以上なので，この男性の「不注意/記憶の問題」は同世代の日本人男性を大きく上回っており，臨床域にあるとされる．ところが，北米における同じ領域の臨床カットオフ値は 20 点以上である．そのため，北米のデータに基づいて判断すると，この男性の症状は臨床域にはないとされ，結果として症状が見落とされることになる．このように，特に精神疾患の評価ツールにおいては日本での標準化が必須であり，CAARS 日本語版は対象者の ADHD 関連症状を日本の同年代・性別と比較することができる，現時点（2017 年）では唯一の尺度である．

❹ 使用上の留意点

本章「11．診断・評価ツール／診断ツール／f．CAADID 日本語版」（p.272）でも述べたが，DSM における ADHD の診断基準は小児期にみられる症状を中心に記述されているため（DSM-5 では成人にも該当する例が付記されたものの），成人の ADHD の診断の際に基準を満たすかどうかの判断が難しい．CAARS 日本語版の項目は DSM の診断基準に沿いつつも成人の ADHD を念頭に作成されているため，そのような問題は少ないといえる．

ADHD に限らず，精神疾患の診断は 1 つのアセスメントの結果に頼って行うものではない．そのため，CAARS 日本語版を使用するときは「自己記入式」と「観察者評価式」（複数の人に依頼してもよい）の両方を実施する，他の ADHD 尺度（CAADID 日本語版[4]など）と併用する，などが求められる．入手は金子書房（http://www.kanekoshobo.co.jp）より可能．購入にあたり，「Level B 心理検査」（検査の実施者は，大学院で心理検査および測定法に関する科目を履修し修了したか，もしくはそれと同等の教育・訓練を終えていることが必要）の資格登録が必須．

（染木史緒，大西将史）

● 文献

1) Conners CK, Erhardt D, Sparrow D. CAARS Adult ADHD Rating Scales. Multi Health Systems：1999／染木史緒，大西将史（監訳）．CAARS™ 日本語版．金子書房．
2) American Psychiatric Association. Diagnostic and Statistical Manual of Mental Disorders, 5th ed（DSM-5）. American Psychiatric Association：2013／日本精神神経学会（監），髙橋三郎，大野　裕（監訳）．DSM-5 精神疾患の診断・統計マニュアル．医学書院：2014．
3) Someki F, Ohnishi M, Nakamura K. Cross-cultural differences of adult ADHD symptoms among general population in Japan and North America：Differences in clinical cutoff scores of the Japanese and North American Conners' Adult ADHD Rating Scales（CAARS）. Assessment. (submitted).
4) Epstein JN, Johnson DE, Conners CK. Conners' Adult ADHD Diagnostic Interview for DSM-IV（CAADID）. Multi Health Systems：2001／染木史緒，大西将史（監訳）．CAADID™ 日本語版．金子書房．

Part 3　発達障害データ集

11. 診断・評価ツール

[評価ツール]

g. LDI-R

❶ 評価法の概要

LDI-R（Learning Disabilities Inventory-Revised：LD 判断のための調査票）[1] は，教育で定義された学習障害（learning disabilities：LD）[2] の概念に基づき，子どもが示す学習上の困難から LD の可能性を探る質問紙である．わが国で初めて作成された版は LDI[3] であり，そこに中学生を評価する尺度を加えて改定されたものが LDI-R である．

調査票は聞く，話す，読む，書く，計算する，推論するの 6 領域に行動，社会性を加えた計 8 領域，中学生ではさらに英語，数学を加えた計 10 領域から構成される．各領域は，LD の子どもが示すことの多い特異なつまずきがあげられている．行動，社会性は不注意・多動の問題や対人行動の問題を扱っている．これらは LD 概念には含まれてはいないが，LD の子どもは行動・社会性の問題を示すことが多いことは知られている．一方，行動面で気になる子どもは学習上の遅れやつまずきを示すことも少なくない．したがって，本調査票は子どもの発達や課題を学習・行動・社会性という多軸でみていくものである．

❷ 評価方法ならびに施行上の注意

小学校 2 年生から中学校 3 年生の児童生徒を対象とする．小学生は聞く，話す，読む，書く，計算する，推論する，行動，社会性の 8 領域，中学生は数学と英語を加えた 10 領域に回答する．各領域とも 12 項目の設問からなり，計算すると推論するは学年に応じて 8〜12 問となっている．それぞれの特徴・つまずきについて「ない」，「まれにある」，「ときどきある」，「よくある」の 4 段階で評定する．評定者は対象となる子どもを実際に観察し，指導し，子どもの学習の仕方を把握している指導者や専門家であり，同齢母集団を視野に入れて判断できる者である．ただし，子どもの学習の仕方やつまずきをよく把握している親が回答したものも資料として参考となる．

各領域の粗点合計が高いほどつまずきや困難が多いことを示し，合計点はパーセンタイル順位からつまずきなし（PL1），つまずきの疑い（PL2），つまずきあり（PL3）と評定される．評定結果をプロフィール図（図 1）にプロットすると，子どものつまずきの領域や個人内差の有無が視覚的にとらえられる．つまずきを示す領域があり，同時につまずきがない領域も存在するプロフィールは，個人内差が明らかであり，「LD の可能性が高い」と評定される．一方，すべての領域でつまずきが認められる場合は，全体的遅れが疑われ，「LD の可能性は低い」と評定される．ただし，学年が進むにつれていずれの領域にもつまずきが蓄積していき，全般的な遅れを示すプロフィールになるこ

図1 プロフィール例

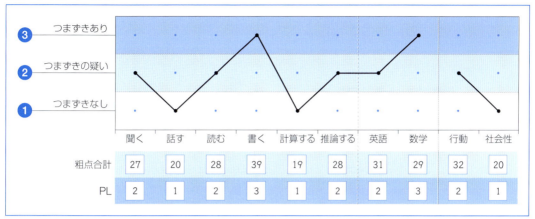

ともあるので，注意されたい．

また，本調査票はLD判断のスクリーニングとしてアセスメントの初期に実施し，他の検査とバッテリーを組んで，アセスメントを進めていくことが必要である．

3 特徴と解釈

LDI-Rは学力の到達度や水準を測る学力検査とは異なる．本調査票の第一の目的はLDの可能性があるか否かの判断のための資料（ドキュメント）を示すことである．聴く力，話す力，読む力，書く力などを発達的視点から測定するツールが開発されていないわが国では，具体的な学習上のつまずきから基礎的学力の習得困難を把握するツールは有効である．

他方，教育や臨床の場では，障害の有無を判断する以上に重要なことは，子どもの学習上の遅れや困難を改善するために，指導や援助の方向性やその手立てを知ることである．本調査票は，子どもの学び方の特性やつまずきを具体的に把握することで，指導につながる有用な情報をもたらしてくれる．すなわち，LDに限らず，発達障害や学習のつまずきが疑われる子どものアセスメントに広く活用できるものといえる．

4 入手方法

心理検査販売代理店を通して日本文化科学社から入手する．販売の対象は医療，教育，福祉などの専門機関であり，個人へは販売されない．

（篁 倫子）

● 文献

1) 上野一彦，篁 倫子，海津亜希子．LDI-R—LD判断のための調査票．日本文化科学社；2008.
2) 文部科学省 学習障害及びこれに類似する学習上の困難を有する児童生徒の指導方法に関する調査研究協力者会議．学習障害児に対する指導について（報告）．1999.
3) 上野一彦，篁 倫子，海津亜希子．LDI—LD判断のための調査票．日本文化科学社；2005.

Part 3 発達障害データ集

11. 診断・評価ツール

［評価ツール］
h. 読字の評価

　読字（reading）は，音読（reading aloud）と読解（reading comprehension）に分類される．音読では，正確性（accuracy）と流暢性（fluency）の評価とひらがな，カタカナ，漢字の3種類の表記別の評価が必要である．正確性とは，正答数や正答率で評価され，流暢性は音読潜時や音読所要時間が指標となる．

① 音読の正確性課題

　どの表記の習得度が高いのか低いのかを調べて指導するためには，ひらがな，カタカナ，漢字の3種類の表記それぞれについて評価することが必要になる．現在のところ，3種類の表記を調べることが可能な検査は小学生の読み書きスクリーニング検査（Screening Test of Reading and Writing for Japanese Primary School Children：STRAW）[1] のみである．STRAW では，一文字版と単語版があり，一文字版では，ひらがな，カタカナそれぞれ20文字ずつの音読刺激が全学年共通の課題となっている．単語版においてはひらがな，カタカナ，漢字それぞれ，やはり20単語が刺激として，各学年別にそろえてある．この検査では，文部科学省の学習障害の考えである2学年下の学習到達度を考慮し，2年生用以外は2学年下の配当漢字が選ばれている．2年生用は，1年生配当の漢字を用いているため，3年生用と共通課題になっている．

　上述のように，3種類の文字表記それぞれについては評価できないが，全体としての音読の正確性を測定できる課題は複数ある．たとえば，KABC-II（Kaufman Assessment Battery for Children, Second Edition）[2] では，音読力全体を単語を用いて測定している．また，音読年齢を測定できる点が長所である．海外の研究では音読年齢をそろえた定型発達児童との比較を行うことが少なくないが，日本ではこの KABC-II の「ことばの読み」と標準読み書きスクリーニング検査（STRAW-R）[3] の漢字音読課題のみにて，音読年齢が測定できる．この KABC-II の音読課題と STRAW-R の漢字音読課題とは，相関係数が0.9以上の強い相関関係を有している．通常は年齢をそろえて，読み障害のある児童と定型発達児童とを比較することが多い．しかし，音読年齢がわかると，同じ音読到達度を示す定型発達群と読み障害群とを比較でき，能力的な差が2群間にあるのかどうかを比較することが可能である．読み書き困難児のための音読・音韻処理能力簡易スクリーニング検査（Easy Literacy Check：ELC）[4] は小学校2，3年生を対象としたひらがな音読のみの検査である．

　音読を測定はしていないが，音読力を間接的に評価する検査として，CARD[5]（Comprehensive Assessment of Reading Domains）がある．この検査の特徴は，後述する読解力を測定する点であると思われるが，大枠での「読み」の到達度を測定できるのではないかと思われる．小学校1～6年

294

生が対象である．この検査は個別式検査としても使用可能だが，学校内で実施しやすい集団式検査として利用可能であるところにも特徴があると思われる．

❷ 音読の流暢性課題

流暢性を測定する尺度としては，文字（列）を見てから音読を開始するまでの時間である音読潜時と，文字列を読み始めてから読み終わるまでの音読所要時間がある．ここでは，簡便であることから臨床的に有用である，音読所要時間を測定できる検査について紹介する．音読速度に関しては，構音運動が稚拙で遅ければ音読速度も遅くなることが予想される．したがって，吃音や構音運動が遅いかどうかのチェックは事前に必要であるが定型発達群や発達性読み書き障害群の報告では，構音運動能力との関連は否定されている．

音読の流暢性が測定可能な検査として，「特異的発達障害診断・治療のための実践ガイドライン」（以下，実践ガイドライン）[6]がある．この検査は，読み書きに関連する検査のなかで唯一保険診療の対象となっている検査である．しかし，用いている刺激はひらがな刺激だけであるためカタカナや漢字の障害には対応が難しい点，書字障害にも対応していない点，基準値が高いという特徴がある．川崎，石野[7]は，実践ガイドラインを構成しているひらがなの文字列音読課題である「単音連続読み検査」，ひらがな単語と非単語の速読課題である「単語速読検査」，短文音読課題である「単文音読検査」のうち，2種類以上の検査で異常が認められた公立小学校での読み困難児を抽出したところ，1～5年生で13.08％，1年生では19.78％に達したと報告している．ひらがなの「読み」だけでの困難児の出現頻度としては，高すぎる数値と思われる．その点を考慮した解釈が必要である．一方，STRAW-Rでは，ひらがな単語と非語，カタカナ単語と非語，文章を刺激とした速読課題が用いられている．対象者は小学校1年生から高校3年生までである．大学センター試験での試験時間の延長を希望する受験生にも対応していることになる．

❸ 読解課題

KABC-Ⅱでは，音読項目である「ことばの読み」と読解項目である「文の理解」の比較が可能である．発達性ディスレクシア典型例では，読解成績は音読成績と並行しているが，漢字の音読のみが損なわれている場合には，読解のほうが音読得点よりも高くなる場合がある．特異的言語障害（specific language impairement：SLI）がある場合には，音読成績に比べて読解成績が大きく低くなる．このように音読と読解が比較できる特徴がある．

前述のCARDでは，文字で提示された文の内容に関しての正誤判断課題である「文の読み①」，文字提示された例文の内容と，新たに提示された文の意味の正誤を問う「文の読み②」，3～6文から構成されたパラグラフの内容についての質問に選択肢から選ぶ（1/3, 1/4）「文の読み③」などは読解に着目した項目と解釈できる．

Part 3　発達障害データ集

④ 入手方法

　小学生の読み書きスクリーニング検査（STRAW），標準読み書きスクリーニング検査（STRAW-R）ともに，インテルナ出版に問い合わせること．

　日本版 KABC-II は丸善出版に，ELC は図書文化社，CARD はウィードプランニングに問い合わせること．

（宇野　彰）

●文献

1) 宇野　彰ほか．小学生の読み書きスクリーニング検査（STRAW）．インテルナ出版；2006.

2) Kaufman AS, Kaufman NL. Kaufman Assessment Battery for Children, Second Edition. NCS Pearson, Inc；2004／藤田和弘ほか．KABC-II 心理・教育アセスメントバッテリー．丸善出版；2014.

3) 宇野　彰ほか．標準読み書きスクリーニング検査（STRAW-R）．インテルナ出版；2017.

4) 加藤醇子ほか．ELC：Easy Literacy Check．図書文化社；2016.

5) 奥村智人ほか．包括的領域別読み能力検査 CARD．ウィードプランニング；2014.

6) 特異的発達障害の臨床診断と治療指針作成に関する研究チーム（編集代表　稲垣真澄）．特異的発達障害診断・治療のための実践ガイドライン—わかりやすい診断手順と支援の実際．診断と治療社；2010.

7) 川崎聡大，石野絵美子．発達障害との真の共生に向けて—発達障害を取りまく社会環境の変遷．天田城介ほか（編）．社会的弱者との真の共生を目指して—医療・福祉・教育の連携と提言．富山大学東アジア「共生」学創成の学際的融合研究；2013. pp114-149.

●参考文献

- 宇野　彰（監），春原則子，金子真人．標準抽象語理解力検査（SCTAW）．インテルナ出版；2002.
- 上野一彦，篁　倫子，海津亜希子．LDI-R—LD 判断のための調査票．日本文化科学社；2005.

11. 診断・評価ツール

[評価ツール]
i. 書字の評価

　一般に限局性学習症の書字の評価には，文字が正しく想起されるかどうかの正確性を用い，正答数（率）や誤反応数（率）などが指標となる．流暢性尺度を用いることもあるが，文字の想起の速度と，書字運動の速度とを分離することが難しいことから，世界的にあまり使用されていない．また，発達性協調運動症が大きく影響すると思われる文字形態が整っているのかどうかを評価する客観的な指標はまだ世界的に評価が困難なのではないかと思われる．前項「h. 読字の評価」（p.294）で述べられているように，日本語の文字言語表記としては，ひらがな，カタカナ，漢字の3種類があり，使われ方も異なるので，書字の評価には3種類の表記それぞれについて調べる必要がある．

　また，書字には言語音に対応する文字を想起し書くという書き取り（writing to dictation：教育界では「聴写」）と，絵や意味に対応する文字（列）を書くという書称（written naming）がある．後者の場合には，文字形態の想起以前に，言語音の想起力が関わることが少なくないため，純粋に文字想起を評価する検査方法としては，書き取りを用いることが一般的と思われる．

　書字力を測定する検査は，海外においても音読力を測定する検査に比べて少ない．英語圏では，「読み」が「書字」よりも重要視されていることが影響していると思われる．

❶ ひらがな，カタカナ，漢字の比較が可能な検査

　現在のところ，音読検査と同様，3種類の表記を調べることが可能な検査は小学生の読み書きスクリーニング検査（Screening Test of Reading and Writing for Japanese Primary School Children：STRAW）[1] のみである．書字検査では，音読検査とは異なり，課題を復唱してもらい，復唱が正しい場合に書き取ってもらうことになっている．音読検査と同様一文字版と単語版があり，一文字版では，ひらがな，カタカナそれぞれ20文字ずつの刺激が全学年共通の課題となっている．単語版においてはひらがな，カタカナ，漢字それぞれ，やはり20単語が刺激として，各学年別にそろえてある．この検査では，文部科学省の2学年下の学習到達度を想定する学習障害の考えを考慮し，2年生用以外は2学年下の配当漢字が選ばれている．2年生用は，1年生配当の漢字を用いているため，3年生用と共通の刺激が用いられている．ひらがな，カタカナの書字力は，小学校1年生時に完成しているので，20問中1文字でも誤ると異常値になることがある．検査時の子どもの状態をよく見て評価することが求められる．一方，漢字に関しては，練習していないために書けないのか，練習していても書けないのか，つまり環境要因なのか認知能力の弱さによる要因（認知要因）なのかが不明である．本検査の限界点である．平均点が大体75％に設定されているため，本検査で平均の−1.5 SD得点を下回る場合には，環境要因であれ，認知要因であれ，追加の教育的指導が必要で

あることに関してはいうまでもない.

❷ 一般的な書字検査

KABC-II (Kaufman Assessment Battery for Children, Second Edition)[2] では, もともとのKABC に書字検査項目が「ことばの書き」として追加された. ひらがな6問, カタカナ7問, 漢字60問から構成されている. 7歳から18歳まで対応できる総合的な検査項目である. ひらがなとカタカナの項目数が少ない点から小学生低学年児童よりも中学年児童以上を主な対象としていると考えられる.

❸ 視写（写字）検査

小学生の読み書きの理解　URAWSS ウラウス (Understanding Reading and Writing Skills of Schoolchildren)[3] は, 文字列を書き写す課題のみの検査である. 小学校1年生から6年生までを対象としている. この検査は純粋に書字力をみているのではなく, 読む力と書字力および運動の巧緻性の3種類の総合的な発達を測定している検査と解釈できる. 文字列を写し取って書くためには, いったん文字列を音韻列に変換し, その後音韻を短期的に記憶し, 書き取る（聴写）という情報処理をしていると考えられるからである. したがって, 発達性読み書き障害の児童にも敏感だが, 発達性協調運動症のある児童も本検査で抽出される可能性があることに注意を要する.

❹ 書字障害を示す児童の報告から

日本語話者の読み障害が認められていない書字障害児の報告はそれほど多くはない. Google scholar で調べると, 数本がヒットするのみである. 書字障害のある児童の背景となる認知能力は, 視知覚の障害[4], 視覚的記憶力の障害[5-8], 運動覚心像, 音韻と運動覚心像との連合形成不全[6] などと報告されている. 漢字書字力が弱い場合に, 視知覚や視覚的記憶力を含む視覚認知能力の弱さが影響すると考えられる. 環境要因と認知能力の弱さによる要因を鑑別するためには, 線画同定課題や視覚的記憶力検査などの認知能力を調べる必要があろう.

❺ 入手方法

小学生の読み書きスクリーニング検査（STRAW）はインテルナ出版に, URAWSS ウラウスは atacLab（エイタックラボ）に問い合わせること.

(宇野　彰)

● 文献

1) 宇野　彰ほか. 小学生の読み書きスクリーニング検査（STRAW）. インテルナ出版；2006.
2) Kaufman AS, Kaufman NL. Kaufman Assessment Battery for Children, Second Edition. NCS Pearson, Inc.：1983／藤田和弘ほか. KABC-II 心理・教育アセスメントバッテリー. 丸善出版；2014.

3）河野俊寛，林　ルミ，中邑賢龍．小学生の読み書きの理解　URAWSS ウラウス．こころのリソースブック出版社（現，atacLab）；2013.

4）宇野　彰ほか．視覚的な認知障害を伴い特異的な漢字書字障害を呈した学習障害児の一例．脳と発達 1996；28（5）：418-423.

5）宇野　彰，加我牧子，稲垣真澄．漢字書字に特異的な障害を示した学習障害の一例―認知心理学的および神経心理学的分析．脳と発達 1995；27（5）：395-400.

6）橋本竜作，柏木　充，鈴木周平．読み障害を伴わず書字の習得障害を示した小児の1例．高次脳機能研究 2006；26（4）：368-376.

7）水野　薫．形の記憶に特異な困難を示した書字障害児の指導．LD 研究 1998；6：67-75.

8）蔦森英史ほか．視覚的記憶力の低下を呈した中学生男児1名における英語音読．音声言語医学 2012；53（1）：8-19.

● 参考文献

- 春原則子，宇野　彰，金子真人．発達性読み書き障害児における実験的漢字書字訓練―認知機能特性に基づいた訓練方法の効果．音声言語医学 2005；46（1）：10-15.

- 川崎聡大，宇野　彰．発達性読み書き障害1例の漢字書字訓練．小児の精神と神経 2005；45（2）：177-181.

- 宇野　彰ほか．標準読み書きスクリーニング検査（STRAW-R）．インテルナ出版；2017.

- 宇野　彰ほか．特異的漢字書字障害児の認知能力に関する神経生理学的および神経心理学的発達．臨床脳波 1999；41（6）：392-396.

- 宇野　彰，上林靖子．ADHD を伴い書字障害を呈した学習障害児―書字障害に関する認知神経心理学的検討．小児の精神と神経 1998；38：117-123.

Part 3　発達障害データ集

11. 診断・評価ツール

［評価ツール］
j. 算数の評価

❶ 算数障害とは

算数の評価に必要な視点を考えるためには，算数障害の概念を整理する必要がある．

a. 文部科学省の定義

算数障害とは何か．文部科学省によると，限局性学習症（学習障害〈learning disorder：LD〉）の一つのタイプと位置づけられており，その定義は，「学習障害とは，基本的には全般的な知的発達に遅れはないが，聞く，話す，読む，書く，計算する又は推論する能力のうち特定のものの習得と使用に著しい困難を示す様々な状態を指すものである．学習障害は，その原因として，中枢神経系に何らかの機能障害があると推定されるが，視覚障害，聴覚障害，知的障害，情緒障害などの障害や，環境的な要因が直接の原因となるものではない」[1]とされている．すなわち，"聞く""話す""読む""書く""計算する""推論する"という6領域のうち，計算と推論が算数障害の内容にあたること，特異的な学習困難があること，算数（数学）の基礎的能力に著しい遅れがあること，全般的な知的発達の遅れが認められないこと，と説明されていることがわかる．

b. 医学的定義

医学的な定義のうち，日本で使用されているのは，ICD-10 と DSM-5 である．ICD-10[2]によると，学力の特異的発達障害のなかの特異的算数能力障害（Specific disorder of arithmetical skills in Specific developmental Disorder of Scholastic Skill）と位置づけられており，熊谷が「ただ単に一般的な知的障害あるいは非常に不適切な学校教育だけでは説明できないような算数能力の特異的障害である．この障害は，代数学，三角法，幾何学または微積分学のようなより抽象的な数学的能力よりは，むしろ加減乗除のような基本的な計算能力の習得に現れる」[3]と指摘しているように，高度な算数・数学ではなく，基本的な四則演算における問題を取り扱っており，基本的な計算能力の障害とされていることがわかる．

また，DSM-5[4]では，Specific Learning Disorder with impairment in mathematics と位置づけられ，

① 数の感覚（Number sense）：計算の基礎となる数概念につながる生得的な能力

② 数的事実の記憶（Memorization of arithmetic facts）：暗算できる計算に必要なもの

③ 計算の正確さまたは流暢性（Accurate or fluent calculation）：筆算の計算に必要なもの

④ 数学的推理の正確さ（Accurate math reasoning）：文章題に必要なもの

という4つの下位分類が示されており，計算を主要な症状としていることが読み取れる．具体的には，数え誤ること，他児が暗算するような計算で記憶方略（memory-based strategy）を使用せず，数える方略（count-based strategy）を使用するなどの特異的な症状を示すと記述されている．

　熊谷[5]は，成人の計算障害に関する神経心理学的・認知神経心理学的研究および発達性算数障害の研究を概観し，ICD-10およびDSM-5をふまえ，子どもの算数障害の下位分類として，
① 数処理：数の大小比較や操作・数の読み書き
② 数概念：序数性と基数性
③ 計算：四則演算の暗算（数的事実），筆算（手続き）
④ 推論：文章題を解く
という4つのタイプを指摘している．

　以上のことから，算数障害は，単に学力の遅れだけではなく，"特異な学習困難（文部科学省）"が認められること，その主要な症状は，四則演算のような計算能力の問題であるととらえることができると考える．

❷ 計算の評価

a. 評価に必要な視点

　算数障害に認められる特異なつまずきを含めた，算数の評価に必要な視点を述べる．
　熊谷[6]は，計算に加え，算数に関係する能力（数量の概念）の評価が必要であると指摘している．そこから，伊藤は，算数障害の子どもたちは，計算方略と計算の手続きの習得につまずきを示すことから，さらに，計算学習の初期に指を使用する傾向が強いこと，暗算が苦手であること，計算ができるようになっても時間がかかることを指摘している[7]．以上のことから，伊藤[8]は，計算に正解していることだけではなく（正確さ），計算の自動化，いわゆる暗算ができていることを確認するため，計算のスピードと流暢性に着目することの重要性を指摘している．また，熊谷ら[5]は，算数障害に認められる計算の問題は，計算の自動化に起因していることから，計算の反応時間に着目することの重要性を指摘している．
　伊藤[8]は，計算の自動化をとらえるため，制限時間を設けた四則計算（30までのたし算・ひき算と九九の範囲のかけ算・わり算）の評価と，計算手続きが必要となる筆算の評価を組み合わせることによって，計算の特異なつまずきである自動化の問題をとらえる試みを報告している．さらに，熊谷ら[5]は，計算にかかる時間（演算時間）に着目し，演算時間の測定を行い，子どもの熟達した演算時間を学年ごとに水準化し，学年推移を分析している．
　以上から，算数障害をとらえるためには，計算の可否だけではなく，計算方略（暗算ができているかどうか）と，計算手続き（筆算がスムーズに処理できているか）に着目したアセスメントが重要であることがわかる．以下に，伊藤[8-10]が提案している計算のアセスメントについて紹介する．

Part 3　発達障害データ集

b. アセスメント

就学直後の数の概念的な理解についてのアセスメント

インフォーマル算数知識は，乳幼児期に生活のなかで獲得される数知識で，就学後の算数学習の重要な基礎力であるという[11]．インフォーマル算数知識は，初期の計算学習の基礎となる，序数と基数，数の保存，多少判断，計数であると指摘されている．

そこで，① 概数的な判断，② 多少／大小／長短の判断，③ 計数，④ 数唱（100 まで），⑤ 数列と数直線（目盛）を読む，⑥ 数の合成と分解，をアセスメントとして用いている[9]．評価の視点には，問題の可否に加え，誤り分析を通して，問題解決に使用している解決方略に着目することが必要である．

計算のアセスメント

伊藤[8]は，アセスメント I（多位数の筆算の習熟度）と，アセスメント II（いわゆる暗算できる範囲の四則演算）の作成を試みている．アセスメント I は，既習の多位数の筆算について，習熟度をみることを目的としたアセスメントで，計算手続きの処理について評価することを目的としている．アセスメント II は，いわゆる暗算できる範囲の四則演算を使用し，制限時間内の正答数・正答率を測ることで，計算の自動化の観点から評価することを目的としている．この 2 つのアセスメントを組み合わせることによって，算数障害の評価に必要である，① 計算の正確性，② 計算の速さ（スピード），③ 計算の流暢性をとらえることができると提案されている．

● おわりに

算数の評価については，算数に含まれる領域が多く，なかなか統一されたアセスメントがないのが現状である．今回は算数障害の主要な症状である計算と計算に必要な数の概念的知識に焦点をあて，そのアセスメントに必要な視点を紹介した．

今後は，熊谷[3]の指摘する，算数障害の内容である数処理と数概念の観点に整理し，また計算の速さをとらえるために ICT（information and communication technology）を活用するなど，内容を精査していくことが課題である．

(伊藤一美)

● 文献

1) 文部科学省. 学習障害児に対する指導について（報告）. 1999.
2) WHO. The ICD-10 Classification of Mental and Behavioral Disorders. WHO；1992／融　道男ほか（監訳）. ICD-10 精神および行動の障害：臨床既述と診断ガイドライン. 医学書院；1993.
3) 熊谷恵子. 算数障害とはいったい？　心理学ワールド 2015；70 号：17-20.
4) American Psychiatric Association（APA）. Diagnostic and Statistical Manual of Mental Disorder, 5th edition（DSM-5）. American Psychiatric Publishing（APP）；2013／日本精神神経学会（監），髙橋三郎ほか（訳）. DSM-5—精神疾患の診断・統計マニュアル. 医学書院；2014. p67.
5) 熊谷恵子，山本ゆう. 足し算・引き算の自動化に至るまでの学年推移とその特徴～演算の自動化とドットの個数の把握の関連性～. 日本 LD 学会第 25 回大会論文集. 2016.

11 ●診断・評価ツール／評価ツール／j. 算数の評価

6）熊谷恵子. 学習障害の数量概念の理解度を測定する方法についての基礎的研究. LD 研究 2007；16（3）：313-322.

7）伊藤一美. 算数のアセスメントの検討―特集 支援に生かすアセスメント算数―. LD 研究 2008；17（3）：295-302.

8）伊藤一美. 計算につまずきを示す子どもの理解と支援（1）. 日本 LD 学第 22 回会大会論文集. 2013.

9）伊藤一美. 数概念の発達の観点からみた算数障害. LD―研究と実践― 2001；9（2）：72-90.

10）伊藤一美. 計算につまずきを示す子どもの理解と支援（2）. 日本 LD 学会第 23 回大会論文集. 2014.

11）丸山良平, 無藤　隆. 幼児のインフォーマル算数について. 発達心理学研究 1997；8（2）：98-110.

●参考文献

• 伊藤一美. 学習障害児に見られる算数文章題におけるつまずき. LD―研究と実践― 1999；7（2）：80-89.

• 伊藤一美. 計算につまずきを示す子どもの理解と支援（3）. 日本 LD 学会第 24 回大会論文集. 2015.

• McCloskey M, Aliminosa D, Macaruso P. Theory-based assessment of acuired dyscalculia. Brain Cogn 1991；17：285-308.

Part 3 発達障害データ集

11. 診断・評価ツール

［評価ツール］
k. 英語の読み書き障害

❶ 英語圏における発達性読み書き障害

　英語圏では，発達性読み書き障害の原因となる認知障害仮説のなかで最も有力なのが音韻障害仮説である．International Dyslexia Association の Lyon の定義[1] において，音韻障害が原因となると記載されているほどである．しかし，この音韻障害が単独で発達性読み書き障害を出現させるのかどうかに関しては，すでに疑問が呈されている．代表的な報告が Wolf ら[2] によって提唱された二重障害仮説である．二重障害仮説とは，音韻障害が認められない呼称速度の遅さ（自動化の障害）が原因となっている発達性読み書き障害群が存在することから，音韻障害単独障害群，自動化障害単独障害群，音韻障害と自動化障害の双方の障害群の 3 群に分類されるとしている仮説である．

　また，聴覚認知障害説が報告されている．聴覚認知障害によって音韻表象が形成されにくいために発達性読み書き障害を生じるという考え方である．その点でこの障害も音韻障害仮説の一つと考えられる．しかし，難聴のある聴覚障害児童は，習得が遅れるとしても読み書き障害にはなっていない事実から，この説では説明が困難なのではないかと思われる．

　小脳機能の低下により生じるとされる小脳障害説もある．小脳機能の低下によって構音が不明瞭になり，その結果音韻表象が弱くなるという説と，小脳は自動化された運動に関係する部位であることから読みのスムーズさ（自動化）に関係しているという説である．機能的 MRI を用いた研究では，小脳の機能低下が報告されていることもあり，一時は注目された説ではあるが，直接的に小脳機能と自動化の関連性や，小脳機能と構音との関連性が検討されていないことから，まだ仮説そのものの域を出ておらず，近年の国際学会での関連発表はまれであるし，仮説を提唱した研究者のみが発表しているというのが現状である．

　その他，大細胞システム障害仮説がある．視覚の大細胞システムが弱いと，コントラストや動きの知覚が弱くなると考えられる．したがって，読む際に網膜上に写された急速に動く画像の知覚に問題が生じると考える仮説である．この仮説も近年，下火である．下記に示す Ramus ら[3] により，大細胞システム障害よりも音韻障害のほうが中心的障害であるとの考えが広まったからである．

　Ramus ら[3] は音韻障害仮説と小脳障害仮説，および大細胞システム障害仮説に関して 16 人の発達性読み書き障害児を対象に実験を行った．その結果，16 人全員に音韻障害が認められ，10 人に聴覚的大細胞システム障害，2 人に視覚的大細胞システム障害が認められた．小脳障害を推定できる児童は 4 人であったことから，音韻障害仮説を支持した．その後 Ramus らは Valdois らと合同で，VAS（Visual Attention Span）障害仮説に関してフランス語話者の発達性読み書き障害児を対象に調査をしたが，確かに VAS 障害単独にて発達性読み書き障害になっている児童も認められた

304

が，全体としては低い出現率であったという（Ramus 博士の発言，2013）．

② 日本語話者における発達性読み書き障害

　日本語話者の発達性読み書き障害のうち，音韻単独の障害を示す児童は約16%，視知覚や視覚記憶の弱さを示す視覚認知単独の障害を示す児童は約10%，自動化能力単独の障害を示す児童は8%であるのに対して，音韻障害と視覚認知障害および自動化能力障害の複数の組み合わせの認知障害を示す児童は約66%と大部分を占める．少なくとも，この割合に関してはアルファベット使用語圏とは異なる傾向を示している．その背景には，ひらがなやカタカナという表音文字でかつ文字（列）から音韻（列）への変換規則が規則的である言語の構造と，表語（表意ではない）文字でかつ文字（列）から音韻（列）への変換が不規則である漢字の構造の違いが複雑に組み合わせられていると考えられる．ひらがなを習得するために最も重要な認知能力は1980年代より音韻能力とされてきたが，最近では自動化能力が最も強い予測因子であることが複数の研究で明らかになっている．世界的に，規則性の高い文字言語では音韻能力の関与が不規則な言語に比べて貢献度が低いと報告されている内容と同傾向を示していた．一方，漢字に関しては音読と書字では関連する認知能力は異なっており，音読では語彙力の次に音韻能力が，書字では視覚認知能力が大きく関与していた[4]．

③ 日本語環境における英語の発達性読み書き障害

　日本語の読み書きには問題がないのに，英語の読み書きに関する習得が困難な児童，生徒がいることが報告されている[5]．自験例に関して，日本語の読み書きには問題がないにもかかわらず，英語の読み書きのみに問題を生じる例は，存在はするがまれである．しかし，英語に問題が出やすい，もしくは英語のほうが重症である傾向は認められる．その理由として，音韻障害がある場合に，英語の読み書き習得のほうが負荷が大きいことが一つ目の理由としてあげられる．日本語の文字素に対応する音韻単位はモーラと考えられている一方，英語は音素である．英語のほうが最小の音韻単位が小さいことが，音韻障害のある児童にとって負荷がかかるからである．二番目の理由として，読みに関して文字列から音韻列への変換が，ひらがなやカタカナは規則的で習得しやすいのだが，英語は不規則語が多く習得が難しいと考えられるからである．漢字も英語同様文字列から音韻列への変換が不規則だが，意味を取りやすいため，英語の読み習得よりは漢字音読に関しては容易だと考えられる[6]．

　まだ，日本語環境における英語の読み書きの習得に関して詳細には検討されてはいないが，もし音韻能力が日本語よりも英語で負荷がかかるのであれば，音韻能力が関与するひらがな，カタカナ，漢字の習得が遅かったり，日本語の読み書きに関してすでに困難がある児童では英語の読み書きではさらなる習得困難が予想される．実際，臨床上，日本語の読み書きの習得に困難のある児童の大部分は英語の習得に困難を生じている．また，日本語の基礎となる音韻単位はモーラと英語の音素よりも音韻単位が大きいことから，習得にかかる認知能力の貢献度も異なることが予想される．

　近年，英語のような文字列から音韻列への変換が規則的でない言語圏と，ドイツ語，フィンランド語，オランダ語などの規則的（透明性の高い）な言語では，前述の音韻能力と自動化能力の貢献

Part 3　発達障害データ集

度が学年により異なり，低学年の段階では音韻能力が，その後は自動化能力が大きく関わることが報告されている．この研究結果から推定すると日本語では，ひらがな，カタカナの習得にかかわる認知能力はドイツ語，フィンランド語，オランダ語に近く，漢字は英語に対応するとしても，音韻能力と自動化能力が弱いことによって生じるひらがな，カタカナの習得困難の段階で，近い将来学習が始まる英語の読み書き習得困難が予想されることになる．

④ 評価

　ランダムに大文字と小文字 26 文字ずつを音読できるかどうか，書けるかどうかを調べる．

　初めにアルファベットを A から Z まで，口頭で言えるかどうか調べる．LMN の並びが覚えにくい子どもは少なくない．音も字形も類似しているからと思われる．次に，ランダムに 1 文字を提示した場合に音読ができるかどうか調べる．多くは小文字のほうが大文字に比べて難しい．書字では，系列的に A から Z まで大文字を書けるように練習し，次にランダムに 1 文字ずつを調べる．次に小文字を調べる．

（宇野　彰）

● 文献

1）Lyon GR, Shaywitz SE, Shaywitz BA. A definition of dyslexia. Annals of Dyslexia 2003；53（1）：1-14.
2）Wolf M, Bowers PG. The double-deficit hypothesis for the developmental dyslexias. J Educ Psychol 1999；91：415-438.
3）Ramus F, et al. Theories of developmental dyslexia：Insights from a multiple case study of dyslexic adults. Brain 2003；126：841-865.
4）宇野　彰（編著）．ことばとこころの発達と障害．永井書店；2007.
5）Wydell TN, Butterworth B. A case study of an English-Japanese billingual with monolingual dyslexia. Congnition 1999；70：273-305.
6）Uno A, et al. Relationship between Reading/Writing Skills and Cognitive Abilities among Japanese Primary-School Children：Normal Readers versus Poor Readers （dyslexics）. Reading and Writing 2009；22：755-789.

C O L U M N

発達障がいと私──支援者に求めること

　発達障がいのうち，自閉症スペクトラム（ASD）の当事者は「社会的コミュニケーションおよび相互関係における持続的障がい」を伴っており，これは支援が必要な対象であると考える．たとえば，初めての状況で振る舞い方がわからないような場面において，定型発達の人たちは周囲を観察して模倣しながら徐々に適応できていくのに対し，ASD の当事者は状況の理解や事象のつながりを理解することが苦手であり，ひとりよがりな言動をとってしまうことが多くみられる．すなわち，「1 を知って 10 を知る」「相手の気持ちを察する」「相手の視点に立って物事を見る」「イレギュラーに対する適切な対処」といった類いのことが苦手であり，生活環境のなかから自然とコミュニケーションを学習して身につけることが困難である，といえる．だからこそ，私は支援者に対して，「一つ一つの場面に対して客観的な解説・対処方法をサポートしてくれる身近でかつ長期的な支援の提供」をお願いしたいと考える．これはますます高度なコミュニケーション能力を求められている現代社会において，ASD の当事者が社会参加するにあたっては必要不可欠な支援であると考える．

　一方，ASD は「限定された反復する様式の行動，興味，活動」も伴っており，これが才能（著しく優れた知能，創造性など）を生み出しているケースがある．当事者のもっている才能・形成プロセスは一人ひとり異なるものの，本人の才能を一緒に見つけ出し，伸ばすための支援も必要であると考える．本人の才能を発揮できる支援を行い，環境を整えることで当事者本人の自尊心は向上し，才能が開花することで生きづらさの解消や社会参加につなげていくことができる，と考える．たとえば，数字に対して才能をもっている場合は就学時に算数・数学・統計などの勉強方法を支援すること，社会人になってからは数字を活用した経営学，エクセル，プログラムの紹介支援など本人の才能を生活と紐づける支援を行うことで本人の才能は学問や就労と結びつけることができ，学校・職場などで遺憾なく才能を発揮することで存在感が増し，成果を生み出せることが期待される．

　ASD に対する支援は多くの場合，コミュニケーション障がいに対して目がいってしまいがちだが，障がいばかりでなく才能も合わせた両面を支援対象としていただくことを希望する．すなわち障がいをフォローしながら才能を伸ばし，開花させることこそが ASD 当事者の社会参加に求められている支援であると考える．

（ソルト）

あとがき

　ボストンの秋は美しい．紅葉した樹々の下を，リスやウサギが活発に走り回り冬支度をしている．彼らが夏の暑さを避けて過ごしていたのか，われわれが短い夏を満喫するのに一生懸命になり，彼らの存在を意識していなかったのかは定かではないが，秋になってひと際彼らの魅力が際立つ．

　「日の下に新しきものはない」，「何事も名前を持つまでは存在しない」，「自然が境界線を引くとき，必ず不鮮明な部分が存在する」．3つの格言を用いて自閉症スペクトラム（ASD）をたとえたL Wingの言葉である．Wingらの功績によって，ASDの存在が広く知られるようになり，彼ら・彼女らの魅力とともに，その支援ニーズの多さと多様性が昨今明らかになりつつある．

　本書は発達障害に関する理論的内容から実践まで幅広い内容を扱っているが，今日の日本において発達障害を語るうえで，最も適任と思われる最先端の現場で活躍しておられる先生方にそれぞれの領域での執筆者となっていただき，本書を完成させることができた．また専門家のみならず，発達障害のあるご本人さんや保護者・ごきょうだいなどご家族の方々からも寄稿いただけたことは大変ありがたく，専門家が臨床・研究していくうえで欠かすことのできない視点を提供いただけたのではないであろうか．ご協力いただいた執筆者の皆様には心より厚く御礼申し上げたい．

　現在，発達障害およびそれに含まれる各疾患に関しては，その理解が深まるに伴い，その名称も変遷し，時に類似の病態に対して複数種類の名称が用いられることもある．名称による混乱を避けるため，本書ではなるべく用語の統一を図った．ただし，示す疾患の定義の違いなどに基づき，異なる名称を用いている箇所もあり，どの名称を用いるかは各執筆者のご意向を尊重する形とした．

　最後に，本書をこうして無事発刊できたのは中山書店大成幸子様の助けがあってのことである．長年の経験に基づく適格な助言や叱咤激励は，編集者らの特性を理解し，こだわりに付き合いつつも，実行機能の弱さを見事に支援していただくというものであった．その結果，こうして無事本書を皆様のもとへお届けすることができた．

　本書が多くの支援者・専門家の今後の臨床や研究の参考となり，そのことを通じて，一人でも多くの発達障害のある方々とそのご家族の生活が豊かなものになるということに貢献できればと願っている．

　　2017年秋　ボストンより

宇 野 洋 太
蜂 矢 百合子
内 山 登紀夫

索引

▌和文索引

あ

愛着関係···········68
アトモキセチン·······56, 234

い

育児············100
いじめ········35, 67, 75, 140
一塩基多型·········19
遺伝子研究········223, 248
遺伝要因········3, 10, 223
　　　ADHDの——·······19
医療型児童発達支援······203
医療型障害児入所支援·····203
インクルーシブ教育······206
インフォーマル算数知識····302

う

うつ病··········21, 67

え

英語の読み書き障害·····304
疫学·········10, 84, 217
　　　ADHDの——·······18
エコラリア········7, 172

お

親の会··········106
親面接式自閉スペクトラム症評定尺度テキスト
　改訂版········41, 255
音読・音韻処理能力簡易スクリーニング検査·····294

か

介護保険·······94, 212
顔認知··········230
顔表情認知·········230
学習障害·······24, 292, 300
　　限局性——····29, 219, 221, 249, 297, 300
　　特異的——·········26
学習障害の神経心理学的機構····235
学童期··········66
学齢期······160, 165, 202, 206

家事············100
家族研究··········223
家族支援·······102, 202
家族への支援········13
カタトニア·········171
学校との連携·······165
感覚過敏··········88
感覚の偏り··········8
環境要因········3, 10
　　　ADHDの——·······19
関連解析··········223

き

虐待·········67, 89, 140
行政サービス·········87
きょうだい会·······112
きょうだい支援·······108
きょうだいへの支援······14
協調運動障害·······166
共同生活援助······127, 203
強迫症·········21, 76
居宅介護··········203

く

グアンファシン·······56, 234
「グッドライブスモデル」アプローチ·····143
グループホーム····126, 179, 191, 203
クレーン行動········153

け

計画相談支援·······204
計算障害··········245
継続障害児支援利用援助·····207
軽度知的能力障害·······32
限局性学習症····29, 219, 221, 249, 297, 300
限局性学習症の診断······44
限局性学習症の有病率·····217
権利擁護··········211

こ

抗うつ薬··········58
更生支援計画·······188
抗精神病薬·········57
構造化········13, 50, 70

309

構造化支援	155
抗てんかん薬	59
行動援護	203
行動観察	39, 68
広汎性発達障害	9, 165
反抗挑発症	67
高齢期	90, 212
国際生活機能分類	116, 274
告知	81
心の理論	66, 229
コピー数多型	10, 19
コミュニケーションスキル障害	79

さ

災害時の支援	148
災害時の対応	145
サポートブック	117, 182
算数障害	217, 219, 300

し

支援	4, 13, 87
支援ファイル	118
支援連携	115
視空間認知	228
自己管理スキル	81
自己肯定感	50, 77
自己効力感	50, 77
自己理解	175
思春期	72, 78, 171, 175
施設入所支援	203
視線計測	247
視線認知	230
実行機能	88, 229, 233, 241
失読症	26
児童相談所	207
児童発達支援	203
医療型——	203
児童福祉法	33, 202, 207
シブショップ	111
自閉症スペクトラム	6, 61, 156, 160, 166, 177, 184, 188, 219, 221, 250, 252, 258, 261, 264, 267, 269, 277, 280
自閉症スペクトラム（Kanner タイプ）	154, 181
自閉症スペクトラムの診断	40
自閉症スペクトラムの脳画像	238
自閉症スペクトラムのバイオマーカー	247
自閉症スペクトラムの発症率	217
自閉スペクトラム症	223, 255

自閉スペクトラム症の神経心理学的機構	228
自閉的精神病質	8
社会的イマジネーション	7
社会的交流	7
社会的コミュニケーション	7
社会的参照	68
社交恐怖	185
社交不安	76
就学時健康診断	206
重度障害者等包括支援	203
重度訪問介護	203
就労移行支援	203
就労移行支援事業	123, 124
就労継続支援	203
就労継続支援事業	123
就労継続支援事業 A 型・B 型	125
就労支援	121, 177, 209
障害基礎年金	33, 87, 210
障害児支援利用援助	207
障害児相談支援	204
障害児福祉手当	208, 209
障害者雇用	34, 123
障害者雇用促進法	210
障害者就業・生活支援センター	124
障害者総合支援法	33, 202, 207, 209, 212
障害者手帳	208, 210
小学生の読み書きスクリーニング検査	44, 294, 297
小学生の読み書きの理解	44
小学生の読み書きの理解 URAWSS ウラウス	298
衝動性	16
小児自閉症評定尺度第 2 版	267
情報共有	115
ショートステイ	203
触法	139, 188, 198
書字障害	166, 298
女性	89, 97
自立訓練	203
自律スキル	70
自立生活アシスタント制度	88
神経心理学的障害	228
神経発達障害群	223
診断告知	62, 73, 103
心的外傷後ストレス障害	21
心理学的医学教育	81
心理教育プロフィール 三訂版	43, 153, 277

す

睡眠薬	59

スクリーニングツール……………40, 250

せ

生活介護…………………………203
性差……………………………10, 97
成人期………………36, 84, 179, 202, 209
成人期の診断……………………85
精神障害者保健福祉手帳………208, 210
精神保健福祉手帳………………201
性的問題…………………………134
青年期……………35, 78, 171, 175, 179, 184
青年期の診断……………………80
成年後見制度………………34, 211, 215
全ゲノム関連解析………………224
先天性語盲………………………26

そ

早期支援…………………………152
早期乳幼児自閉症………………8
双極性障害………………………21
双生児研究………………………223
相談スキル………………………81
ソーシャルスキル………………70
素行症………………………67, 76, 140

た

大学進学……………………186, 209
対人応答性尺度…………………253
対人コミュニケーション質問紙…258
たすけてねカード………………147
多動症候群………………………17
多動性……………………………16
多動性障害………………………16
短期入所…………………………203
男女比……………………………97

ち

地域移行支援……………………204
地域障害者職業センター………124
地域生活支援……………………126
地域定着支援……………………204
地域連携…………………………193
地域若者サポートステーション…125
遅延報酬…………………………76
遅延報酬の障害…………………233
チック症群………………………219
知的能力障害……32, 152, 160, 181, 194, 219
　　軽度――………………………32

注意欠如・多動症……16, 166, 219, 221, 223, 284, 287
注意欠如・多動症治療薬………55
注意欠如・多動症の神経心理学的機構…233
注意欠如・多動症の診断………43
注意欠如・多動症の脳画像……241
注意欠如・多動症のバイオマーカー…248
注意欠如・多動症の有病率……217
注意欠如・多動性障害……272, 290
中年期………………………36, 89, 90

つ

通級指導教室……………………207

て

デイケア…………………………123
ディスカルキュリア……………236
ディスグラフィア………………236
ディスレクシア…………235, 244, 295
　　発達性――……………………244
適応行動…………………………274
適応症……………………………21
適応障害……………………67, 75
適応状態の評価…………………44
デフォルトモードネットワーク…19
デフォルトモードネットワーク仮説…234

と

東京 TS ネット……………188, 198
同行援護…………………………203
統合失調症………………………75
統合失調症スペクトラム障害…75
特異的学習障害…………………26
特異的言語障害…………………295
特異的発達障害診断・治療のための実践ガイドライン
　　………………………………30, 295
読字障害…………………………244
特別支援教育………………34, 206, 209
特別児童扶養手当………33, 208, 209
特例子会社………………………122

に

二次障害……………67, 75, 140, 210
日常生活自立支援事業…………211
日本発達障害ネットワーク……150
日本版 Kaufman Assessment Battery for
　　Children, Second Edition（KABC-II）………30
日本版 M-CHAT（Modified Checklist for
　　Autism in Toddlers）………80

乳幼児期 35, 61, 201
乳幼児期自閉症チェックリスト修正版 250
ニューロフィードバック 240
認知制御ネットワーク 19

の
脳画像研究 247

は
パートナーシップ 134
バイオサイコソーシャルモデル 142
バイオマーカー 247
　自閉症スペクトラムの—— 247
　注意欠如・多動症の—— 248
バイオロジカルモーション 231
破壊的の行動障害マーチ 140
発達支援プログラム 61
発達障害者支援センター 204
発達障害者支援法 200
発達障害の定義 2
発達障害の脳画像 238
発達障害の併存 219
発達障害の有病率 217
発達性協調運動症 219, 297
発達性ディスレクシア 244
発達性読み書き障害 295
ハローワーク 124
反抗挑発症 76, 140
反社会的行動 139
反社会性パーソナリティ障害 140

ひ
ピア 81
ピアサポート 105
ひきこもり 184, 210
非行 139
微細脳機能障害 17, 26
避難所 147
氷山モデル 154
標準読み書きスクリーニング検査（STRAW-R） 294
ひらがな音読検査 30

ふ
不安症 21, 67, 76
福祉型障害児入所支援 203
福祉サービス 33, 87, 202, 207, 212
福祉避難所 147
不注意 16

不登校 35, 77, 179
フロスティッグ視知覚発達検査 30

へ
ペアレントトレーニング 103
ペアレントプログラム 202
ペアレントメンター 13, 106, 202
併存疾患 12, 45, 67, 221
併存（症） 75
ヘルプカード 147

ほ
保育所等訪問支援 203
放課後児童健全育成事業 207
放課後等デイサービス 203
報酬系機能 229, 233, 241
ホームヘルプ 203

め
メチルフェニデート 56, 234
芽生え 281
芽生え反応 154, 277

や
薬物療法 55

ゆ
有病率 10
　限局性学習症の—— 217
　注意欠如・多動症の—— 217
　発達障害の—— 217

よ
養育者支援 102
養育者への支援 13
幼児期 152, 156
羊水中のホルモン濃度 247
余暇支援 129
読み書き障害 217, 219
　英語の—— 304
　発達性—— 295

り
療育手帳 32, 201, 208
療養介護 203
リラプスプリベンションモデル 143

れ

連鎖解析 223

ろ

老年期 90

欧文索引

数字

3つ組特性 6, 154, 158, 163

A

AAPEP（Adolescent and Adult Psycho-
　Educational Profile）............................... 280
Achenbach System of Empirically
　Based Assessment（ASEBA）................. 45
ADHD Rating Scale-IV（ADHD-RS-IV）... 43, 284
ADHD Rating Scale（ADHD-RS）........... 69, 284
ADHD 治療薬 55
ADHD の遺伝要因 19
ADHD の疫学 18
ADHD の環境要因 19
ADOS-2（Autism Diagnostic Observation
　Schedule Second Edition）................... 264
Asperger Syndrome Diagnostic Interview
　（ASDI）.. 42, 269
Asperger 症候群 9, 269
attention-deficit/hyperactivity disorder（ADHD）
　................. 16, 223, 233, 241, 272, 284, 290
Autism Diagnostic Interview-Revised（ADI-R）
　.. 12, 42, 258
Autism Diagnostic Observation Schedule-2
　（ADOS-2）... 12, 42
autism spectrum disorder（ASD）
　.............. 6, 223, 228, 250, 252, 261, 267, 269
Autism-Spectrum Quotient（AQ）....... 40, 86, 252

C

CARD（Comprehensive Assessment of
　Reading Domains）............................... 294
Child Behavior Checklist（CBCL）........... 45
Childhood Autism Rating Scale 2（CARS 2）
　.. 12, 42, 267
cognitive control network（CCN）........... 19
COMPAS（Collaboration Model with Teachers
　and Parents for Support to Children with

Disabilities）.. 143
Conners 3 .... 43, 287
Conners 3 日本語版 287
Conners' Adult ADHD Diagnostic Interview
　for DSM-IV（CAADID）................... 44, 272
Conners' Adult ADHD Rating Scale（CAARS）
　.. 43, 86, 290
copy number variations（CNVs）............. 19
couple relationship 134

D

DBD マーチ 140
default mode network（DMN）........... 19, 243
Developmental Test of Visual Perception
　（DTVP-3）.. 30
DISCO（The Diagnostic Interview for Social
　and Communication Disorders）... 12, 42, 85, 261
dyslexia 217, 219

E

Easy Literacy Check（ELC）................. 294

G

gene environmental interaction（G×E）... 227
group home（GH）................................... 126

H

High-functioning Autism Spectrum Screening
　Questionnaire（ASSQ）......................... 40

I

International Classification of Functioning,
　Disability and Health（ICF）............... 274

K

KABC-II（Kaufman Assessment Battery
　for Children, Second Edition）... 294, 298
　日本版 30

L

LD（learning disorder）..................... 24, 300
LDI-R（Learning Disabilities Inventory-
　Revised）... 44, 292
LD の脳画像 244
LD 判断のための調査票 292
learning disabilities 24

M

M-CHAT（Modified Checklist for Autism in Toddlers） 40, 250
　日本版 80
mathematical learning disability（MLD） 219
minimal brain dysfunction（MBD） 17, 26

N

neurodevelopmental disorders（NDD） 223

P

PandA-J 198
PARS-TR（Parent-interview ASD Rating Scale-Text Revision） 41, 80, 85, 255
partnership 134
PEP-3（Psychoeducational Profile-3rd edition） 43, 153, 277
pervasive developmental disorder（PDD） 9

R

Rapid Automatized Naming（RAN） 30
RDoC（Research Domain Criteria） 243
Repetitive Behaviour Scale-Revised（RBS-R） 40
Response/Responsiveness-to-intervention（RTI） 29
Rey-Osterrieth の複雑図形課題 30

S

Screening Test of Reading and Writing for Japanese Primary School Children（STRAW） 44, 294, 297

Social and Communication Disorders Checklist（SCDC） 40
Social Communication Qestionnaire（SCQ） 40
Social Communication Quotient（SCQ） 258
Social Responsiveness Scale（SRS） 40, 253
specific language impairement（SLI） 295
SPELL 143
SPELL アプローチ 51

T

TEACCH（Treatment and Education of Autistic and related Communication handicapped Children） 8, 155, 193, 277
TEACCH Autism Progrum 49
TEACCH Transition Assessment Profile（TTAP） 43, 180, 280
TEACCH プログラム 8
Tourette 症 223, 249

U

Understanding Reading and Writing Skills of Schoolchildren（URAWSS） 44

V

Vineland-II 適応行動尺度 45, 274

W

WAIS-III（Wechsler Adult Intelligence Scale-III） 40
WISC-IV（Wechsler Intelligence Scale for Children-IV） 30, 40, 157, 161

中山書店の出版物に関する情報は，小社サポートページを御覧ください．
https://www.nakayamashoten.jp/support.html

子ども・大人の発達障害診療ハンドブック
年代別にみる症例と発達障害データ集

2018年1月5日　初版第1刷発行 ©　　　〔検印省略〕
2020年6月30日　　第2刷発行

編集 ─── 内山登紀夫（うちやまときお）

編集協力 ── 宇野洋太（うのようた）／蜂矢百合子（はちやゆりこ）

発行者 ─── 平田　直

発行所 ─── 株式会社 中山書店
〒112-0006　東京都文京区小日向4-2-6
TEL 03-3813-1100（代表）　振替 00130-5-196565
https://www.nakayamashoten.jp/

装丁 ─── 花本浩一（麒麟三隻館）

カバー装画 ── 安田みつえ

印刷・製本 ── 株式会社シナノパブリッシングプレス

Published by Nakayama Shoten Co.,Ltd.　　Printed in Japan
ISBN 978-4-521-74568-8
落丁・乱丁の場合はお取り替え致します．

・本書の複製権・上映権・譲渡権・公衆送信権（送信可能化権を含む）は株式会社中山書店が保有します．

JCOPY〈(社)出版者著作権管理機構 委託出版物〉
本書の無断複写は著作権法上での例外を除き禁じられています．複写される場合は，そのつど事前に，(社)出版者著作権管理機構（電話03-5244-5088, FAX 03-5244-5089, e-mail: info@jcopy.or.jp）の許諾を得てください．

本書をスキャン・デジタルデータ化するなどの複製を無許諾で行う行為は，著作権法上での限られた例外（「私的使用のための複製」など）を除き著作権法違反となります．なお，大学・病院・企業などにおいて，内部的に業務上使用する目的で上記の行為を行うことは，私的使用には該当せず違法です．また私的使用のためであっても，代行業者等の第三者に依頼して使用する本人以外の者が上記の行為を行うことは違法です．